あなたの身体・思考・感情を動かす聴覚

音と脳

Of Sound Mind

How Our Brain Constructs a Meaningful Sonic World

ニーナ・クラウス *Nina Kraus*

柏野牧夫 解説　伊藤陽子 訳

紀伊國屋書店

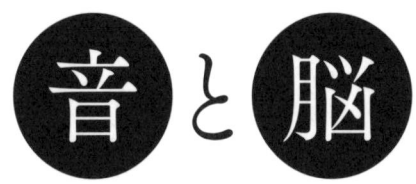

音と脳——あなたの身体・思考・感情を動かす聴覚

ミッキー、ラッセル、ニック、マーシャルに

音と脳——あなたの身体・思考・感情を動かす聴覚｜目次

本文中の＊と［　］は著者、〔　〕は訳者による注を示す。
行間の［1］で示した注は通し番号を振り、巻末に原注として付す。
『　』で括った書名には邦訳のないもののみ初出に原題を記す。
本文中の引用は、邦訳があるものも既訳に従わず訳した。

序章　サウンドマインド——音と脳の協調関係

過小評価されている音と聴力

音がまったくしない環境は稀《まれ》だ。音のない防音室というものも理論上は存在する。だが、防音室に立ってみれば、あなたはすぐに気づくだろう。体重を片足から片足へと移すときの衣ずれの音、息を吸ったり吐いたりする音、心臓が静かに鼓動する音、振り向くときに首が鳴る音、前歯の裏に舌が触れる音、お腹が鳴る音に。音はいたるところにある。音から逃げることはできないが、それでいて音を見ることもできない。

私たちの聴覚は常に「オン」になっていて、目を閉じることはできても耳を閉じることはできない。ただし、他の感覚とは違って、重要でない音を無視して、意識の片隅に追いやることはできる。ある音が突然聞こえなくなって初めて、その音がしていたことに気づいた経験が、誰にでもあるだろう。たとえば冷蔵庫の電源が切れたとき、近くでアイドリングしていたトラックがエンジンを切ったとき、階下の住人がテレビを消したときに。音からは逃れられない反面、音を聞かないようにすることはできる特性が、音と私たちとの関係をややこしくする。音はコミュニケーションの主要な手段であるから、人というつながりあって生きる存在の核をなす。それなのに、聴力はしばしば軽んじられている。私たちはたいてい、どちらかを手放さざるをえないとしたら、視力よりも聴力を手放すだろう。音のない世界で暮らしていくのは想像できても、暗闇の中で暮らしていくのは想像できないからだ。音の価値は十分に認識されていない。聴力の恩恵は過小評価されている。

私の音への興味は早くから始まった。私は音楽とともに育った。母がピアニストだったのだ。子供の頃のお気に入りの遊び場所は、ピアノの足元だった。そこにおもちゃを持ちこんでは、バッハやショパンやスクリャービンが鳴り響いてくるなかで遊んだものだった。また、私が育った家では複数の言語が話されていた。ニューヨークと、母の故郷であるイタリアのトリエステを行ったり来たりしていたからだ。どちらの国にも友人と親族がいて、私はどちらの言語もうまく話せた。音楽と言語とのこうした幼少期の経験に大きな影響を受けたからこそ、長じて神経科学者になり大学教授になった今、「話し言葉と音楽の生物学的基礎」の講座を教えている。その講座もこの本も、音と、脳とに関するものだ。脳は音の豊かさ、音の意味、音の力をまるごと理解し、私たちを私たちたらしめている。

母のピアノの下から、日常生活の音をきわめて正確に処理する「聴覚脳(auditory brain)」〔聴覚に関与する脳〕の研究に至るまでの道筋は、一直線ではなかった。言葉や言語に興味を持っていた私は、大学ではまず比較文学を専攻した。あるとき生物学の授業を受け、同じ時期にエリック・レネバーグの『言語の生物学的基礎』[1](大修館書店、一九七四年)(聞いたようなタイトルだろうか?)という本と出会った。著書の中でレネバーグは、言語の存在を可能にする生物学的・進化的原理について述べていた。言語の研究と生物学の研究とを結びつけるという、当時としては斬新な本だった。私は興味を引かれた。

こんな研究分野があるのか、これこそが、私が探究したい研究分野なのだ、と思った。だが私は、言語だけを研究対象にしたかったわけではない。もっと幅広く、音そのものに興味を持っていた。音は私たちの外側のいたるところにあるが、単語や和音や、叫び声や猫の鳴き声が聞こえるときに、脳の内側では何が起こるのだろうか？ 音は私たちをどのように変えるのだろうか？ 音にまつわる経験は、音の聞こえをどのように変えるのだろうか？ 私は研究分野として、「音処理の生物学」に的を絞っていった。

大学院に進むと奨学金をもらえることになった。毎月二〇〇ドルで、家賃は五〇ドル。準備は整った！ 次にやるべきは、「音処理の生物学」を探究するルートを見つけることだった。私はすぐに、チンチラの聴覚神経における二音抑制――二つの音が同時に生じるときに一方の音が他方の音に与える影響――を研究している研究室に入った。[2] 研究について熱く語る私を見つめて、母は訊ねた。「ニーナ、あなたはいったい何をやっているの？」 その瞬間、チンチラにおける二音抑制の重要性を、母に説明できない自分に気づいた。私が本当にやりたい研究はこれだろうか？ ニーナ、あなたはいったい何をやっているの？

何をやっているのかを母に説明できないようなことに、時間を使いたくはなかった。私がたずさわる科学は、現実世界にはっきりと根ざしたものでなければならない。音と脳に対してはやはり強い興味を持っていたので、私は次の研究室に移り、ウサギとその聴覚皮質に取り組んだ。そこで発見したのは、訓練による学習で音に意味が割り当てられると、聴覚脳の各ニューロン（神経細胞）がその振る舞いを変えるということだった。[3] 音にほとんど意味がないとき、脳はその音に一通りの反応しか示さない。だが、同じ音に意味（エサがもらえるなど）が付加されると、脳は異なる反応を示すようになる。音と脳との協調関係が作られて、生きた世界と結びつく。脳の外側の信号の意味こそが、脳の内側の信号にとって重要なのだ。これは当時としては新発見だったし、もっと大事なことに、母に説明できるものだった。母はその重要性を理解してくれた。誰であっても理解できただろう。私は、音が意味を持つとき、なぜ、どのようにして脳が音に対する反応を変えるのかを、解明しようと決めた。

音は私たちを世界と結びつける

音を聞く能力は進化的に古いものだ。すべての脊椎動物には聴覚器官が備わっている。だが、目が見えない脊椎動物はたくさんいる。たとえば、一部のモグラ、両生類、魚類、そして洞窟に住む生き物の多く。聴覚は自衛のために発達したもので、天敵など周囲の危険に対する警報システムだ。二一世紀の今でも、耳障りな交通騒音を聞いて張り詰めた気持ちになるのは、遠い祖先たちが雪崩や野獣が押し寄せる音に示した反応のなごりかもしれない。

ヘレン・ケラーは、「目が見えないと物と結びつくことができなくなる。耳が聞こえないと人と結びつくことができなくなる」と述べた。音は、見ることも説明することもできないものを明らかにしてくれる。電話に出た母親が、あなたのどこかうかない声を聞くやいなや、「何かあったの？」と訊ねるところを想像してほしい。音は目に見えないが、たしかに感じることができ、意味がいっぱい詰まっている。

それなのに、なぜ視覚が「好きな感覚」投票の一位になるのだろうか？[4]＊　なぜ米国国立衛生研究所では、視覚を扱う研究所が聴覚を扱う研究所に二〇年先んじて設立されたのだろう？　一つめの理由は、私たちはどのように聴けばよいかを忘れてしまったからだと思う。私たちは常に騒音に取り囲まれているために、音に対する感覚がまひしてしまい、一つひとつの音を聞き取ることができなくなった。それゆえ音を無視して、代わりに視覚に注意を向ける。二つめの理由は、重力や、私たちの日常に強い影響を及ぼす他の力と同じように、音は目に見えないからだ。重力の存在を意識することなど、めったにないだろう。見えないものは忘れられやすい。三つめの理由は、音はすぐに過ぎ去るからだ。トウモロコシ畑で作業中のトラクターを見るとき、視野の端から端へと移動しても、それは「大きくて」「黄色い」「金属製の」物体のままでいる。私たちはそのトラクターをじっくり時間をかけて観察し、見た目の特徴を言葉で表現できる。だが、音は瞬く間に終わることもあれば、時間とともに変化して、一瞬で別の音になることもある。そしていったん消えてしまうと、もう二度と戻らない。

聴覚的な側面から話し言葉の最小単位を考えてみよう。「端」を意味するbrinkという単語は一音節だが、五つの音素から成る。音素のどれか一つを変えると意味が変わる（drinkだと「飲む」、brintなら意味をなさない）。会話をしているときには毎秒二五〜三〇もの音素を聞いていて、その音素を適切に

＊＝アメリカの二〇〇〇人ほどの成人が、「自分に起こりうる最悪」の病気は何かという問いにオンライン投票で答えた。耳が聞こえなくなることや、アルツハイマー病や癌や、手足を失うといったかなり深刻なことを大差で抑えて、失明が最悪に位置づけられた。

処理しなければメッセージを誤解しかねない。だがたいていの場合、私たちのスピーディな聴覚系は、こうした音の渦に難なく対処できる。仮に、一秒間に二五〜三〇回変化する視覚的な情報を処理しなければならないとしたらどうだろう。ボールだ！　いや、キリンだ！　今度は雲になった！

あまりにも速すぎて悠長に吟味してはいられない話し言葉を、私たちはいったいどうやって理解しているのだろうか？　聴覚脳の比類ないスピードと計算能力を利用しているのだ。一秒がどのくらいの長さか考えてほしい。今度は一〇分の一秒。そして一〇〇分の一秒。ここまでくると、どれほど速いのかさえわからない。ここにゼロをもう一つ加えてみよう。聴覚のニューロンは、一〇〇〇分の一秒の速さで計算をする。光は音よりも速いが、脳内では、聴覚は視覚や触覚など他のどんな感覚よりも速い。

「聞く脳」に含まれる感覚・運動・思考・感情

私たちは音をただ聞くのではなく、音と深くかかわることによって音を理解する。「聞く脳（hearing brain）」の働きは非常に幅が広く、聴覚には感覚・運動・思考・感情が関与する。ただし、私たちがこうした見方をするようになったのは、ごく最近のことだ。

耳を脳と結びつける聴覚器官は見事に分業化され、一見、流れ作業の列で工員たちが働くさまに似ている。生産物（音）は耳に入ると、途中で部品を取り付けられながら持ち場から持ち場へと運ばれていく。音の処理は、こうした階層的かつ一方通行的な方法で行なわれていると、古典的には考えられてきた。その見方はいまだに根強いものの、簡略化されすぎていて全体像を捉えていない。聴覚伝導路は、砂漠の真ん中を走る一方通行の道ではない。交通量の多い都市中心部に放射状に伸びる高速道路の一部であって、進入車線と出口車線、ロータリー、複雑に交差するインターチェンジを備えており、脳の多くの周辺領域と情報をやりとりしている。聴覚伝導路がきわめて効率的に機能しているときは、情報は驚くほどスムーズにスピーディに流れていく。だが、都市の高速道路と同じように、直接関係がなさそうな離れた場所での出来事によって「渋滞」が起きることもある。

たしかに聴覚伝導路はいくつかの階層と区画と専門領域に分けられるが、重要なのは、それらが相互に連結していて、その外側にあるものとも連結していることだ。話し言葉や音楽などを人類が獲得できたのは、音風景《サウンドスケープ》に関する情報を耳から脳へと一方向にひたすら送りつづける、聴覚処理中枢のおかげではない。そうではなく、感覚系と、運動ネットワークと、動機付けや報酬の感情を動かす系と、思考を司《つかさど》る認知中枢とが、相互に連結した緊密なネットワークを形成しているからだ。実際に、聴覚には感情・思考・感覚・動きがかかわってくる（図I・1）。

聴覚と運動が結びついているおかげで、私たちは口や舌や唇を動かして話したり歌ったりできるし、楽器を演奏するときに体のさまざまな部位と密接な連携を取れる。人の話に耳を傾ける際、私たちは無意識のうちに舌などの調音器官を相手に同調するように動かしている。

聴覚は思考とも結びついている。金槌で指を叩いたときに反射的に声をあげてしまうことはあるが、ごく簡単な文を話すにも、ごく初歩的な曲を演奏するにも、非常に多くの認知的・知的能力が要求される。これには利点も難点もある。認知症のリスクは失聴者において有意に高い。聞こえないと会話についていけなくなり、頭がうまく働いていないように思われる、というだけではない。聴力を失うと実際に思考力も低下するのだ[5]。

話し言葉や音楽の音は、脳の報酬（情動）のネットワークに優先的にアクセスできる。話し言葉も音楽も、その共同行為のさいちゅうに他者との深い結びつきの実感が湧き起こることがなければ、進化してこなかったかもしれない。じつのところ、私たちが世界に属していると感じるのも、心の拠り所を感じられるのも、音のおかげなのだ。

聞くという行為が孤立した一方通行の道筋で起こるのではないという知見は、現在では広く受け容れられているが、このように考え方が変化したのは比較的最近で、私が研究を始めてからだ。聴覚系と脳の他の部分とが相互に連結している事実は、音の処理に多大な影響を与えていて、音を聞く経験や、人間関係や、人の個性の核をなしている。

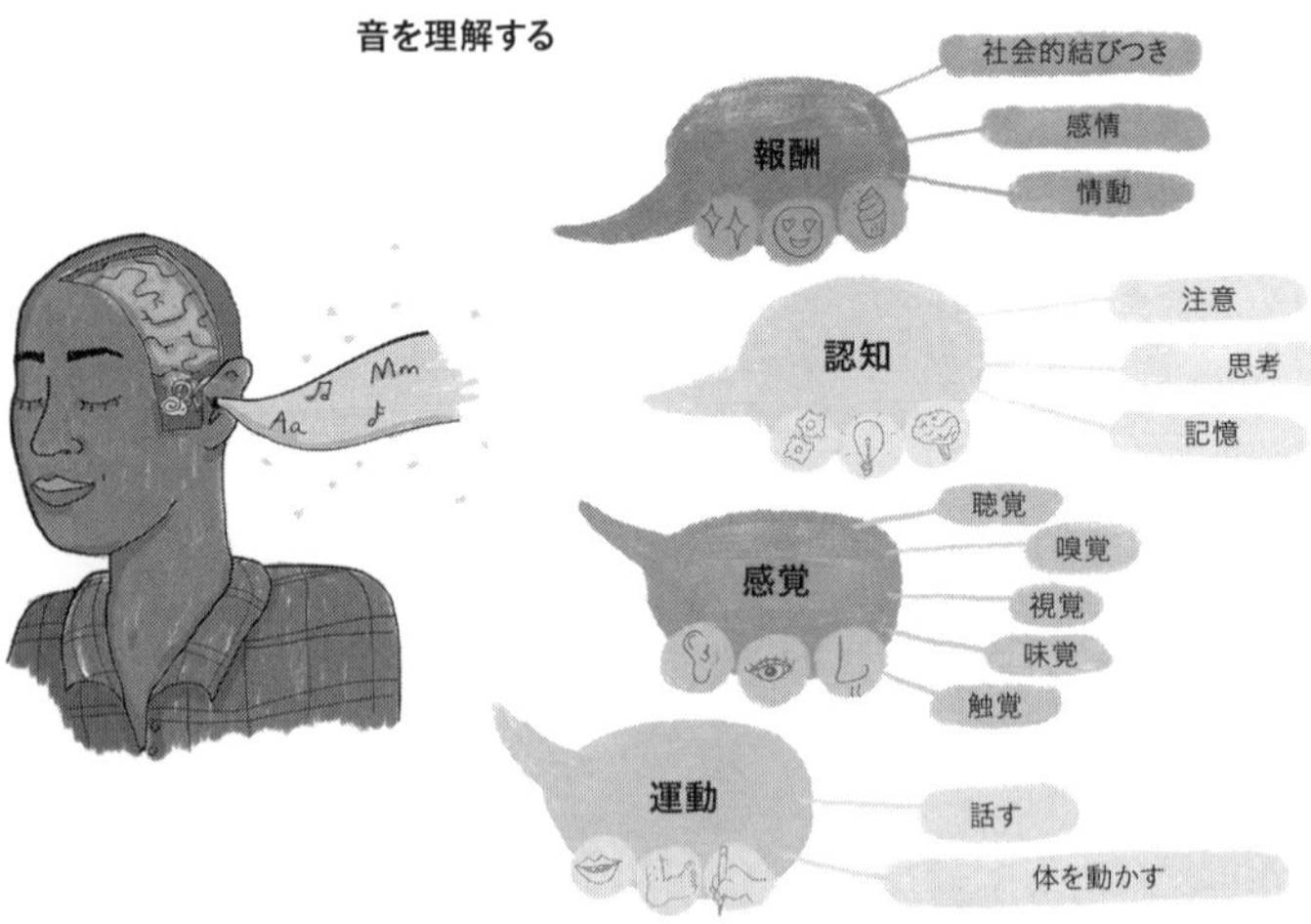

図1.1　音の理解は、私たちの感情・思考・感覚・動きに関与する。

「聞く脳」は経験によって形作られる

夫と私は冷暖房の設定について、意見が合わないことがある。同じ温度でも感じ方が異なるからだ。感覚系は、質量や温度のような物理的特性を客観的に測る科学的装置ではない。そうではなく、脳は物理的な世界を構成する信号を、当人にとって意味を持つように作り直す。音をどう理解するかは、私たちがどのように感じて、考えて、見て、動くのかに大きく影響を受ける。反対に、聞くことも、私たちがどのように感じて、考えて、見て、動くのかに影響を与える。「ニーナ」と耳にしたときの私の反応は、あなたの反応とはまったく違うだろう。中国語のように声調〔音節内の音の高低〕がある言語では、ピッチ〔音の高さ〕が平坦なのか、下降するか、上昇するかによって、同じ音節でも別の意味を持つ。それゆえ、中国語話者は英語話者よりも、

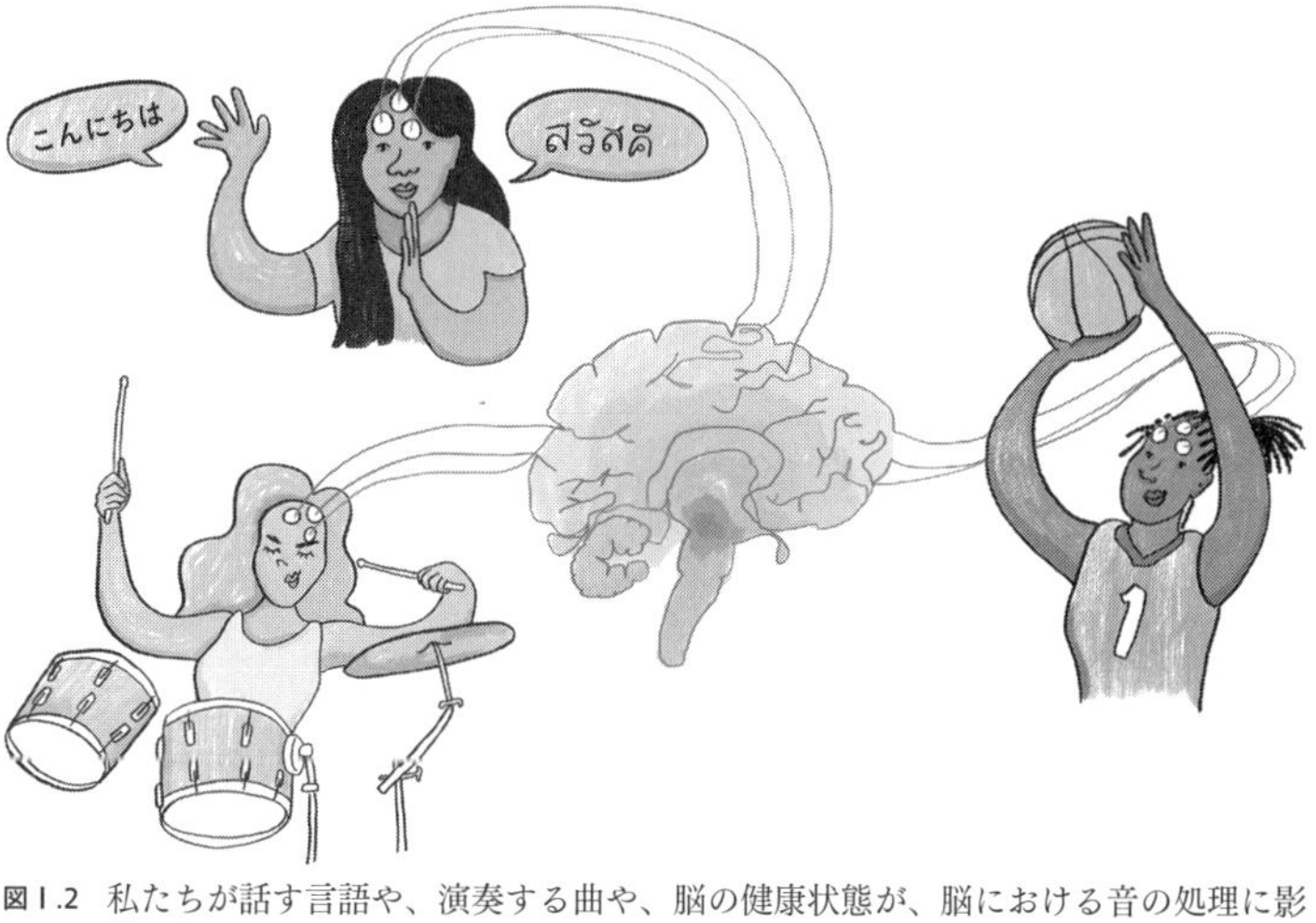

図1.2 私たちが話す言語や、演奏する曲や、脳の健康状態が、脳における音の処理に影響を与える。

こうしたピッチの手がかりを符号化《コード》するために脳のリソースをせっせと使っている。[6] すると、音と脳のチームワークがときとともに音に対する脳の反応を変える。つまり、配線し直される。赤ん坊が、たとえ母親の姿が見えなくても母親の声に顕著な反応を示すのと同じように。ついでながら、私の研究室が行なった実験で「デイナ」という名の子供が「デイ」という音節に対して、「ドゥー」「ドウ」「ダー」「ディー」という音節を聞いたときよりも、とりわけ大きな脳の反応を示した理由もまた、そこにある（図I・2）。

境界はない

五歳のとき、「六歳にならないと、一緒に遊べないよ」と近所の子供たちから言われた。こうした幼い頃の経験や、二つの文化にまたがる自分を完全なイタリア人だともアメリカ人だとも思えないことから、私は自分がどこに属しているのかをずっと問い続けてきた。科学者としてはどこに属しているのだろうか？　私は一つの学問分野を中心に据えるときよりも、学際的に研究するときに居心地の良さを感じてきた。そしてそのイメージに従って、「ブレインボルツ（Brainvolts）」という研究室を作り上げてきた。

ブレインボルツのウェブサイトを見ればわかるとおり、私たちの研究領域には、音楽も、脳震盪《のうしんとう》も、加齢も、読字も、バイリンガルも含まれる。「ブレインボルツではいったい何をやっているのか？」と思うかもしれない。一貫したテーマは、ようするに「音と脳の協調関係」だ。音は私たちの生活の多方面に影響を及ぼして、私たちの脳をそれ相応に形作る。

夫いわく、ブレインボルツは私の「ホットドッグ・スタンド」だ。ホットドッグを売るために必要な基盤整備も私の仕事だ。科学者には専門の設備が必要で、そして何よりも、適切な人材が必要だが、そこが悩みの種となる。私の学術的関心は、資金提供を行なっているどの組織の専門領域にもなかなか収まらないからだ。五歳の私が、「六歳の人にしか資金援助をしません」と言われているような気がする。領域横断的に活動するがゆえの悩みだ。けれどもありがたいことに、どうにかこうにか、私はスタンドでホットドッグを作り出し続けてきた。喜ばしい面もある。科学は私を、研究や学問の外側にいる非凡な人々の活動の中に招き入れてくれた。その科学を支えているのは、独自の視点を共通の目的に向けてくれる、ブレインボルツの仲間たちだ。私たちの研究は、教育や、音楽や、生物学、運動競技、医療、産業などの世界で活動する人々の協力があってこそ成り立つ。私たちの科学にはそういった、研究室の外側にある世界で生きていってほしい。神経科学者のノーマン・ワインバーガーが述べるように、「自然は学問分野の違いなど顧みない」のだ。

ブレインボルツは、脳によく似た、一つのまとまりを持ちながら交響する体系的ネットワークであり、独自の機能に特化した部品——いや、チームメンバー——どうしの結びつきだ。三十数年前の創設以来、非常に幸運なことに、各自の関心事や視点や技術を研究室にもたらしてくれ、音と脳とのかかわりに興味を持ち続ける優秀な人たちと研究をしてきた。この本では、脳内における、そしてブレインボルツにおける、こうしたネットワークについて見ていこう。

サウンドマインド

この本が形になり始めたとき、私は草稿を友人や親族に送りつけては意見を求めた。自分の文章が理解されるかどうか、多様な分野の読者にとって興味あるトピックなのかどうか知りたかった。好都合なことに近親者には料理人や、弁護士、大工、音楽家、画家などさまざまな職業の人がいて、みなたっぷりと読まされるはめになった。かなり早い段階で弁護士である義理の息子が、これは音についての本か、脳についての本かと訊ねてきた。答えは、その両方だ。この本で扱うのは、音と、音と脳とのかかわりと、それが私たちに及ぼす影響である。これらをひっくるめて、サウンドマインドと呼ぶ。

言いかえればサウンドマインドとは、過去から現在、そして未来へと続いていく連続体を支える力だ。これまでの人生でかかわってきた音が、今日の脳を形作っている。そしてまた今日の脳は、自分の「音世界」をどう前進させていくか、自分の未来だけでなく子供たちや社会全体の未来をも、どのように形作っていくかを、決めることができる。つまり、サウンドマインドが回転させるフィードバックの輪を、私たちはある程度コントロールできるのだ。良くも悪くも私たちには、音に関して選択する力がある。正しい選択をして、良い循環を生み出すのか？　それとも選択を誤って、悪循環を生じさせるのか？

生物学者として私は、音が、私たち一人ひとりの「音の個性」をどのように作り上げ、世界とかかわらせてくれるのかを知りたい。脳における音の処理——サウンドマインド——を、ニューロンの一つひとつを直接記録するときのような精度で理解したいと思う。この本では、頭の外の信号（音波）と頭の中の信号（脳波）を考察し、音の処理を豊かにする方法と、音の処理が悪影響を受ける仕組みを見ていく。音楽が人を癒す力と、騒音が神経系に与える破壊的な力とを考察する。また、別の言語を話すとき、言語障害を負ったとき、リズムや鳥の歌を聴いたとき、脳震盪を起こしたときに、サウンドマインドに何が起こるのかも見ていこう。

音は脳の健康にとって、目に見えない仲間でもあり敵でもある。音とのかかわりは、私たちの人となりに深い痕跡を残す。日常生活における音が、良くも悪くも私たちの脳を形作る。そしてそのサウンドマインドが、やはり良くも悪くも私たちの音世界に影響を与える。私たちは上手な聴き手になれるだろうか、それとも下手な聴き手でいるのだろうか？　音の何を重んじることで、どのような音世界を築くことになるのか？　音とのかかわり方がもたらす生物学的な影響を総体として理解すれば、自分たちのために、子供たちのために、社会のために、より良い選択ができる。

ママならきっと、この本を面白がって読んでくれたのではないかと思う。

第Ⅰ部

音の働き

第1章 頭の外の信号

この最初の章では、頭の外側の信号である音について述べる。音は空気の分子の振動にすぎない。驚くべきことにこの単純な仕組みから、じつに多様な音が生まれる。バッハの楽曲からベーコンがジュージューいう音、ビートルズの「ロッキー・ラクーン」からラクーン（アライグマ）がゴミ箱をあさる音まで。大きい音や小さい音、高い音や低い音、協和音や不協和音、速い音や遅い音。耳障りだったり、甲高かったり、めちゃくちゃだったり、多声的だったり。ヒューヒューいう音や、ノイズ混じりの音もある。みなさんに、音の特性の美しさをぜひとも味わってもらいたい――音のさまざまな要素に幾度となく立ち戻りながら、サウンドマインドを探究していこう。

音は動きだ。ギターの弦をつま弾くと周囲の空気が動く。図1・1は、ギターの弦がかき鳴らされたときの、さまざまな状態を示している。一番左はギターの弦が静止しているときで、弦の右側には一〇個ほどの小さな空気分子が描かれている。弦が静止していると、周囲の気圧は海面気圧の一平方インチあたり約一

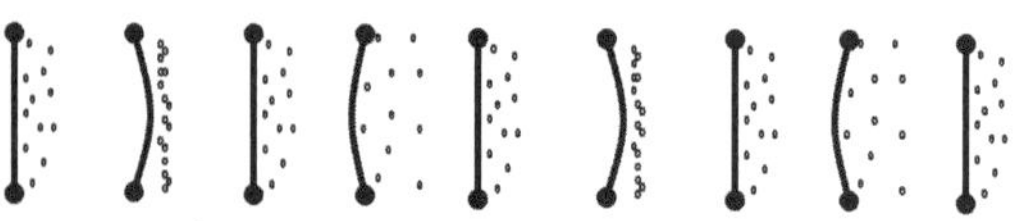

図1.1 かき鳴らされた弦は周辺の空気分子を動かす。

四・七ポンドだ。ギターの弦がかき鳴らされると、弦は一瞬右に動き、右側の空気分子は寄り集まり――圧縮されて、気圧が高くなる。[*] そしてほんの少しあとに（音の高さによって一〇〇分の一秒か一〇〇〇分の一秒後に）弦は静止していた方向に跳ね返り、圧は減る。だが、弦がかき鳴らされる前と同じ間隔にすぐに戻るのではない。勢いあまって、弦は最初の静止位置を通り過ぎて少し左側に反り返る。すると静止していたときよりも分子の間隔が広がり、圧は低くなる。それからまた寄り集まり、再び広がり、と繰り返すたびに少しずつその度合いは小さくなり、最後には動きは止まり、振動はなくなり、音は消える。その動きが音だ。動きが止まると音も終わる。

音を構成する要素

目に見える物が、形や色や、材質、大きさによって分類できるのと同じように、ほとんどの音はいくつかの要素によって表される（図1・2）。音は目に見えないため、はっきりとわかりづらいが、音の各要素は音の理解のために欠かせない。構成要素に着目して音について考えれば――つまり、動く空気分子に起こっていることの豊かさに気づけば――音が脳内でじつに見事に処理されているのだとわかる。その素晴らしい要素のうち、まずはピッチ、音色、時間から音を考えていこう。

＊＝圧のこの変化は非常に小さい。私の換算が正しければ、ごく普通のギターの弦をかき鳴らすと、周辺の気圧は一四・七ポンドから一四・七〇〇〇三ポンドほどへと〔わずか約〇・〇〇一三グラム〕高くなる。

ピッチ

ピッチは、音が「高い」とか「低い」という認識だ。フルートの音は「ピッチが高い」、チューバの音は「ピッチが低い」と言うときに私たちが聞いているものは、周波数（frequency）という物理的特性から生じる。気圧の変動がとても速い高い周波数のときは高いピッチの音が、気圧がゆるやかに変化する低い周波数のときは低いピッチの音が聞こえる（二八頁の図1・3）。ピッチは私たちが認識する音の高低で、周波数は測定可能な物理的特性だ。この区別には、注意を払わなければならない。両者は必ずしも完全に一致するものではないからだ。

周波数という音の科学的尺度ではなく、頻度という意味のfrequencyは、ある出

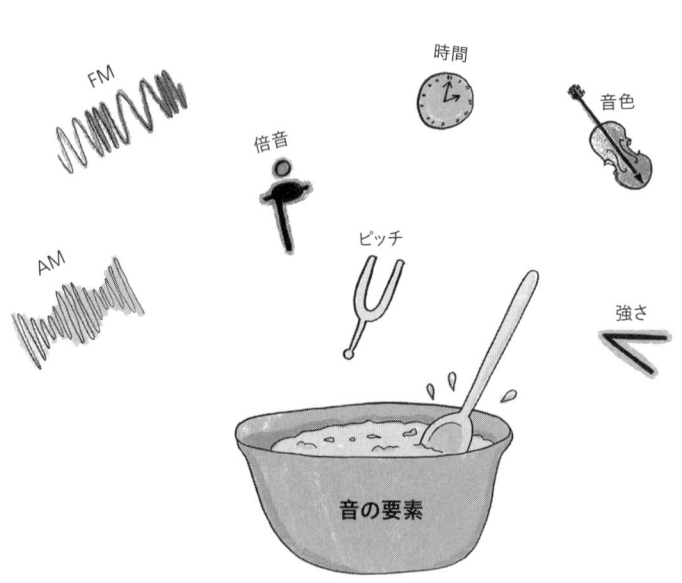

図1.2 空気の振動から生じる多種多様な音は、いくつかの構成要素によって表される。

来事が一定期間に起こる回数を意味する。給与を月に二回受け取る。フロリダ州のタンパは年に平均七八回の雷嵐《らいらん》に見舞われる。週に二二件のジャンクメールを受け取る。これらはすべて頻度だ。一秒ごとに気圧が振動する回数によって、フルートとチューバのピッチは区別される。毎秒の振動数を表す単位がヘルツで、記号はHz。人間の耳が聞き取れる気圧変動の周波数は、二〇～二万ヘルツの範囲だ。フルートはピッチが高く、奏でる音の周波数はおよそ二五〇～二五〇〇ヘルツの範囲で、ピッチの低いチューバは三〇～三八〇ヘルツだから、驚くべきことに、この二つの楽器が演奏できる音の高さの範囲はわずかに重なっているのだ！　チューバが高音パートを受け持つフルートとチューバの協奏曲《コンチェルト》を書こうかと、私はもくろんでいる。

さて、音の周波数と私たちが聞くピッチは、常に一対一の対応関係ではない。ピッチを持つ音を認識するとき、つまりハミングしやすい音ならば、ハミングするその周波数は基本周波数だ。図1・4では、どちらの波形も山と谷の数は同じ（およそ三五）なので、両者は同じ周波数だとみなされる。ところが、それぞれの波は異なる速度で変調されている。私たちが聞くピッチは、波の変調速度によって変化する。

人間の声を例にとろう。話し声の基本周波数は、およそ五〇～三〇〇ヘルツだ。これは、息によって動かされた声帯が開いたり閉じたりする速度に対応する。声帯の開閉する速度は、男性では遅いので太い声になり、子供では速いので高い声になるというわけだ。興味深いことに、声のピッチは個人や性別によって異なるだけではない。驚くべきことに、異なる言語を話す人たちの間でも、[1] 話す言語は同じでも年齢、居住地、人種などの人口統計学的特性が異なる人たちの間でも、[2] 基本周波数の違いがたいてい見られる。バイリンガルの人が一方の言語で話すときのほうが高いピッチになることに、気づいたこともあるかもしれないし、自分がそうだという人もいるだろう。[3]

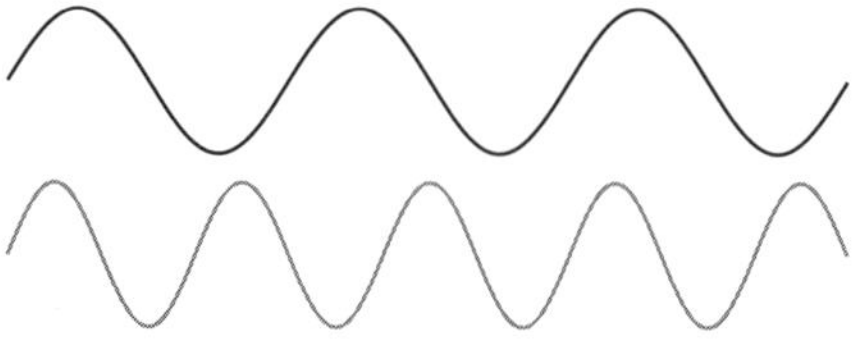

図1.3
黒色の波形よりも灰色の波形のほうが周期の数が多く（周波数が高く）、それゆえピッチが高く聞こえる。

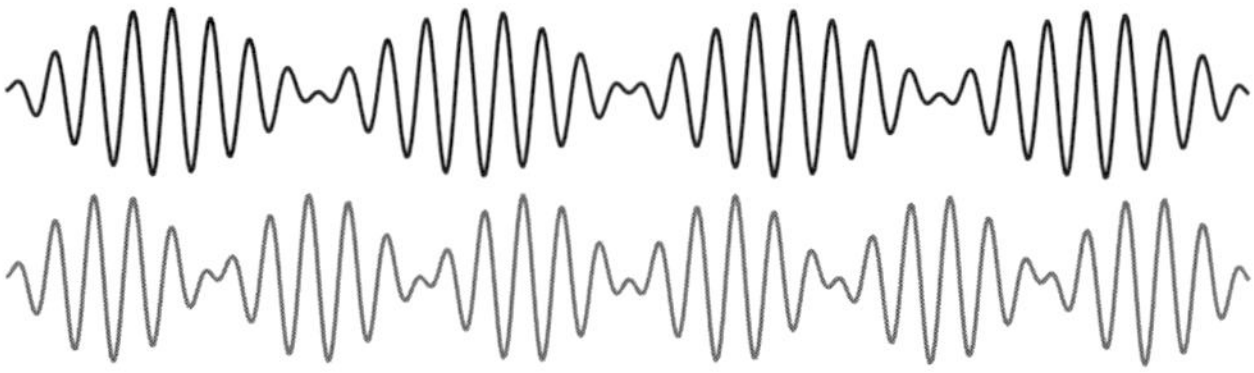

図1.4 黒い波と灰色の波は、同じ周波数だが、異なる速度で変調されている。灰色の波形は黒い波形よりも、速く切り替わり、それゆえピッチが高く聞こえる。女性の声帯のほうが速く振動するので、速く変調し、同じ言葉を話しても声のピッチが高くなる。

音色

音楽では、同じ高さの音を演奏している二つの楽器の音は音色《おんしょく》によって聞き分けられる。話し言葉では音色は、一音（子音と母音の組み合わせ）を別の音と区別するための主要な手がかりだ。男性と女性が同じことを話しても、基本周波数（声のピッチ）によって男女の区別ができるように、一人の女性が発した二つの単語は、音色の違いによって「so」なのか「sue」なのか区別できる。ピッチの認識に物理的な対応物として基本周波数があるのと同じように、音色の認識は倍音という、基本周波数より上の周波数によって決まる。

音を構成する周波数を示すのが、音のスペクトルだ。音叉のスペクトルはたった一つの周波数から成り、倍音はなく、基本周

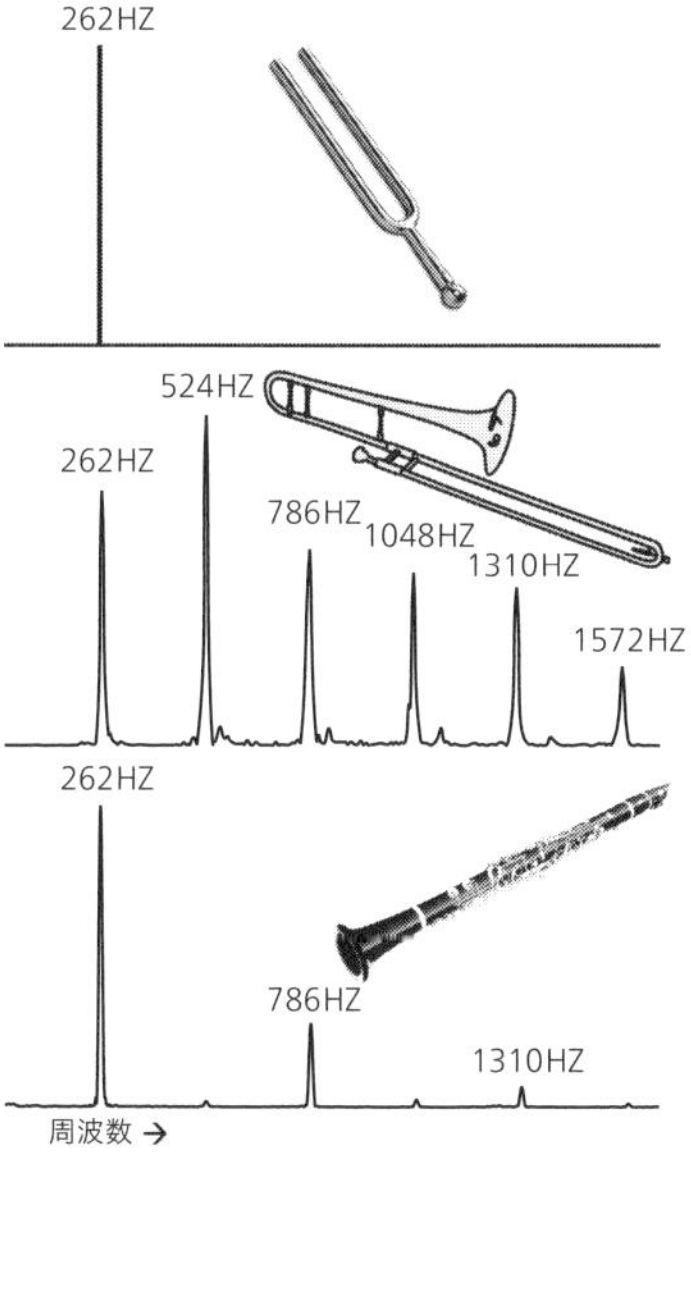

図1.5
音叉のスペクトルは、たった一つの周波数（ここでは262Hz、中央ハ）のところにある一本の垂直線になる。楽器で中央ハを演奏すると、262Hzと、262Hzの倍数である複数の倍音のところで山ができる。トロンボーンやクラリネットが出す中央ハの音は、その楽器特有の共鳴によって、異なる倍音パターンを示す。スペクトルを見ると、同じ中央ハでも異なる楽器で演奏されると異なって聞こえるわけがわかる。（横軸に周波数、縦軸にエネルギー）

波数だけだ。図1・5の最上段の図にあるような一本の細い垂直線になる。中央ハ（ピアノで言えば真ん中のド）をトロンボーンとクラリネットで出すと、どちらも二六二ヘルツの中央ハの基本周波数のところでスペクトルの山があり、さらに、基本周波数の倍数（五二四、七八六……）の倍音（整数次倍音）のところで山ができる。図1・5の中央と最下段の図を見れば、トロンボーンとクラリネットの倍音がすべて同じエネルギー量を持つわけではないことがわかる。倍音の、相対的なエネルギー値のパターンによって、二つの楽器の音を聞き分けられる。倍音の構成の特徴は、楽器の形と構造によって決まる。これと同様に、人間では舌、口、鼻の形と位置とによって倍音パターンが生まれ、話し言葉のさまざまな音を区別できる。

　唇と舌の位置と、鼻と口を通って送られる空気量によって、スペクトル（どの倍音が強いか）は変化する。図1・6にそれを示す。二つの母音のスペクトルは（この例では一〇〇ヘルツの基本周波数なので）一〇〇ヘルツごとに山になるが、灰色の線で描かれる山の相対的な大きさは非常に異なる。これは、話し言葉におけるトロンボーンとクラリネットの違いだ。灰色

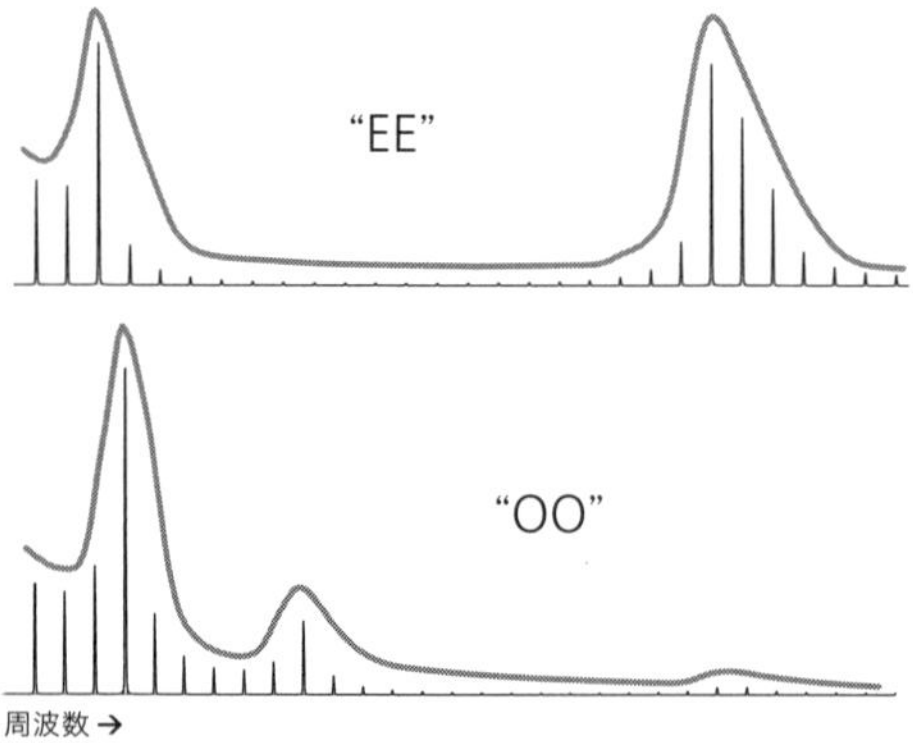

図1.6
上図は、beet におけるような「ee」のスペクトル。下図は、boot におけるような「oo」のスペクトル。両者とも基本周波数は同じだが、倍音のエネルギーが集中する周波数帯は異なる。（横軸に周波数、縦軸にエネルギー）

の線は、「ee」ではおよそ三〇〇ヘルツと二三〇〇ヘルツのところで、「oo」ではおよそ四〇〇ヘルツと一〇〇〇ヘルツのところで、二つの隆起ができる。話し声のスペクトルの隆起はフォルマントと呼ばれる、エネルギーが最大に集中する周波数帯域だ。興味深いことに、こうした音響エネルギー帯域は話す人による違いはあまりない。「oo」と言うと、四〇〇ヘルツと一〇〇〇ヘルツあたりに隆起ができるが、それは話し声のピッチが高い人でも低い人でも同じだ。

つまり音色は、音にある倍音の成分——倍音が生じる周波数帯、倍音の相対的な大きさ——によって生じる認識だ。倍音は、二つの楽器や話し声の違いを、音色の質によって聞き分けられるようにしてくれる、音の物理的な特性だ。話し言葉では、個々の単語や音節のスペクトル内で、倍音群が際立つ。図1・7に、話し声といくつかの楽器の全周波数帯域（基音と倍音）を示す。

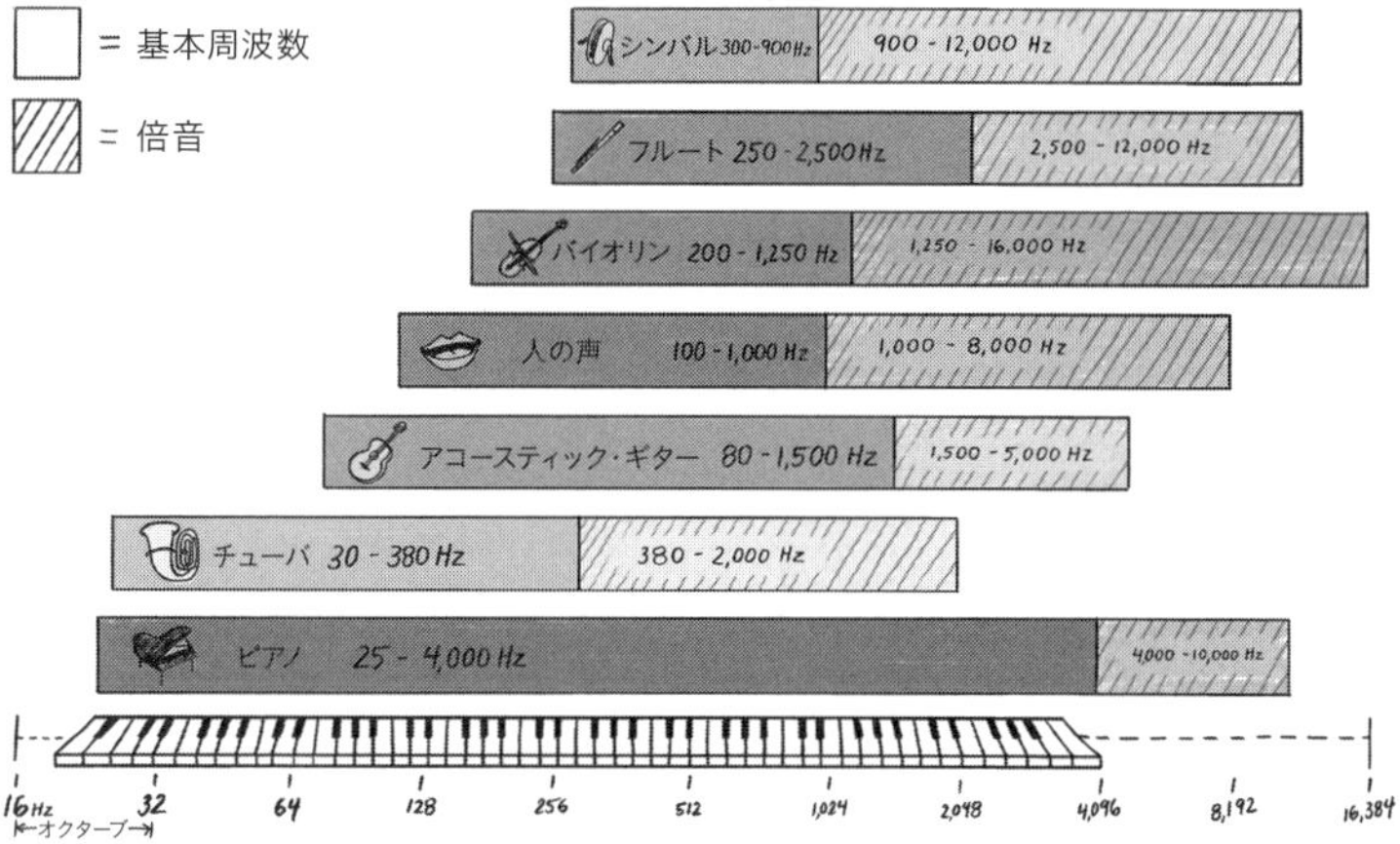

図1.7 楽器と声の全周波数帯域。基本周波数を左側に、倍音を右側に示す。

時間《タイミング》

これまで見てきた音叉や、楽器の音や、母音などの音はどれも、一定の時間、変化をしない。だが、時間が――音節や楽器の音のように音がいつ始まって終わるかではなく、時間の経過とともに音そのものがいつどのように変化するかという点で――音という信号そのものの明確な特徴になっている場合がある。たとえば、話し言葉の子音だ。特定の子音では、時間が重要な役割を果たす。

「bill」という単語を声に出して言ってみよう。今度は「gill」。二つの間に、口の中ではどのような物理的な違いがあるだろう? これはすぐわかる。「bill」では唇は合わさり、舌はほぼニュートラルな位置だったが、「gill」では唇はやや開いて、舌の裏を口蓋に押しつけた。今度は「bill」と「pill」と言ってみよう。このほうが難しい。いったい何が違うのか、説明できるだろうか? 「b」と「p」の物理的な違いはわかりづらいかもしれ

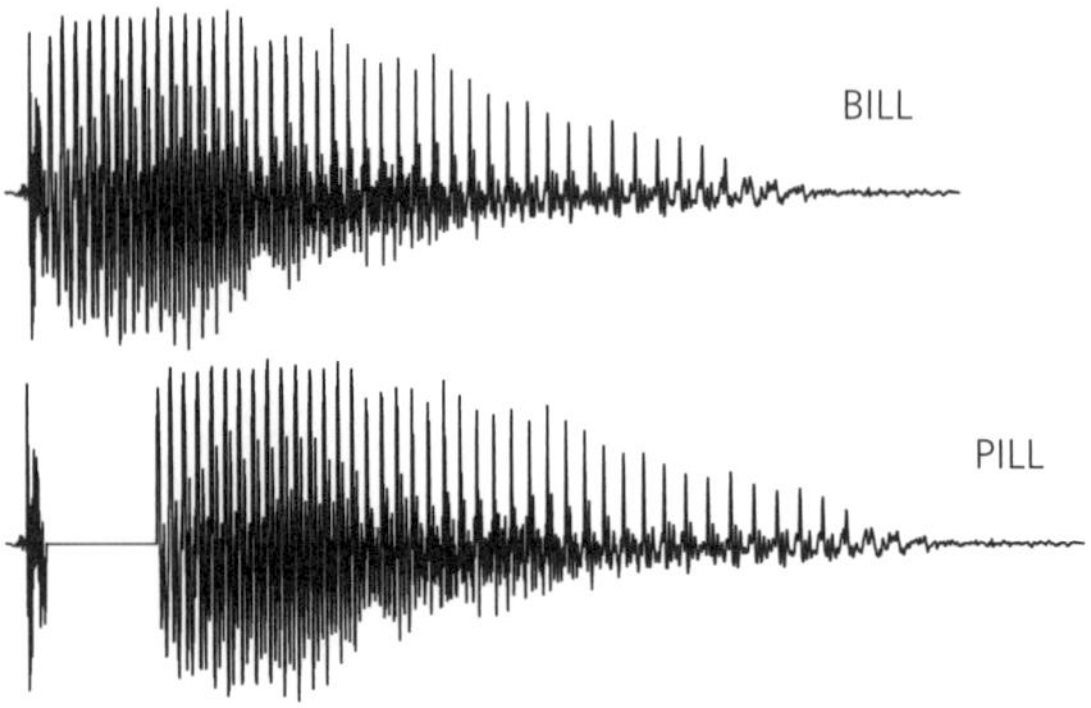

図1.8 「bill」は母音を発生し始める前に20分の1秒の無音を入れると「pill」になる。(横軸に時間、縦軸にエネルギー)

ない。舌と唇はまったく同じ位置で、主な違いは時間《タイミング》にある。いつ母音を発声し始めるか、すなわち、いつ声帯が震えて「i」と発声し始めるかだ。「bill」では、母音をすぐに発声し始める。だが「pill」では、唇が離れてほんの少し待ってから母音を発声する。図1・8の上の波は、「bill」という単語の音波を示す。下の波では、二〇分の一秒の無音が差し込まれている。加えられた無音を除いて、二つはどの波状線も同一だ。「i」と発声し始める前に短い間があると、二つめの単語は「pill」とはっきり聞こえる。何分の一秒かの時間の手がかりが、言語では大きな違いを生む。誰しもが超速の聴覚脳を必要とするのは、音のこうしたわずかな変化を処理するためでもある。

時間軸に沿って変化する周波数

「bill」と「pill」のような時間の違いは、図1・8のような時間を横軸にした図で見るとわかりやすい。「ee」と「oo」のような周波数の違いは、図1・6のようなスペクトルの図で見るとわかりやすい。だが「b」と「g」の音響的な違いは、どちらの図を見てもわからない。二つの違いは、時間とともに変化する周波数にある。「b」と「g」の違いを適切に表すためには、三つめの図、スペクトログラムが必要になる。

図1・9の上図は、時間とともに周波数が高くなり、また低い周波数に戻る音を示す簡単な例だ——オオカミの遠吠えに似ている。サイレンや、ピアノの鍵を指でなでるように滑らせて弾く音を想像してほしい。

「ba」と「ga」のような子音では、周波数が直線的《スイープ》に変化する音響エネルギー帯が、違いをもたらす

（図1・9の下図）。上の帯が示す倍音の周波数帯域は「ba」でも「ga」でも同じで、時間とともに低い周波数から高い周波数へと上昇して「a」のところで平らになる。だが、下の帯の動きは二つの音節で異なり、「ba」では低い周波数から上昇して最後には平らになるが、「ga」では高い周波数から始まって下降する。このような、時間に伴う周波数の変化を指す言葉が「FMスイープ」で、音の重要な要素である（FMは通常、周波数変調と訳す。子音のこうした変化はフォルマント遷移と呼ばれるが、本書では以降FMスイープとする）。

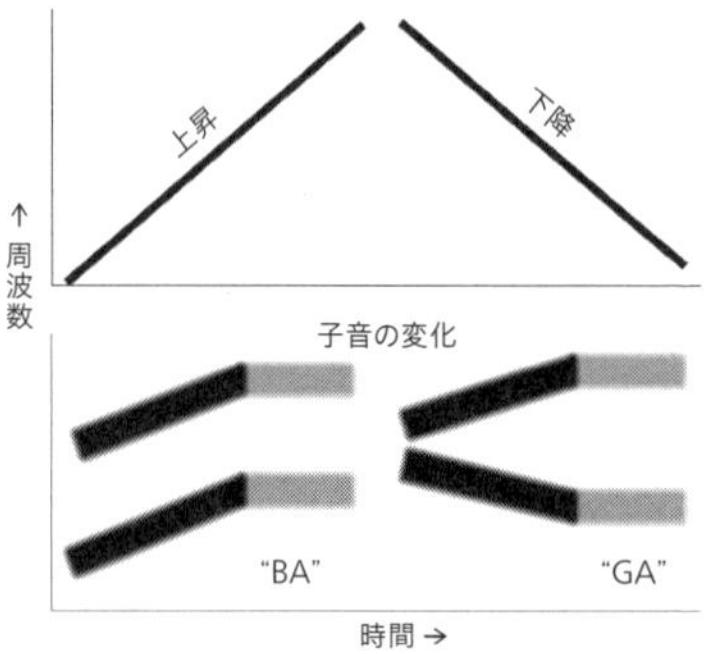

図1.9　スペクトログラム（時間に伴う周波数の変化を表す）。上図：周波数は直線的に上昇して、下降する。下図：「ba」と「ga」。どちらの音響エネルギー帯の周波数も時間とともに変化して、母音「a」のところで一定になる。

このように「b」と「p」、「b」と「g」どちらのペアにおいても、時間は二つの子音を区別するための重要な要素だ。ba／paでは、時間は二音を対比するための必要十分条件で、ba／gaでは、時間と周波数の相互作用が二音の違いを生む。音の速度を落としていって測定すれば、こうした音の違いを捉えることができるが、実際にはあまりにも速すぎるために、何が違うのか意識的に知覚できない。驚くほど速いのだ。ちょっと考えてみよう。あなたはこの本を読む前に「ba」と「ga」の音要素の違いがわかっていただろうか？　瞬《まばた》きするほど速い二つのFMスイープが、泥だらけの犬（muddy dog）をじめじめする沼地（muggy bog）に変えてしまうと知っていただろうか？　ある特定の音響エネルギー帯が「ba」では上昇して「ga」では下降しているのを聞き分けるなんて、私には絶対にできない。この、速くて微妙な差によって子音が聞き取りにくくなるので、フォネティックコードという通話表（アルファのA、ブラボーのB、チャーリーのC、デルタのD……）が必要になるのだ。子音の区別はなかなか複雑で、人によっては処理するのが難しく、話すときはおろか、読むときにさえ、興味深い結果をもたらす。これについてはのちほど見ていこう。

話し言葉に焦点を当ててタイミングという音の要素について論じてきたのには、理由がある。話し言葉は音楽などの他の音よりもはるかに速いのだ。考えてみよう。「軽快に速く」を示すアレグロのテンポは一分間に一二〇〜一七〇拍だ（一分間の拍数はＢＰＭで表す）。計算しやすくするために、一五〇ＢＰＭのアレグロの曲だとしよう。一秒間に二・五拍、四分音符が二・五個だ。つまり、一つの四分音符が四〇〇ミリ秒（ミリ秒は一〇〇〇分の一秒）たっぷりと持続する。八分音符は二〇〇ミリ秒、一六分音符なら一〇〇ミリ秒。さらに速いプレストのテンポで演奏される「熊蜂の飛行」は、二つの音の聞き分けには通常一〇〇ミリ秒は必要だという事実をうまく利用した曲だ。作曲家リムスキー＝コルサコフは、主旋律の一六分音符の一つひとつを八〇〜八五ミリ秒ほどで演奏させることによって、楽器の音を熊蜂の羽音に変えた。ところが、話し言葉はまったく別の生き物だ。話し言葉の子音は通常、は二〇〜四〇ミリ秒ほどか、もっと速い。しかも私たちは、子音がいっぱい詰まった話し言葉を際限なく生み出すことができる。「熊蜂の飛行」の演奏時間はごく短いので、音楽家たちにとっては幸いだ。

その他の音要素

音の強さは、私たちが音量として認識する空気の圧力変化の大きさを表す尺度だ。二四頁の図1・1では、ギターの弦は空気をどれだけ動かしたか？　二八頁の図1・3では、生み出された波はどれだけ高いか？　音を生成する空気圧の変化の実寸は小さい。だが、人の耳に聞こえる最小音から最大音までの空気圧の変化は、範囲が途方もなく大きい。物理的な気圧差はなんと一〇兆倍だ。それゆえ、聞き取れる音量の範囲をわかりやすく示すために、動かされた空気量を対数変換して、音の強さのレベルを示す単位で表す。それが、ご存じ、デシベル（dB）だ。一〇兆倍の幅は、〇デシベル（最も感度の良いマイクロホンでも拾えない聴覚閾値《いきち》）から一四〇デシベル（私たちが耐えられる最大音量）までで表される。

振幅変調（ＡＭ）と周波数変調（ＦＭ）という用語について考えるのは、ラジオをつけたときぐらいだろう。だが、ＡＭとＦＭは聴覚環境にとって、とりわけ話し言葉にとってきわめて重要だ。ＡＭは、「大きい－小さい－大きい－小さい」という振幅の変動だ。多くの車の盗難防止警報器は、この「大きい－小さい」のように鳴り響く。声帯が開いたり閉じたりするときの振動は、自分の話している声を振幅変調している。これが声のピッチ（基本周波数）になる。二八頁の図1・4は、同じ信号が二つの異なる速度で振幅変調されている、ＡＭの基本形を示している。

ＦＭは時間に伴う周波数の変化を示す。話し言葉が子音から母音へと移り、また子音に戻るとき、一点に集まった音響エネルギー帯域は、スイープして上昇し、スイープして下降する。これが周波数変調、図1・9のFMスイープだ。

注目すべき他の音要素として、位相がある。この章の初めで、ギターの弦の右側にある空気分子の圧縮状態を示した。図1・1の左側にある空気分子は（描かれていないが）、右側の空気分子が圧縮されると広がり、広がると圧縮される。どんなときにもギターの弦の動きは、周辺の空気分子を圧縮すると同時に広げている。ギターの両脇に座っている二人には、信号と圧力で言うと一八〇度位相がずれた音楽が聴こえる。二人が聴いている波形の図は上下が逆になるだろう。座っている場所によって、ギターの音は異なる時間、異なる位相で耳に届く。音のこうした異なる位相は音源定位（音源の位置や距離を知覚すること）にとって重要で、反響する（エコーする）騒がしい空間においては、異なる位相の音が聞こえたり、真逆の位相の音どうしが打ち消しあったりすることが、音の聞き分けに一役買っている。

最後にフィルタリングだ。フィルタリングとは、音の信号にある特定の周波数を、選択的に弱めたり強めたりすることだ。私たちは意識的にも無意識的にも、一日に夥《おびただ》しい数のフィルタリングを経験する。お気に入りの歌は、家のステレオで聴くのか、車の中で聴くのか、コンピューターのスピーカーや、イヤホンや、携帯のスピーカーを通して聴くのかによって、異なって聴こえる。それぞれの音再生システムは、精巧に作られた音響装置にせよ、小さくて安価なものにせよ、独自のフィルターを持っている。あなたが友人と通りを歩きながら話している声は、喫茶店に入ると違ったように聞こえる。シャワーを浴びながら気持ちよく歌うことができるのは、バスタブや壁や床の固い表面によってフィルタリングが生じるおかげだ。同じ理由で、ゴシック様式の石造りの大聖堂は、音の高い周波数成分が幾重にも反響し、音楽や説教のための独特な音響特質を備えた空間になっている。携帯で話しながら、いくつかの部屋を出たり入ったりしてみてほしい。外部空間によるフィルタリングの他にも、私たちは口や舌や唇によって、発する音を慎重にフィルタリングし、音は口や舌や唇を通って言葉となり、メッセージを伝えてくれる。

頭の外と中の信号《シグナル》を用いて音要素の処理を見る

私たちの脳は、頭の外の信号である音を、頭の中の信号である神経インパルスの電気によって理解する。

科学者はみな、自分の研究に適した方略を入念に選ぶ。調査を利用したり、遺伝子発現を利用したり、血液バイオマーカーを用いたりとさまざまだ。科学者として私が選んだのは、信号だ。音そのものはすぐに消えてしまうが、頭の外の信号も、中の信号も、明白で頼もしい手がかりとなる。信号は正確に測定できるし、視覚化して分析することもできる。そして何よりも、頭の外の信号と中の信号は、じつによく似ているのだ。本当に美しく、驚嘆すべきことだと思う。音楽の訓練がサウンドマインドに与える影響や、拍子を取ることが読み書きにおいて果たす役割や、脳震盪が音の処理に与える影響といった幅広いテーマに取り組むにあたり、信号の明確さは信頼できる、研究の基礎となるものを与えてくれる。私は信号《シグナル》を頼りに自分の考えを推し進め、真実を導き出していく。

この世界の音は人によってなぜ異なって聞こえるのだろうか？　サウンドマインドが感覚や思考や

感情や動きと織り合わされると、音にまつわる経験は良かれ悪しかれどのように変化するのだろうか？　音の要素は、こうしたことを理解するためのカギとなる。

神経科学者である私は、この信号の明確さを、音と脳内の音処理に関する研究に生かすことができる。ピッチや、時間や、音色といった各要素の処理を、個別にも聴覚全体としても研究して、聴くことに優れている人では何がうまくいき、聴くのが困難な人では何がうまくいかないのかを探究できる。音の各要素がどのように処理され知覚に変わるか、一つずつ分けて見ていくことができる。たとえば、ピッチを区別するのは難しいが音色については支障がないという人や、その反対の人がいる。時間にだけ問題がある人もいる。音楽家とバイリンガルの人も聴くことの専門家だが、彼らはそれぞれ異なる音要素に対して、卓越した信号処理能力を示す。

では、頭の外の音波が頭の中の脳波を作り出すとき――ギターの弦の動きが外耳道に入って進んでいくとき――に、何が起こるかを見ていこう。

第2章　頭の中の信号

頭の外の要素、中の要素

進化の歴史の中で、人類は自然選択によって、空気分子のわずかな動きで生じる圧の変化を耳で感知する能力を獲得した。つまり私たちは、ギターの弦の振動や声が生む空気の動きを、数回の見事なステップによってピッチ、音色、時間といった音要素の混合物に変えて、それをギターの音や音声として認識する、一連の器官を発達させたのだ。

変換とは、一つの状態から別の状態へと変化させることだ。神経系には電気が流れている。音を理解して音に従って行動するには、空気の動きを脳の電気に変換する必要がある。どうやって変換するのだろうか？　耳から始まり、それから骨の物理的な動きや、液体の揺れや、化学物質の放出といったエレガントな出来事が次々と起こる。信号が脳まで進むと、脳は耳が作り出した電気インパルスを受け取って、サウンドマインドが頭の外の音を最大限に利用できるように処理する。

脳における音の処理をミキシングボードだと考えてみよう。音響技師が録音スタジオで音量調節器《フェーダー》を上げ下げして、ギターとヴォーカルのバランスを取ろうとするように、脳は音要素のいくつかを強調したり、別の要素を抑えたりする（図2・1）。

いったん変換が終わり、電気信号がうまく処理されているときには、周波数の図（スペクトル）と、時間に伴う周波数の図（スペクトログラム）で、その電気信号を見ることができる。頭の外の信号のように、頭の中の信号にも、周波数、時間、倍音といった同じ要素があり、各要素はミキシングボードのフェーダーのように別々に処理される。脳のフェーダーはそれぞれの人の経験、専門知識、機能の欠如や老化によって、各自、設定が異なる。人はその人独自のサウンドマインドを持っている。

上りと下り

サウンドマインドはじつに幅広い。音を聞いているとき、電気信号は脳のいたるところを駆け巡り、上へ、そして下へと流れ、他の感覚や、動きや、思考、感情と相互作用する。脳のこのネット

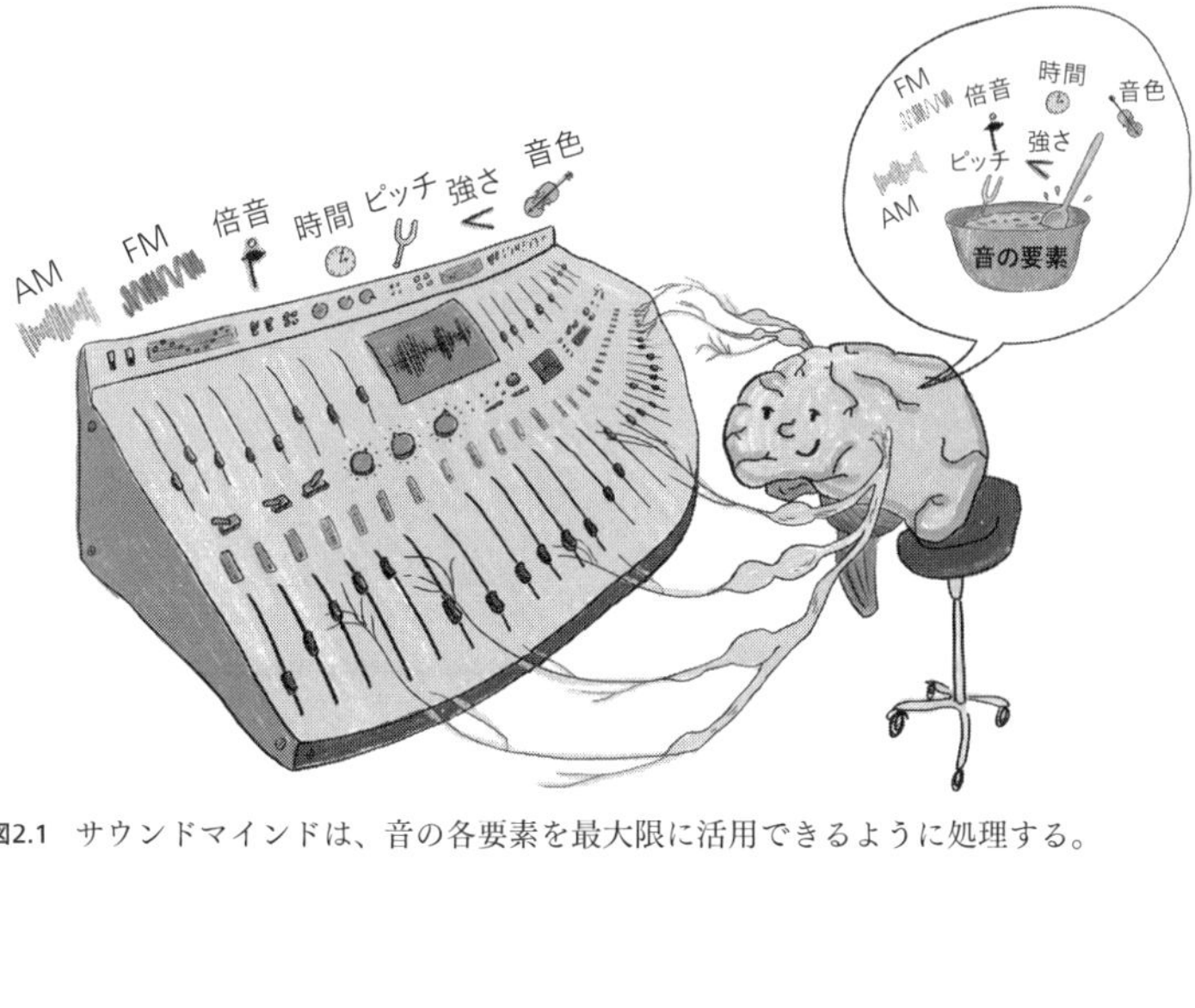

図2.1 サウンドマインドは、音の各要素を最大限に活用できるように処理する。

ワーク全体によって、私たちは音を理解する——各自の音世界から意味を引き出す——ことができる（図2・2）。

遠心、求心とは動きの方向を表す用語で、それぞれ「離れる」「向かう」という意味だ。何から離れて何に向かうのか？　血液循環においては、答えは心臓だ。血液を心臓から外へと流す血管は遠心性、心臓へと流す血管は求心性だ。リンパ系にも、リンパ液をリンパ節へと運ぶ求心性と、リンパ節から外に流す遠心性の流れがある。神経科学においては、脳が*中心点《ノード》だ。求心系は情報を耳から脳へと運び、遠心系は情報を脳から耳へと戻す。それゆえ遠心系は、私たちがどのように学ぶのか——どのように自分の音世界を構築して独自の音を作るのか——の礎《いしずえ》だ。

上りの旅——求心性

この章では、耳を出発して脳を巡る電気信号の上りの旅について見ていこう。Ｇｏｏｇｌｅで「聴覚伝導路」

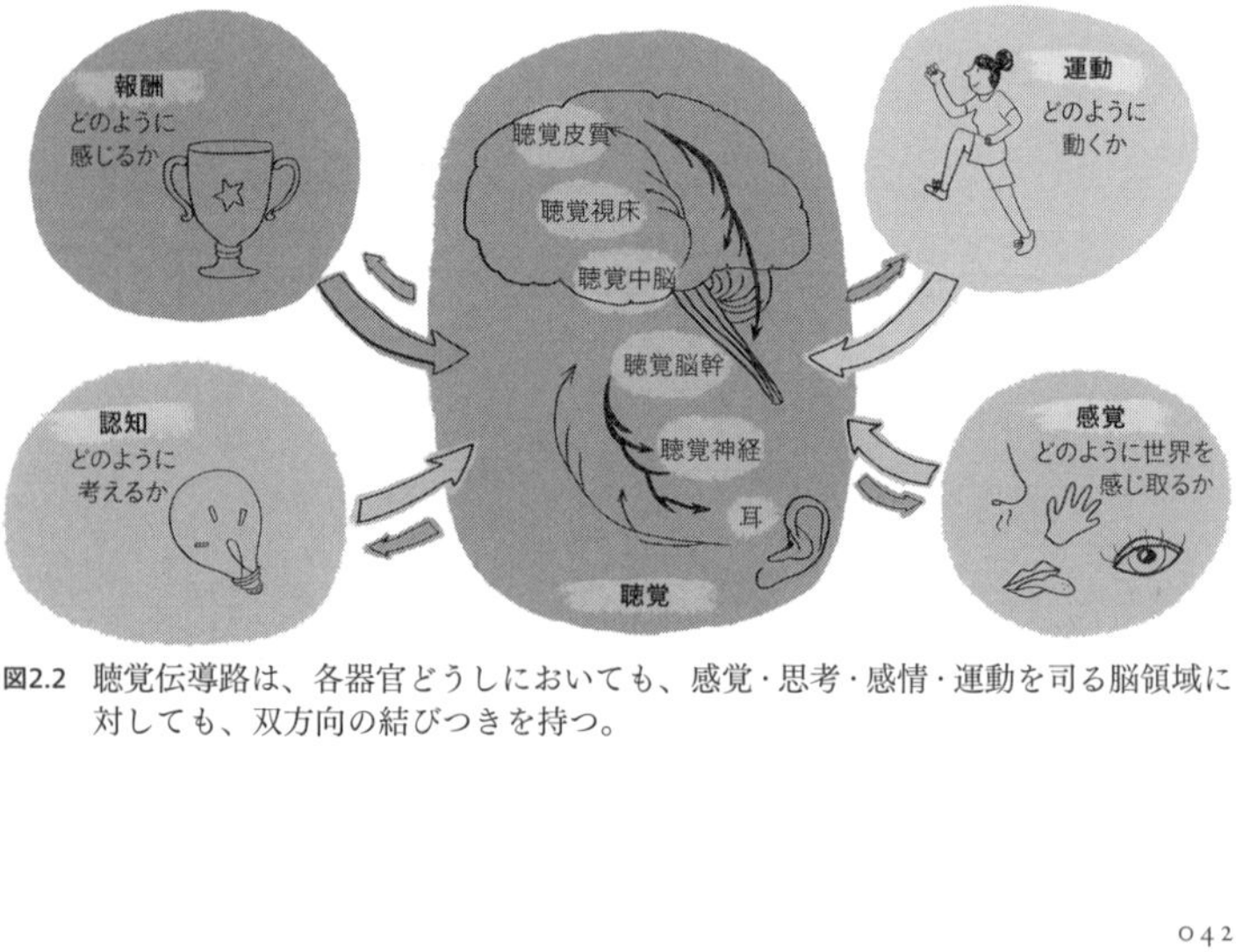

図2.2　聴覚伝導路は、各器官どうしにおいても、感覚・思考・感情・運動を司る脳領域に対しても、双方向の結びつきを持つ。

の画像検索をすると、階層的に音を伝達する聴覚という古典的な見方を強調する画像がいくつもヒットする。図2・3にあるような、耳から脳への一方通行の上向きの矢印があるブロック図が、上位に表示されるのだ。これは間違いではない——実際に図の通り、音の情報は耳から聴覚神経、聴覚脳幹（auditory brainstem）を通り、脳幹の中の聴覚中脳（auditory midbrain）、聴覚視床（auditory thalamus）を経て、聴覚皮質へと伝わっていく〔中脳は脳幹の一部であるが、著者は分けて記している〕。だが、それは全体像の一部

＊＝辞書では、求心性（afferent）も遠心性（efferent）も短い母音で発音されている。だが、実際には聞き間違いを避けるために、科学者はしばしば最初の音節をわざと過剰に強調し、長い母音で発音する。AYE-ferrent と EEE-ferrent だ。

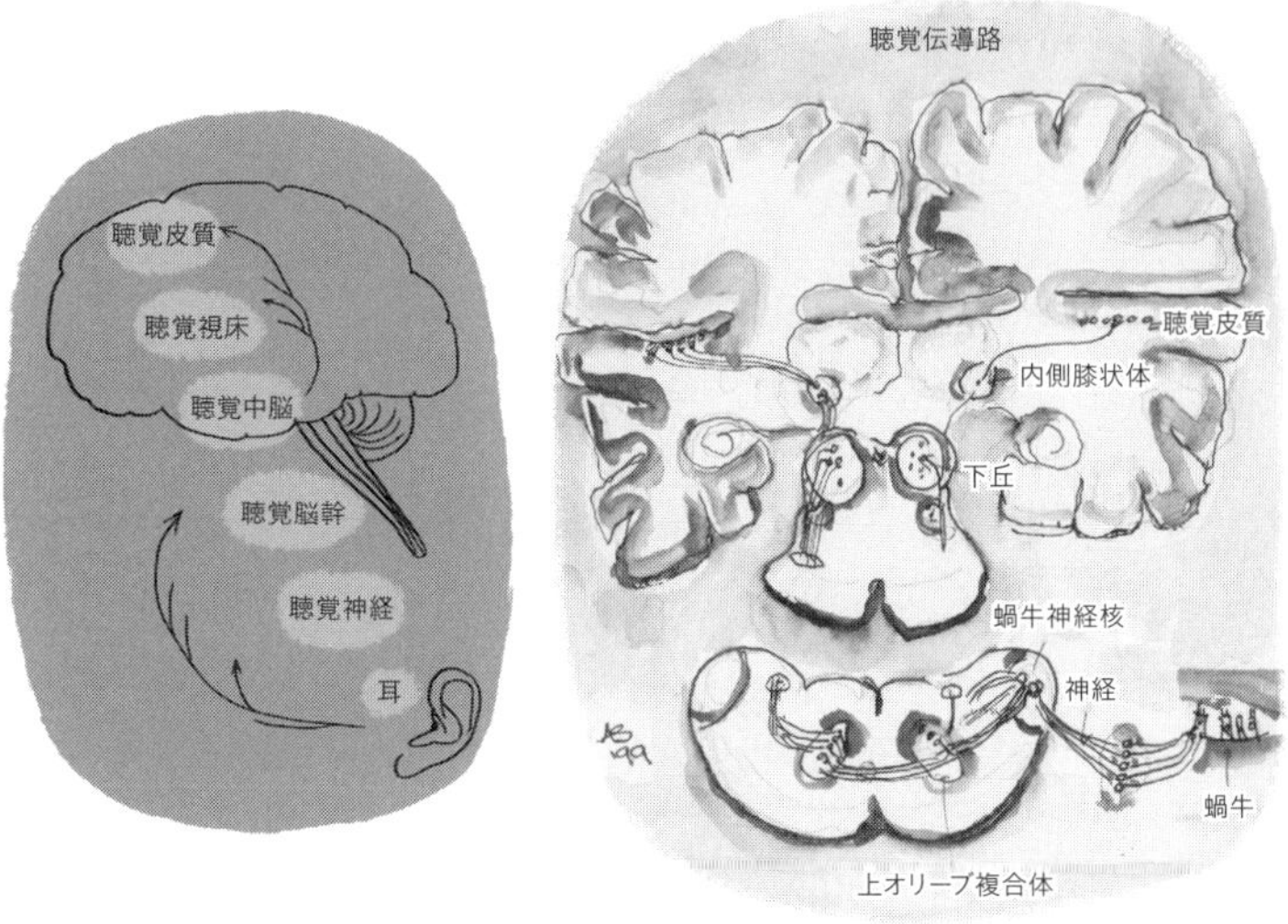

図2.3 左側のブロック図に対応する、脳を巡る聴覚伝導路。脳の音への反応から神経学的な健康状態を評価することの第一人者、アーノルド・スター医学博士による水彩画。許可を得て複写。写真はトム・ラムによるもの。

でしかなく、情報の双方向の流れが必ずあり、情報はいつも階層的に流れるわけではない。私は、聴覚系の階層的な見方には異議を唱えるものの、一方通行のモデルには全体像の中での役割があると考えている。これから、求心性の（脳に向かう）処理をする上向きの矢印をたどっていく。下りの旅については章末で概略を述べ、のちの章で幅広く扱うものの前置きとしよう。

耳

外耳　外耳は外から見える部分で、音を外耳道から中耳にまで送り込む。

中耳　空気の動きによって生じた圧力波は耳の中に入っていき、外耳を過ぎ、外耳道を通って鼓膜（eardrum）に衝突する。尺骨神経を指す「くすぐったい骨（funny bone）」や臍《へそ》を表す「おなかのボタン（belly button）」のような、解剖学的構造に対して付けられた他の用語とは異なり、「鼓膜」は中耳への玄関口を正確に表現している。ドラムヘッド（太鼓の皮）のように、鼓膜は音圧を受けると伸びる膜だ。この小さなドラムヘッドが動くと、身体内で最小の三つの骨――耳小骨《じしょうこつ》[*1]――の最初の骨を押し、それが次の骨を押し、そして最後の小骨、アブミ骨を押す。するとアブミ骨は別の解剖学的な太鼓である、さらに小さな卵円窓《らんえんそう》に突き当たる。ここが内耳への入り口だ。なぜ三つの骨で分かれた二つの「太鼓」が必要なのか？　卵円窓の向こう側の内耳は液体（リンパ液）で満たされているからだ。液体の密度があまりにも濃すぎるために、空気の動きだけでは卵円窓を直接押しやるのに十分な力にならない。三つの小骨が連携してレバーの働きをすれば、動かす力がおよそ二〇倍になる。[*2] ここまでは、鼓膜への小さなタップが大きなノックになって、卵円窓を押しやるのに十分な力になる。ここまでは、プロセスの物理的な動きの段階だ。空気を動かし、液体を動かすところまできた。電気へのきわめて重要な変換が起こるのは、この先だ。

内耳——蝸牛　小さなアブミ骨が今度は十分な圧で卵円窓を押して、向こう側の液体を動かすと、液体の振動はコルチ器の有毛《ゆうもう》細胞を素早く通り過ぎる。コルチ器は、カタツムリのように渦巻状になった蝸牛の端から端までにまたがる器官で、身体内の最小器官という肩書きを惜しくももらい損ねている（松果体《しょうかたい》のせいだ！）。図2・4を見てほしい。蝸牛に沿って並ぶ有毛細胞で、変換のマジックが起こる。*3 有毛細胞は内側に一列、外側に三列あり、それぞれがさらに小さな不動毛の房で覆われている。不動毛は液体の中で、水中を泳ぐ人の髪のように静かに揺れ動く。有毛細胞は基底膜と蓋膜《がいまく》に挟まれている。どちらの膜の名前も建築用語に基づいている。基底（basilar）の語源は基礎（basement）に関連し、蓋（tectorial）はラテン語の屋根（tectum）に由来する。有毛細胞は基底膜に配置されていて、不動毛は自由に揺れるのではなく、先端が蓋膜にくっついている。卵円窓をタップして液体が動き出

---

*1＝最小であるだけでなく、誕生後に成長しない骨は、耳小骨だけだ。

*2＝中耳は機械工学の二つの原理を利用して、鼓膜と卵円窓との圧力差を大きくする。一つめはテコの原理だ。耳小骨は三つ一緒に、卵円窓の端に近いところを支点としたシーソーを形成する。すると鼓膜へのわずかな圧力が、卵円窓への大きな圧力に変換される。小さな子供がシーソーで、支点の位置が正しければ大人を空中に上げることができるのと同じだ。二つめは、鼓膜と卵円窓との面積の差によるものだ——卵円窓のほうがずっと小さい。圧力は力を面積で割ったものに等しく（p=F/A）、鼓膜と卵円窓にかかる力は同じなので、分母である卵円窓の面積が小さいと、圧力は大きくなる。

*3＝私が最初に聴覚科学に触れたのは、位相差顕微鏡を覗き込んで蝸牛の有毛細胞を数える仕事のときだった。夜の静けさの中で仕事をしていると、この小さくエレガントな器官がとても魅力的に思えた。

すと、有毛細胞の一部が上下に揺れて、不動毛は蓋膜に引っ張られる。この引っ張る動きが内有毛細胞を効果的に「開く」と、カルシウムイオンやカリウムイオンといった帯電した化学物質がすばやく中に入る。これらのイオンが次から次へと反応を引き起こして、最後には有毛細胞と聴覚神経とのつなぎ目であるシナプスに神経伝達物質を放出すると、聴覚神経の電圧が急激に変化する。これでようやく変換に行き着いた。頭の外の空気の動きが、頭の中の電気に変換されたのだ。

　蝸牛内に合わせて三万個ほどある有毛細胞のどれもが、すべ

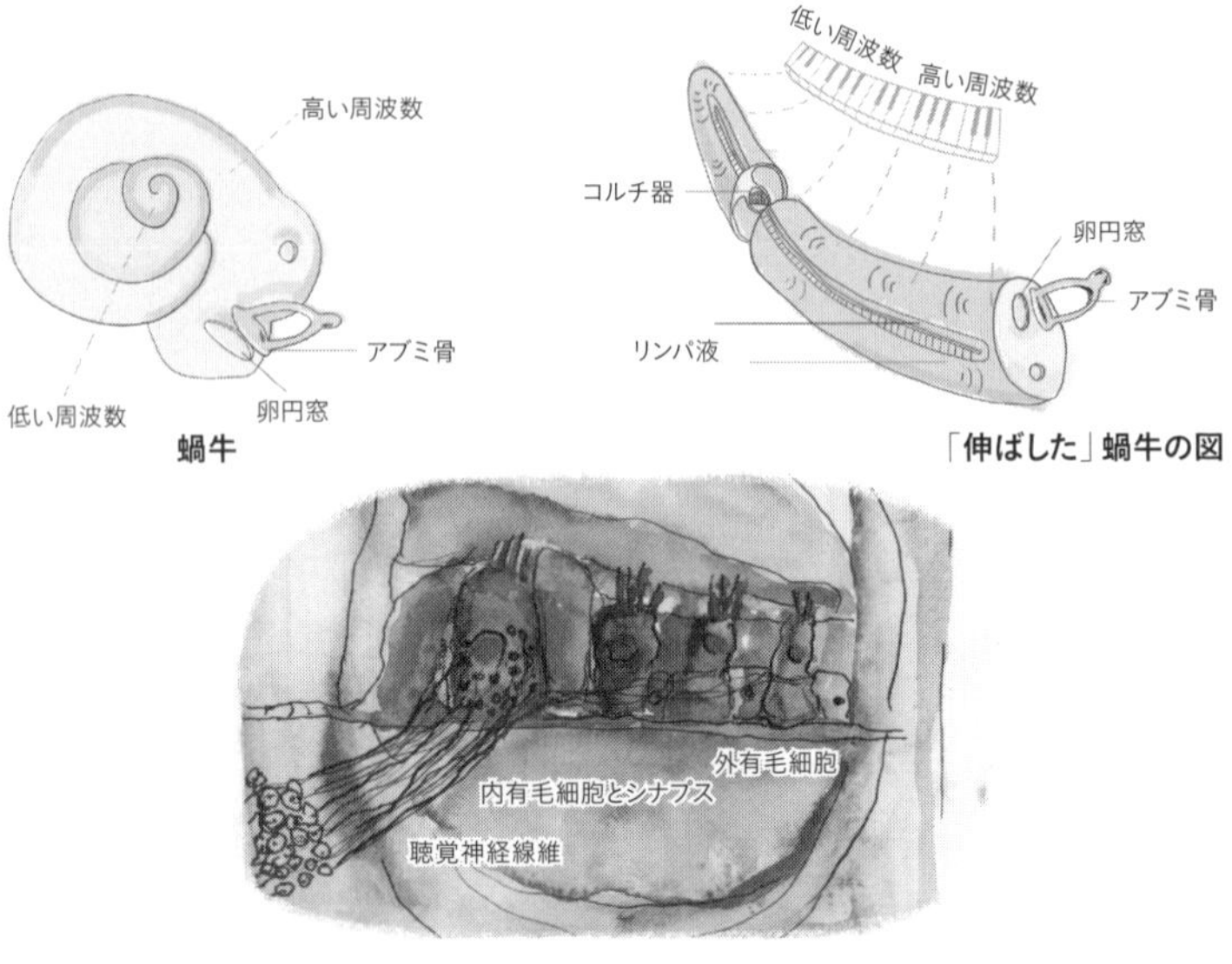

図2.4　上図：渦巻状の蝸牛と、伸ばした蝸牛。カタツムリの形をした蝸牛の底部は、アブミ骨が卵円窓と出会う場所で、高い周波数の音に同調する。渦巻の中心になる蝸牛頂は、低い周波数を好む。右図の「伸ばした」蝸牛は、これをキーボードで図式したもので、コルチ器内部の断面も描かれている。下図：コルチ器。一列の内有毛細胞と三列の外有毛細胞は、基底膜と蓋膜に挟まれていて、聴覚神経と結びついている。アーノルド・スターの許可を得て複写。写真はトム・ラムによるもの。

ての音に対して無差別に揺れ動くのではない。有毛細胞が敷き詰められている基底膜は、場所によって幅と固さが異なる。卵円窓に最も近い端は最も狭くて固く、その底部から蝸牛の中心部に向かって、次第に幅広く、へなへなになっていく（ポニーテールのように）。こうした物理的な差異のために、狭くて固い端にある有毛細胞は、最も高い周波数（ピッチ）の音に反応しやすくなる。音の周波数が低いほど、へなへなの蝸牛頂に近い有毛細胞が効果的に動かされる。こうした体系的な配置を、「周波数局在《トノトピー》」と呼ぶ（「音の地形図」だと考えてほしい）。まず初めに蝸牛で見られる、小さな「ピアノ」のキーボードのような周波数地図は、蝸牛から皮質までの聴覚系全体を通して繰り返し現れる。脳の地図は、聴覚以外のさまざまな感覚にも及ぶ組織化の原則に従っている。

「聞く脳」

私たちは脳で聞く。ロビン・ウォレスの著『ベートーヴェンを聞く（*Hearing Beethoven*）』は、それを具体的に表しているお気に入りの本だ。[1] ベートーヴェンは聴力を失ったあと、数々の名曲をどのように作曲したのだろうか？　彼のしたことは、それまでと変わらなかった。

ベートーヴェンは即興で作曲し、楽想を書き留め、書き直した。聴力を失う前と後で、劇的な変化は何もなく、ピアノとの関係をただただ精緻なものにしていった。聴力を失ったベートーヴェンは、羽のない鳥、水から出た魚などではなかった。むしろ、飛行機の操縦法を体得し、ナビゲーション・システムがなくても安全に飛行できる熟練のパイロットを思い浮かべるといい。

外耳、中耳、内耳がそれぞれの仕事をしたあとでも、「聴覚」と呼べるまで、つまり音を理解するまでには、まだ長い道のりがある。脳に入ろう。聴覚伝導路に沿って進むツアーには、多くの途中駅がある。

「脳」というと、たいてい大脳皮質を意味する。外郭に囲まれて深い溝でいくつかの葉《よう》に分かれた、左右の半球だ。だが、大脳皮質が鎮座する脳幹や、中脳、視床といった、あまり知られていない領域にも、同様に注目すべきだ。聴覚神経と聴覚皮質の間には、蝸牛神経核から始まって、上オリーブ複合体（脳幹）、下丘（中脳）、内側膝状体《ないそくしつじょうたい》（視床）がある。変換された電気信号は、こうした器官を通って脳を巡る旅を続ける。聴覚の旅では、他の感覚系では見られないほど多くの器官に出会う。

聴覚神経から聴覚皮質までの旅をしよう。聴覚脳を進んでいくときに、音の処理は変化する。ブレインボルツの卒業生ジェンナ・カニンガムは、聴覚伝導路のニューロンから同時に記録を取り、中脳と視床と皮質における神経の反応は、それぞれ異なることをじかに示してくれた。彼女の実験によって、同じ音に対して各器官が異なる反応を示すことが明らかになった。[2]

聴覚神経　片耳に三万本ほどある聴覚神経は、繊維の束で、蝸牛の基底膜と接する位置によって決まった周波数に同調している。蝸牛で最初に現れる小さな「ピアノ」のような周波数地図は、次に聴覚神経において見られる。音の周波数は周波数地図のニューロンが配置されている場所によってコード化され、周波数地図は脳に近づくにつれて増えていく。

耳から脳まで進むと、もう一つの組織化の原則がある。脳の区画の階段を上るにつれて、神経が発火する速度が遅くなるのだ。* つまり、一つのニューロンが音にリアルタイムで同期できる速さは、耳から脳に近づくにつれて徐々に遅くなる。聴覚の神経線維が最も速い。

蝸牛神経核　蝸牛と聴覚神経の接合部で電気信号への変換がなされると、聴覚皮質への道で最初に出会う器官は、蝸牛神経核だ。そこにある多様な細胞は、じつに素晴らしい名前（房状細胞、カートホイール細胞、タコ型細胞！）[3]と、それぞれの機能を果たすための反応特性[4]を持つ。これらの美しい細胞を図2・5でご覧いただこう。[5]

耳から脳への鎖を進んでいくと、抑制の原則によって、ニューロンは自分が受け持つ音に対してますます反応を示すようになる。ニューロンは音がない状態でも完全に

＊＝周期内の特定位相で発火するニューロンは、位相固定している。サウンドマインドは位相固定によっても、音の周波数をたどっている。音の周波数が高くなるほど一周期が速くなることを、思い出してほしい。音の周波数が増すにつれ、ニューロンはますます頻繁に発火しなければならない。

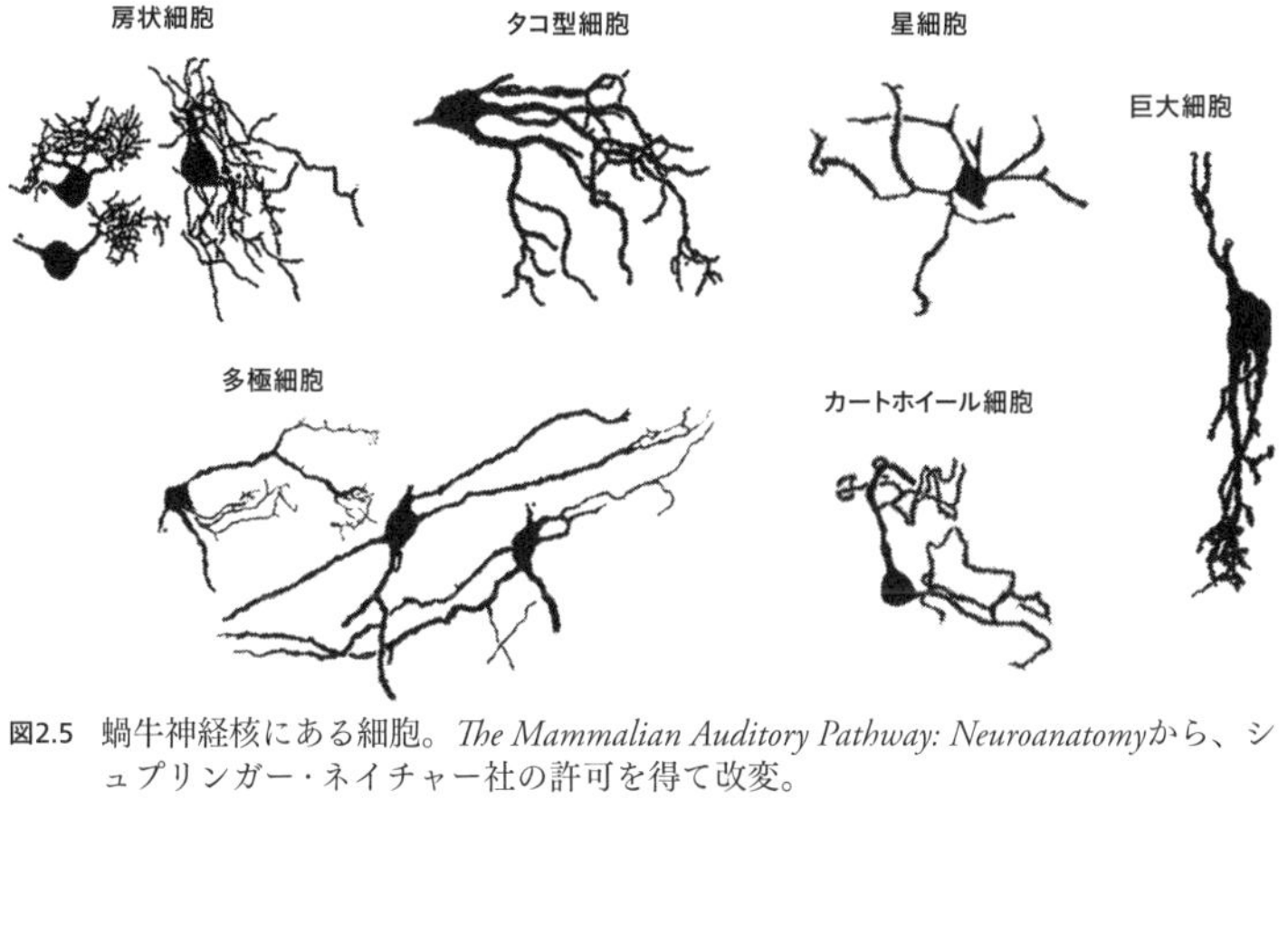

図2.5　蝸牛神経核にある細胞。*The Mammalian Auditory Pathway: Neuroanatomy*から、シュプリンガー・ネイチャー社の許可を得て改変。

不活性なわけではなく、自発的に発火している。音への反応には、興奮（自発的発火率を上回る）と抑制（自発的発火率を下回る）とがあり、ある周波数の音が聞こえると、その周波数に同調するニューロンは、興奮する。一方、近接する周波数に同調するニューロンは発火率が低くなる。この抑制によって特定の音要素が「際立つ」と、ニューロンはより正確に同調するようになる。

蝸牛神経核は振幅変調（AM）にも対応し[6]、ここの細胞はそれぞれ特定のAM周波数の処理を受け持つ。人の話し声は声帯の振動（開閉）によって振幅変調され、AMによって声のピッチは変わる。

蝸牛神経核において処理されると、神経インパルスは鎖の次の器官へと進んでいく。だが、ここから先が、まだ長い。ここで初めて、左右の耳からの神経電気が脳の両側へと運ばれるからだ。

上オリーブ複合体　聴覚系は、時間の正確さという点ではじつに優れていて――視覚系をはるかにしのぐ。音はマイクロ秒単位の時間が手がかりとなるために、脳にはマイクロ秒の精度の処理が要求される。上オリーブ複合体は、多くの時間のマジックを起こす場所だ。とりわけは、両耳による《バイノーラルな》処理と、音源定位と、聴覚場面で興味のある音を選択的に選び取ることにかかわっている。

音はあらゆる方位から、さまざまな時間と音量で両耳に届く。左側からの音は、右耳よりもほんの一瞬早く左耳に届く。その音が中心よりわずかにずれているだけなら、左右の耳に届く時間差はたった一〇万分の一秒（一〇マイクロ秒）ほどかもしれない。旅がほんの少し短く、頭によって遮られないぶん、右耳よりも左耳のほうでいくらか大きく聞こえるだろう。左右の耳に届くこうした時間差と音量差は、音の周波数によって重要度が異なる。低い周波数の音は波長が長いために、頭周りを伝わって進み、両耳で音量差はほとんどない。だが、左右の耳に届くマイクロ秒の時間差は検知される。これにひきかえ、高い周波数の音は頭で遮られるので、左右の耳で気づけるほどの音量差がある。どちらの耳からの情報も左右両方の上オリーブ複合体に伝えられ、時間と音量の左右差を比較[7]して、音がどこから届いたのか判断できる。さあ、今度は脳が計算する番だ。両耳が今聞いた時間差と音量差は、「世界の」どの位置からもたらされたのかを見つけるのだ。この能力によって私たちは、音の位置を突き止めるだけでなく、さまざまな音を「聴覚対象」にグループ分けする。サウンドスケープにおいて邪魔になる音があっても、聞くべき声のみに注意を払うこ

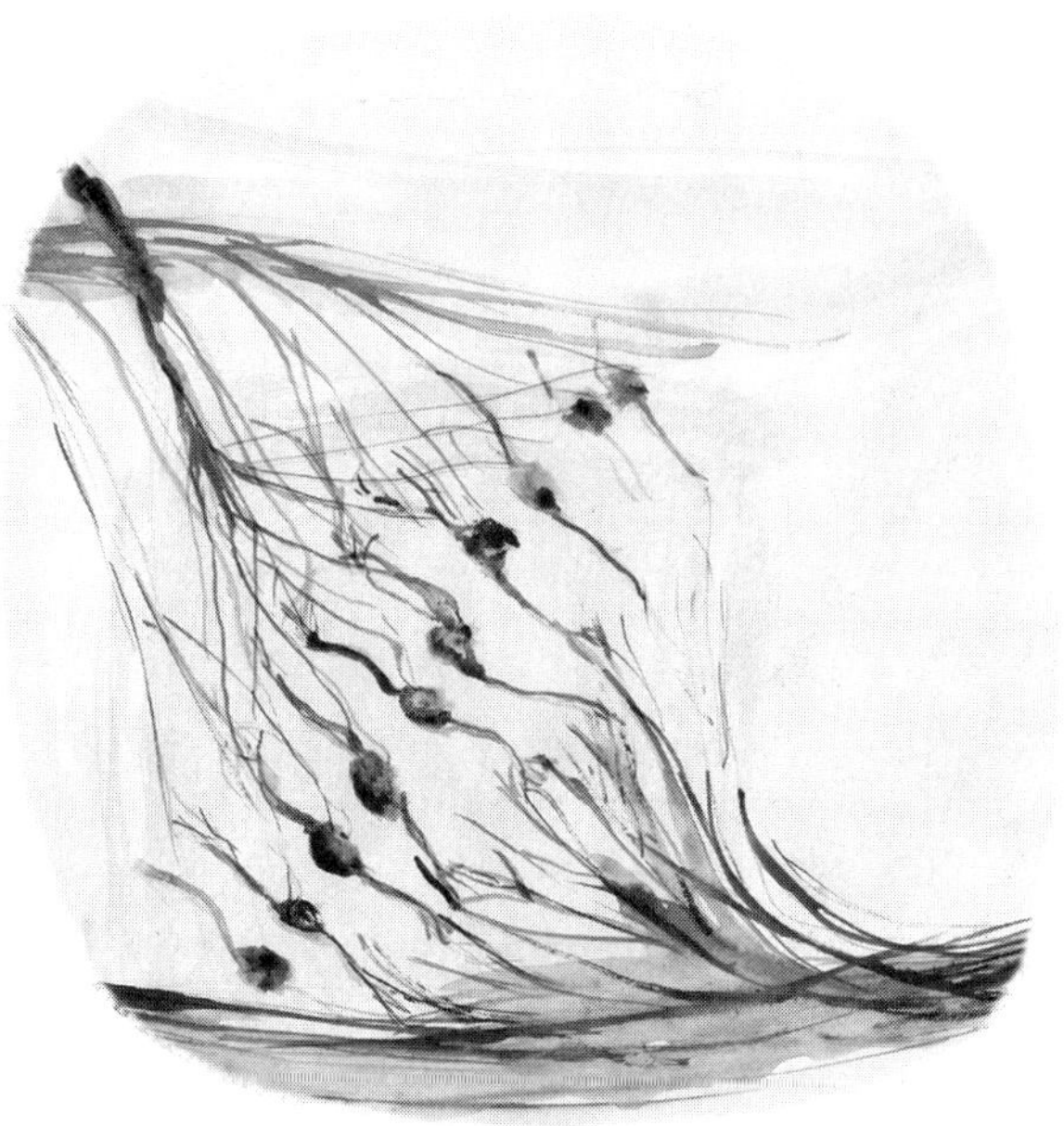

図2.6 両耳からの信号は上オリーブ複合体に集められて、信号の相対的なタイミングと大きさが分析される。アーノルド・スターからの許可を得て複写。写真はトム・ラムによるもの。

とができる。騒がしいレストランで友人があなたの左側に座っているときに、右側のテーブルにいる女性の似たような声を無視できたら、大助かりだ。このような状況でも話がわかるように両耳が音を処理できるのは、ひとえに上オリーブ複合体のおかげだ。

聴覚中脳——下丘　求心性の鎖における次の駅は、中脳に位置する下丘だ（下丘はラテン語に由来する言葉だ）。下といっても「上丘」と比較した位置を表すもので、大きさが下なのでもなく（聴覚の皮質下における最大の器官だ）、重要性が低いわけでもない（聴覚処理の中心だ）。代謝が盛んな（つまり、多くのエネルギーを要する）この器官は、求心性の聴覚処理の中心地《ハブ》だ。それと同時に、遠心系の聴覚処理と、いくつかの感覚の神経活動と、感覚とは関係ない神経活動とが交差する重要な地点でもある。それゆえ、まさにこの中脳の機能は、聴覚機能全体を見るうえで、聴覚神経学者にとって非常に興味深い。

これまで見てきた聴覚器官からの信号はすべて、脳の他の領域からの入力と同じように、両耳から聴覚中脳に集まる。したがって、選択的な同調や、音源定位や、「聴覚対象」の作成に関する計算は、中脳で行なわれる。[8] 聴覚中脳は、聴覚の処理が集結し、多くの領域から届いた脳の信号が出会う場所なので、音の理解において重要な役目を担う。

脳の中央の奥深くに位置しているにもかかわらず、ありがたいことに中脳が出す電気信号は、頭皮から測定できるほど十分に強い。ブレインボルツがやってきたのは、この中脳の電気を「周波数対応反応（FFR）」という形で測定し、そこから、音楽、読字、自閉症、加齢などの根底にある脳のメカニズムを解明する研究だ。

聴覚視床——内側膝状体　皮質への道にある最後の駅は内側膝状体だ（ラテン語の「膝」に由来し、折れ曲がる形から名付けられた）。視床に位置し、視覚系の皮質下の処理中枢である外側膝状体の隣にある。

ここでちょっと、視覚系は聴覚系よりも皮質下の処理が非常に少ないことに注目してみよう。視神経は網膜から視床へとほぼ直接つながる。蝸牛神経核、上オリーブ複合体、下丘といった聴覚処理の途中駅に相当するものは、視覚系にはない。網膜——視床——皮質——おしまい！*1。同じように、鼻にある嗅覚受容細胞は、嗅球《きゅうきゅう》*2——皮質——おしまい！[9]「聞く脳」の途中駅——聴覚神経、蝸牛神経核、上オリーブ複合体、下丘、内側膝状体——は、それぞれがまた多くの小さな駅から成ることも注目に値する。聴覚の皮質下の系は格別に豊かだ。

視床は聴覚中脳からの入力を聴覚皮質に送り、音の持続時間をコード化し、複雑な音の付加的な処理を成し遂げ、さまざまな脳領域からの大量の情報を統合する。警戒、覚醒、気づきといった意識の調整をする。視床を、脳全体の活動を見張るサーチライトだと考えるといい（形も電球に似ている）。

聴覚皮質　聴覚皮質は側頭葉にあり、左右それぞれの耳の上あたりに収まっている。いくつもの周波数地図を持つ聴覚皮質は、求心性の処理の最後のステップだ。両耳からの情報は、信号を受け取る

＊1＝乗り継ぎが少ないフライトであるにもかかわらず、視覚の旅のほうが長い。音圧の波から脳における電気信号への最初の変換は基本的に一回のステップだが、網膜は光をまず化学物質に変換し、その化学物質がそれに続く電気への変換の引き金を引く。この初期段階の問題が解決すると、聴覚と視覚の神経信号は同じペースで進む。

＊2＝嗅覚は視床を迂回する唯一の感覚系だ。

のが片耳なのか両耳なのかによって最適に反応するニューロン群によって、より正確に処理される。[10] 倍音、[11] 協和音と不協和音、[12] AM信号とFM信号[13]を認識できるのは、聴覚皮質のおかげだ。聴覚皮質は音のパターンを聞き分ける名人だ。[14] ここのニューロンは音の開始に対してしばしば選択的に反応して、[15] 音がいつ始まりいつ終わるかを教えてくれる。聴覚皮質のニューロンは幅広く専門的に機能し、そのほとんどは音要素の特定の組み合わせ（たとえば子音が母音に移るときのFMスイープなど）にのみ反応するようになっている。[16] 一部、トノトピーのように特定の周波数に同調するニューロンもある。柔軟に機能する聴覚皮質は、持続するサウンドスケープから適切な要素を拾い上げて、それぞれの聴覚場面を作る手助けをしてくれるのだ。[17]

　聴覚皮質は、こうした広範囲の特化した音の処理とは別に、音を現実として認識する役割を担っている。「森で木が倒れても、誰もそれを聞かなければ音がしたといえるのか」という哲学的な問いがあるが、耳に損傷がなく、皮質下の核がすべて機能していて、音に反応して電気インパルスを忠実に発火することができても、聴覚皮質がなければ私たちが音として知覚するものは生まれない。[18]

　サウンドマインドの左右差　「左脳と右脳」という考え方はよく知られている。脳の左右どちらかによって管轄される特化した機能は、進化的に古い神経系の特徴だ。[19]

　サウンドマインドで言えば、音要素の処理は左右の領域に振り分けられる。たとえば話し言葉では、ピッチは右脳で、音声の手がかりである時間（タイミング）と倍音は左脳で主に処理される。[20] 音も、音に対する脳反応も、マイクロ秒から秒までの多様な時間尺度《タイムスケール》で展開するが、こうした時間尺度も、脳のどちらか一方と結びついて処理される。話し言葉も音楽も左右どちらの大脳半球でも処理されるが、その方法は異なる。[21] 音の処理における相違（ピッチ／音色、長い時間尺度／短い時間尺度）は、皮質下においても存在する。[22] このように、脳の左右差にかかわる基本原則は聴覚伝導路じゅうで見出される——これも、サウンドマインドには分散型で、一つのまとまりを持ちながら響きあう性質があることの証拠だ。

聴覚のマジックは一緒に機能する処理システム全体に拠っている。それを説明するために、ペギー、デイヴィッド、スーザンの話をしていこう。

音を理解できない——頭の中の信号が障害物にぶつかるとき

ブレインボルツには、聴覚に困難を抱える人たちが、しばしばやってくる。音処理の特定の段階における問題は、実生活に影響を及ぼしているのだ。

一人の若い女性を紹介しよう。ペギーと呼ぶことにする。彼女には「皮質性難聴」と呼ばれる聴覚皮質の損傷がある。癌の集中治療を受けて命は助かったが、両側の聴覚皮質に損傷を負ったのだ。耳と皮質下の器官はうまく働いているが、皮質の損傷のために、音に気づくことはできても音を理解することができない。

一方、デイヴィッドは、皮質下における音の処理ができない子供だ。両親と教師はデイヴィッドの聴覚に問題があると気づいていた。教室のような騒がしい場所で聞くことが非常に困難だったのだ。いつも宿題を提出できずにいたが、理由は、単に宿題が出されたのが聞こえなかったからだった。家でも音に対する反応が一貫していなかったので、両親は聞こえていないのではないかと心配したのだが、耳には何の問題もなかった。検査では、ブザー音が聞こえると、さまざまな周波数すべてに対して、非常に小さな音のときでさえ、手を挙げることができた。結局、デイヴィッドの脳は皮質下の各器官における神経発火が同期《シンクロ》していないことがわかった。神経活動は、耳から各駅を通って聴覚皮質にまで行き着いたが、同期しておらず、発火のタイミングがずれていた。

　デイヴィッドのような症状は、「オーディトリー・ニューロパチー」と呼ばれ、現在ではよく知られている。[23] 背後で少しでも雑音がすると聞くのが困難になるというのが顕著な特徴で――騒音下ではまったく聞こえない。静かな場面では、話されたことをしばしば何の問題もなく理解できる。皮質性難聴とは異なり、オーディトリー・ニューロパチーの人は、そもそも音に気づかないことが多い。この障害を抱える若い女性――スーザンと呼ぼう――を、ブレインボルツでは二十数年間追ってきた。彼女は仕事中にイヤホンを着けて、音楽を聴いていなくても聴いているように周囲に思わせていた。名前を呼ばれて気づかなくても、イヤホンをしていれば、同僚は用事があるときは肩を叩いてくれた。最近では彼女の幼い娘が、誰かが玄関に来ていたり電話が鳴っていたりすると、教えてくれる。

　ペギー、デイヴィッド、スーザンのような人たちから、わかることがある。音を理解するには聴覚皮質が必要であること。音に気づき、騒音の中で聞く（聴覚場面を操る）ための明確な信号を維持するには、皮質下の聴覚系と、速く、同期した、一貫性のある見事な神経発火が必要であることだ。デイヴィッドとスーザンを見ていると、なぜ聴覚が最も速い感覚なのか、どれほど聴覚が見事な時間のシンクロに頼っているかがわかる。ほんのわずかな反応の遅れが、重大な影響をもたらすのだ。こうした人たちがブレインボルツを訪れるときには、答えを求めている。私たちは音に対する脳の反応に問題があることに気づき、「ああ、これは困難なはずですよ」というように安心させてあげる場合もある。だが実際には、教わるのは私たちのほうだ。サウンドマインドがどう悪くなるのかを示してくれるので、すべてがうまく機能しているときに聞くことができるのは、何のおかげかがわかるのだ。

耳から脳へ——問いと答え

私たちにはまだ知らないことがたくさんある。それを思うと、心躍ると同時に謙虚な気持ちになる。たとえば、ある器官が複数の周波数地図を合わせ持っているのは、珍しいことではない[24]。地図はなぜ増えていくのか？　機能はどう異なるのか？　あるいはまた、上オリーブ複合体も聴覚皮質も、両耳からの情報の処理において重要な役目を果たすが、それぞれの独自の役割についてはあまりわかっていない。聴覚中脳はまた別の謎を提起する。蝸牛神経核や上オリーブ複合体のような途中駅からの入力はすべて、聴覚中脳へと集まる。こうした器官がそれぞれの仕事をしたあとに、その出力がいっぺんには戻されないだろうと考える人もいるかもしれない。だが、戻されるのだ。聴覚の皮質下のネットワークは、なぜ他の感覚よりもずっと大規模で複雑なのか？　きっといつか、エレガントな仕組みが解き明かされるにちがいない。

私たちが現在知っているのは、音が耳から聴覚皮質までの求心性の流れを進むときの、音の変換についての原則だ。聴覚伝導路を進んでいく神経情報は、変わらずにただ伝わっていくわけではない。それどころかニューロンは、進むにつれて多様な発火パターンを示して、音に対して選択的に反応するようになり、音がいつ終わっていつ始まるかに「関心」を示すようになる。抑制——音処理の焦点を合わせるために特定のニューロンの発火を抑えること——が、頻繁に起こるようになる。経験によってニューロンの変化する力も増す。こうした原則（ニューロンの多様な発火パターン、抑制、特定の音への選択性、学習による変化）のおかげで、聴覚神経から皮質まで進むにつれて、ますます分業化されていく。そして鎖に沿って進むにつれて、聴覚中枢は、各器官どうしや、他の感覚系や、運動系や、当人が知っていることや、音についての感情と、ますますかかわるようになる。[25]

速さについても原則がある。ニューロンが音に同期する速度は、耳に近いほど速く、皮質まで進むにつれて徐々に遅くなる。音が毎秒三〇回、機関銃のように速く繰り返されても、皮質下のニューロンは支障なく対応できるが、皮質のニューロンはもっと遅い速度でないと対応できない。同じように、皮質下のニューロンは二〇〇〇ヘルツほどの周波数を処理できるが、皮質のニューロンが処理できるのは一〇〇ヘルツほどまでだ。伝導路を上っていくときに、情報は失われないものの、どのようにコード化されるかは変化する——上るにつれて、長い時間尺度の情報を統合するようになる。左右の耳に届く時間差を素早く計算して音源定位するといった、聴覚処理で発揮されるマイクロ秒の時間の精度は、皮質下の領域だ。皮質下の器官は脳における時間の専門家なのだ。一方、皮質にはもっと長い時間における聴覚場面を統合する力がある。これは、文章や音楽のフレーズを操るのに必要な力だ。

ようするに、皮質下と皮質のネットワークは、一緒に働いて音を処理する。機能的な面からは、皮質下の系のおかげで、複雑なサウンドスケープの中の信号を聞き、騒がしい部屋で友人の声を聞き取ることができるし、そもそも音に気づくことができる。皮質は、音から意味を引き出すのに、つまり、友人が話した言葉を理解する能力に欠かせない。

下りの旅——遠心性

遠心系が現実世界の認識において重要な役割を果たすことが認められたのは、比較的最近だ。聴覚の遠心系には、耳から脳に向かう求心性の接続とは逆方向の伝達を担っている、脳から耳に向かう重要なネットワークがある。遠心性は求心性よりも接続の数が多く、列車が伝導路の各駅に停車するようにはなっていない。つまり、すべてが他のすべてとやりとりしている。だが、なぜだろうか？ 人間や他の高度に進化した種においては、進化が進むにつれて遠心性の接続が増加し[26]、遠心性の支配によって知的柔軟性が増して学習が生じやすくなっているからだ。学ぶ音を選択的に強調する遠心系は重要だ[27]。私はこの章では「遠心性」という言葉を、聴覚系内の情報の流れだけでなく、聴覚が関与しない脳中枢から聴覚系への情報の流れについても、広く用いている。

私たちが聞くものは遠心性のプロセスによって導かれる[28]。音を認識するにはまず、その音をおおまかに把握し、それから、聴覚皮質からのフィードバックと、認知・運動・報酬中枢からの入力によって、重要な部分を詳しく吟味し——重要でないものを排除して——音の詳細な認識を得る。つまり、求心系によって運ばれたメッセージは、それまでの音にまつわる経験によって、遠心系を通して情報を与えられる。サウンドマインドは、私たちが音として認識する頭の外の信号の実体を、フォーマットする。聴覚神経、蝸牛神経核、上オリーブ複合体といった、聴覚系の各駅は、互いどうしや、他の感覚や、動きや知識や感情と、情報を交換しあう。この下りと上りの相互作用によって、学習が生じ、私たちのサウンドマインドは磨かれる。

聴覚は他の感覚とかかわる

視覚は聴覚に影響を及ぼし、逆もまたしかりだ。打楽器奏者がマリンバ（木琴に似た楽器）を叩く動きは、その音を認識する長さに影響を与える。打楽器奏者が長い音を出している動画に短い音の音声データがつけられたものを提示されると、実験参加者には長い音が聞こえる。[29] 同様に、弦楽器におけるビブラートの評価は見るものに影響される。ビブラートは、楽器を弓で弾《ひ》きながら弦の上で指先を前後させることによって生じる、ピッチのわずかな高低だ。バイオリンの演奏を聞くとき、音だけを聞くのでなく奏者を見ている場合は、指の動きが見えるかどうかで感知するビブラートの量が変わる。[30] 奏者がチェロの弦をかき鳴らしている映像に、弓で弾いている音をつけると、かき鳴らされたのか弓で弾かれたのかもわからなくなる。弓で弾いている映像にかき鳴らしている音をつけた場合も同じだ。[31]

話し言葉にまつわる聴覚と視覚の有名な相互作用に、マガーク効果がある。[32]「ば（ba）」という音声は、「ふぁ（fa）」と言うときの口の動きをしている人の映像に重ねられると、「ふぁ」のように聞こえる。fと発音するときの前歯が下唇に触れるのを見ると、f（あるいはv）の音が出ていると思ってしまう。視覚的プライミングが私たちの脳をだまして、「ふぁ」が聞こえるのだ。触覚や嗅覚もまた、聴覚に影響を与える。

聴覚は動きとかかわる

「ピアノに何をしたの？　ずっと弾きやすくなったわ」調律師でもある、私のピアノ教師のサルヴァトール・スピナは、調律のあとに顧客からしばしばこう言われる。ピアノは他の楽器より身体的な労力が少ない点で、弾きやすいように思える。だから、ピアノを弾くとリラックスした気持ちになるのではないだろうか。調律されていないピアノの耳障りな音を聴くと、イライラして筋肉がこわばる。うまく調律ができていると、穏やかな気持ちでピアノを弾くことができる。聴覚系と運動系のやりとりについて知られていることに基づいた、私の推測ではあるが。

聴覚と動きは強く結びついていて、進化における共通の起源を持つ。動くことを目的として、空間における自分の位置と重力を知覚するように設計された器官から、耳は生まれた。話を聞いているだけで（動かなくても）、運動皮質と話すための筋肉とが活性化する。リズムパターンやピアノのメロディに耳を傾けるだけで、とりわけ音楽家においては、脳の運動系が活性化する。[33] その逆もまたしかりで――ピアノを演奏している人を（その音を聴かずに）見ているピアニストや、相手の唇の動きを読んでいる人は、聴覚中枢が活性化している。[34] さらに、音楽家が演奏するときの動きは、その曲を聴いてどのような感情を抱くかに、自動的、生理学的なレベルでさえ、影響を与える。[35]

ミラーニューロンは、自分がある動きをするときにも、他者がその動きをするのを見たり聞いたりするときにも、反応する（図2・7）。[36] このニューロンは、相手の行為を見て意図や感情を理解するのに役立つ。私たちが共感を抱くのも、言語学習をするのも、ミラーニューロンのおかげかもしれない。[37] ミラーニューロン系の欠損は、自閉症と関連づけられていて、このために自閉症の人は、他者の視点から世界を見るのが難しくなるのかもしれない。もっとも、この解釈には議論の余地がある。[38]

聴覚は知識とかかわる

「話し言葉と音楽の生物学的基礎」の講座で、私が好んでやる実験がある。たとえば、数秒間の歪《ゆが》んだ雑音にしか聞こえないように処理をした、一文の音声データを流すものだ。歯痛のダース・ベイダーが、嵐の中でクッキーモンスターの物真似をしているところを想像してほしい。私はそれを数回再生して、何なのかわかったら挙手してもらう。当然のことながら手を挙げる学生はいない。話し言葉だとわかる人さえいない。それから、処理されていない文を再生し、そしてまた処理された文を再生すると、大教室中に「わかった！」が広がる。歪められて訳がわからなかった音が、突然、どの学生にも完全に理解できる音声になる。歪められた文が（振り返ってみると）どれだけはっきりしていたかに誰もが驚き、前は聞き取れなかったのが信じられない。私たちの知識は聴覚に大きな影響を与える。

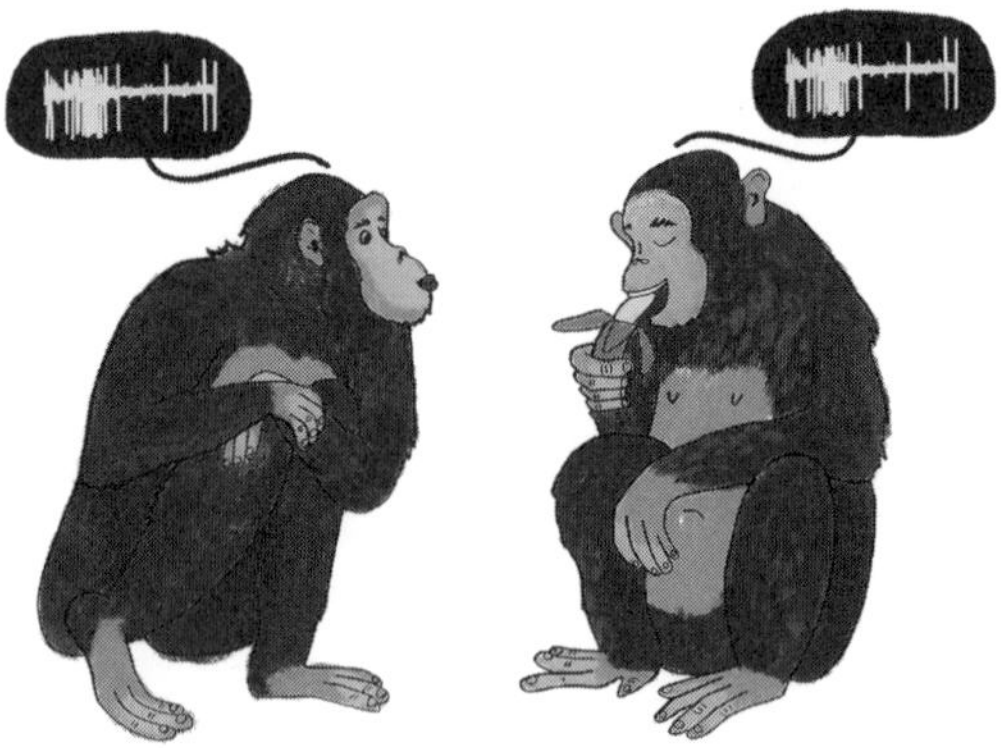

図2.7 ミラーニューロンは、自分がある行為をしているときも、他者が同じ行為をしているのを見ているときも、同じ反応を示す。

聴覚は感情とかかわる

「あなたの声を聞くとほっとするわ！」この言葉は、自分が大切に思う人とそれまで築いてきた、音と感情の結びつきから生じる。情動や動機付けや報酬の感情を司る大脳辺縁系（報酬系）には、皮質、脳幹、視床、小脳にある一連の器官が含まれる。この系には脳の中でも進化的にきわめて古いものがあり、だからこそ音は、記憶を引き出す強いきっかけになる。生存は、危険なものや食物がどんな音がするのかを覚えていることにかかっている。

人であろうと、サルや鳥、亀、タコ、貝であろうと、心の奥底で感じる情動に伴う生理的変化は同じらしい。願望、恐怖、愛、喜び、悲しみに関係する化学物質であるホルモンと神経伝達物質は、どの種でも似通っている。ほぼすべての動物種は、エストロゲンや、プロゲステロン、テストステロン、コルチコステロン（ストレスホルモンの一種）を分泌する。[39]

食べたりセックスしたりするときに分泌されるドーパミンは、どの種においても喜びの感情と結びついている。ドーパミンの分泌は、薬物依存や、苦痛の緩和にも関与する。夜遅く歩いていて急に音がすると恐怖を覚えるのも、ドーパミンが分泌されるからだ。辺縁系は、解像度は低いが速く伝わるネットワークを通じて、聴覚中枢に優先的にアクセスする。このために私たちは、深夜の物音に、即座に本能的に反応してしまう（その一瞬あとで分析的な脳が介入して、遠くでゴミ箱の蓋が転がっているだけだと気づく）。この情報処理の速さは、情動が皮質下で無意識に生じるおかげかもしれない。[40] 音に対する中脳の反応は、認知と報酬にかかわる別の神経伝達物質であるセロトニンの影響も受ける。[41]

母ネズミが我が子の鳴き声に反応するときには、辺縁系（報酬系）が働く。迷い出て鳴き声を上げる子ネズミを巣に戻すという社会的な振る舞いは、オキシトシンの分泌を促す。オキシトシンは母と子の絆に関係するホルモンだ。オキシトシンの分泌は、聴覚皮質における音要素の処理に影響を与える。同じ子ネズミの鳴き声でも、母ネズミと、出産経験のないネズミでは、聴覚脳の反応は非常に異なる。[42]

視覚、運動、思考、感情が聴覚ニューロンに多くの影響を与えるのと同じように、音の処理が……じつは、音の処理そのものにきわめて大きな影響を与えている。日常生活における音（音を聞く経験）は、音と意味を結びつける仕事をするまさにそのニューロンに、消すことのできない影響を残す。ニューロンが変化するから私たちは学び、私たちが学ぶからニューロンは変化する。同じことを繰り返すうち、最終的に私たちは「眠っていてもできる」くらいのスペシャリストになる。特定の音から意味を引き出す経験を重ねると、サウンドマインドの自動的な音処理の方法が変わる――眠っている間でさえも。遠心性の調整が求心性の変化をもたらすのだ。聴覚伝導路におけるニューロンの反応特性には順応性があり、それは蝸牛そのものにも当てはまる。経験によってニューロンの発火方法が変わると、私たちは音に対して、一人ひとり独自の反応を示すようになる。次章でそれを見ていこう。

第3章 学習——頭の外の信号が頭の中の信号に変わるとき

私たちが聞いてきた音が脳を形成する。

私のピアノ教師、サルヴァトール・スピナは、おじいちゃんになったばかりで、娘は世界的なホルン奏者だ。先週、彼はレイフ・ヴォーン・ウィリアムズの「田園交響曲」が流れるなかで、生後三か月の孫娘を抱いていた。赤ん坊はぐっすり眠っていたが、第二楽章の冒頭、静かでゆっくりした印象的なホルンの演奏で、目を見開いてあたりを見回した。そしてホルンに代わって弦楽器が三〇秒間入ると、また眠りに落ちた。聴覚学習は、早くから始まる。

ウサギが音に意味を割り当てると——特定の音が自分の健康と幸せに関連することを学ぶと——その音に対する神経の発火パターンが変化する[*]（図3・1）。こうしたことが聴覚皮質の個々のニューロ

＊＝ニューロンを微小電極で探るのはどんなに整った環境でも難しいし、こうした実験ではウサギに課題を学習させなければならなかった……これには時間がかかる。実験室は往来の激しい通り沿いにあったので、脳の反応ではなく通り過ぎるトラックが電極を振動させないように、私は実験をよく真夜中に行なった。

ンにおいて起こるのは、じつに見物だった。私は閉ざされていたドアをこじ開けたような気がした。脳の構成要素である個々のニューロンにおける学習をじかに見ることができて、おおいに感銘を受けたものだ。

　私たちは世界をたいてい無意識的に認識する。訓練を受けたウサギは、ニューロンの発火を意識的に激しくさせたのではないし、同様にイタリア語を話す私は、イタリア語の音声に対して脳を意識的に活性化させるのではない。この章では、サウンドマインドが経験によって、たいていは意識せずに形成されることを、生物学的に見ていきたい。

　神経可塑性は、経験から生じる脳の変化を表す万能の用語だ。私のこれまでの研究を一語で表すとしたら「神経可塑性」にするのも悪くないが、それでは「音」という言葉が入らない。私は、どのニューロンがどの音に反応して発火

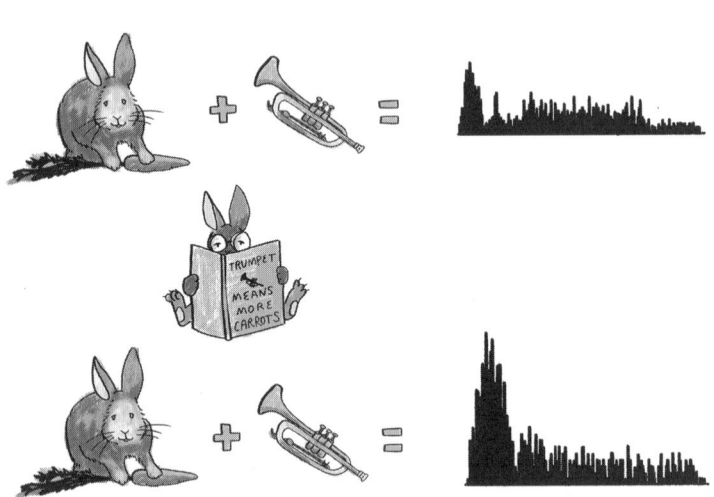

図3.1　音に意味が付加されると、個々のニューロンにおける音の処理が変化する。ウサギは、「トランペットの音が聞こえるとニンジンがもらえる」と学んだ。

するかという、音処理の原則におおいに関心を持っている。だが、一番知りたいのは、こうした発火パターンはどのように生じるのか、さらに進めて、自分の音世界から意味を引き出すと、そのパターンはどう変化するのか、だ。これまでの研究でわかったことを、一語ではちょっと無理があるので一文に収めると、この章のエピグラフ「私たちが聞いてきた音が脳を形成する」になる。

では、脳はどのように形成されるのか？　皮質から、皮質下、耳へと進んでいく遠心系によって、聴覚学習が促進される。脳から耳へ向かうこのネットワークは、進化とともに範囲を広げ、複雑さを増している。大教室の学生たちの心を摑んだ「脳に向かう」求心性の鎖よりも、他のニューロンとつながる範囲はさらに広い。脳のきわめて高度で柔軟な領域は、遠心性の神経伝導路のおかげで、蝸牛や網膜といった配線が固定された各器官と常にやりとりしている。脳から川下の各感覚受容器へと運ばれるメッセージは、学習の秘密の源泉だ。

音として認識される気圧の変化は耳で変換させられて、電気信号となって求心性の（脳に向かう）処理の流れに入る。音の要素（ピッチ、時間、音色など）に応じて、蝸牛神経核や上オリーブ複合体などにおける特定のニューロン群が発火する。一瞬後に生じる同じ音が、ドミノの列を倒すように同じ道を進んでいく。だが、数十年前に私がウサギの実験で観察したように、同じ音に新たな意味が付加されると、次第に別のニューロン群を招き入れたり、発火頻度が増したり、周波数地図で新たな位置を占めたりする。当人にとって重要な音は、感覚‐認知‐運動‐報酬における求心性と遠心性の相互作用によって音を処理するデフォルトの神経系を形成する。音の意味の変化に伴い、下り向きの信号は、求心性活動の新たなデフォルトパターンを作り上げる。生物学的に言うと、学習と記憶が生じている。

このデフォルトの系に音が入ってくると、私たちは何が重要なのか気づくことができる。サウンドマインドが今日まさにどのように反応するかは、これまでの人生における音を聞く経験によって決まるのだ。

地図

聴覚伝導路のいたるところで現れる「ピアノ」は、特定の周波数に対して最も敏感に反応する領域を示す。これが、周波数地図だ。他の感覚においても同様の神経マッピングが見られる（図3・2）。視覚系には網膜部位対応地図という、見えた物が視野のどこに位置するかによって活性化される脳領域がある。地図は体性感覚（触覚）系と運動系にも見られ、どちらの系もそれぞれ、身体部位を表象する秩序だった体系的な地図を持つ。体性感覚皮質では一〇本の

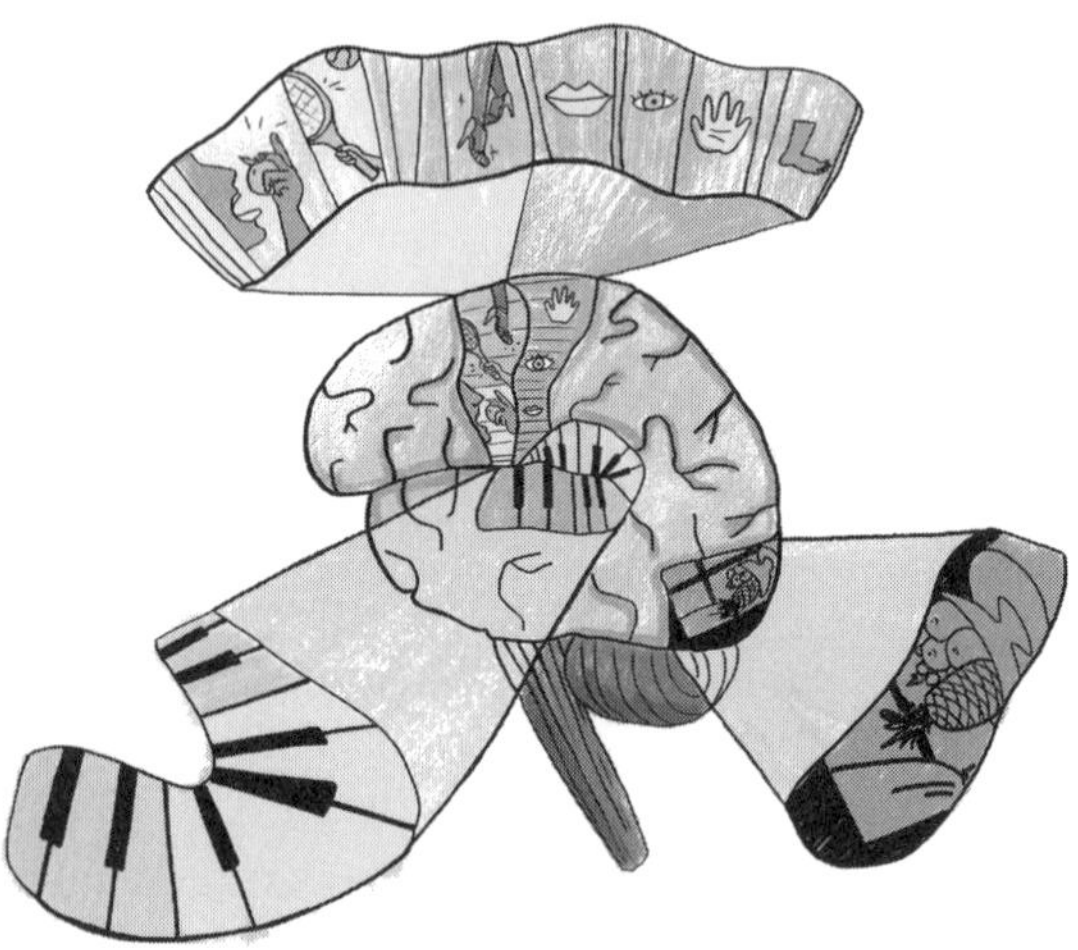

図3.2 感覚地図は聴覚系だけにあるのではない。視覚・触覚・運動系にも、聴覚系のきわめて正確な基本的構成に相当するものがある。

指や、舌や唇のような、触覚が重要な身体部位が広い領域を占めている。これにひきかえ、肘や肩や脚が脳に占める割合は小さい。この一様ではない体性感覚の配置は、自分で簡単に確認できる。目を閉じて、二本の爪楊枝のような鋭い物で指を軽くつついてもらうと、どの指に触れられても、二本の爪楊枝がほんの三ミリメートル離れていれば、二か所で触れていると感じることができる。ところが背中や太腿では、二か所をつつかれたと感じるには、爪楊枝は三〜五センチメートル離れていなければならない。それより近くだと一本しかないように感じる。体性感覚皮質の周辺にある運動皮質も同じように、細かくて正確な動きをするのに必要な、手や指や唇や舌といった身体部位に多くを割いている。

感覚の学習における最初期の発見のいくつかは、感覚地図の変化の観察から生まれた。一九三〇年代に、ペンフィールドやウルジといった研究者が体性感覚地図と運動地図を発見して以降は、身体部位と脳領域との一対一のマッピングが、脳の接続が固定されている証拠だと信じられていた。だが、これはマイケル・マーゼニヒによって覆された。彼は、サルが片手の二本の指だけを繰り返し用いる課題を完成させたあとに、対応する皮質領域が拡大したことを明らかにしたのだ。[1] 同じように、サルの片手の神経が損傷すると、それに対応する皮質領域は使われなくなるのではなく、他の手に領域を乗っ取られる。[2] つまり、小指が損傷したとしても小指に対応していた皮質地図は消えてしまうのではなく、他の指の領域に取って代わられるのだ。マーゼニヒは、一九七〇年代に聴覚皮質のトノトピーについての発見もしたのちに、[3] 皮質は多様な地図が重なり合って調和していることを明らかにした。[4]
聴覚皮質には、さまざまな音要素が同時にマップされている。音の周波数の高低をコード化する「ピアノ」の他にも、音の大小をコード化する地図や、空間における音の位置をマップする地図がある。聴覚皮質の可塑性に関する研究によって、聴覚地図がどれほど柔軟なのかが明らかになった。[5]「クロスモーダルな」地図の可塑性も観察されている。たとえば視覚障害者の視覚皮質は、聴覚系と[6]体性感覚系[7]によって使用される。ピアノの調律は昔から「見えない人の職」の一つで、それは視覚障害の人たちが音に対する感受性にとても優れていることが多いからだ。反対に聞こえない人では、聴覚皮質は手話のやりとりに使われる視覚処理に乗っ取られている。[8] 聴覚学習においても同様の神経の再組織化が起きている。

フクロウの話

聴覚学習に関する私のお気に入りの報告に、メンフクロウと幻覚をおこさせる《サイケデリックな》メガネの話がある。メンフクロウは夜行性で、太陽光が獲物を照らす日中には狩りができないため、音を手がかりにする。フクロウの音源定位能力は人間の倍も優れていて、周囲の音の位置を水平方向にも縦方向にも、およそ一度の角度まで精緻に弁別できる。[9] わずか一度の違いから何がわかるのか？ 私がサッカー場のゴールラインに立って両腕を広げて指を鳴らすと、反対側のゴールラインにいるフクロウは、音だけで、鳴らしたのが右手か左手かが判別できるのだ。メンフクロウは、周囲の空間領域のどこから聞こえてくる音でも位置を特定できるし、両耳の高さと向き（片耳は下向きで、もう片方は上向きだ！）の違いによって、人間には難しい、高さの正確な定位をすることもできる。

左右の耳に届く時間差と音量差を用いて音源定位をする点では、人間もフクロウも同じだ。だが、人間が音の周波数によって音量か時間かという二つの手がかりのうちのどちらか――高い周波数の音には主に音量の手がかり、低い周波数の音には時間の手がかり――を用いるのに対し、フクロウは周波数に関係なくどの音にも両方を手がかりにする。両耳に届く時間差によって右か左かを判断し、音量差によって高さを判断するのだ。[10] こうして十分な情報を得たフクロウは、まるで方眼紙上に示すかのようにどんな音も正確に定位する。

では、サイケデリックなメガネとは？　フクロウが形成する聴覚空間地図は、視覚空間地図と対応している。視覚と聴覚の神経統合によって、二つの地図の配列を一致させているのだ。けれども、一致させるには学習が必要だ。子供のフクロウの右耳に、左耳よりもわずかに大きく早く届くネズミの鳴き声には、まだ何の空間的な意味もない。だが、子フクロウが、特定の時間と音量を合わせ持つその音を、左下の草地ではなく右上のキイチゴの繁みにいる獲物と結びつけるようになると、音に意味が付加される。こうして、聴覚中脳に形成された聴覚空間地図は、視覚中脳に形成された視覚空間地図と結びつく。遠心性を介した調整と記憶に助けられて、この中脳の二つの地図は、成長して経験を積むにつれ一致していく。今度は鳴き声が左耳に、たとえば右耳よりも五〇マイクロ秒早く届くと、フクロウはその時間差に一致する左視野の正確な――二〇度ほど中心を外れた――空間をさっと向く。不運なネズミが、まさにその場所にいる。

ここで神経科学者の登場だ。

フクロウの両目にプリズムをゴーグルのように装着すると（図3・3）、視覚世界の空間的位置をシフトさせることができる。フクロウが、左右の耳に届く特定の時間差から、その音を立てる物は自分の少し左にいると学んでいるとしよう。屈折するゴーグルをかけると、同じ聴覚位置から聞こえる同じ音が、今度は右側の物と結びつく。このサイケなメガネを数週間装着し続けると、フクロウは新たな視聴覚空間地図を形成し、今度はその特定の音が聞こえると、右に頭を向けるようになる。狩りも難なくこなし、ネズミはフクロウの腹の中だ。これは、遠心性を介した学習の見事な例だ。[11] 新たな聴覚－視覚地図の学習が、狩りの成功や失敗に動機付けられ、遠心性の系によって促されて、聴覚中脳の受容特性に変化をもたらしたのだ（ご心配には及ばない。再組織化した空間地図は、プリズムを外すと、多少の時間はかかるが元に戻る）。

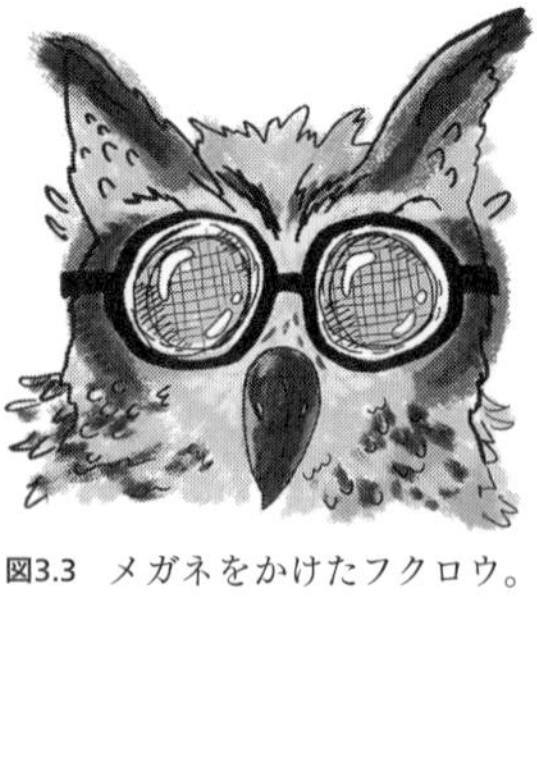

図3.3　メガネをかけたフクロウ。

聴覚学習に年齢制限はあるか？

知っての通り、若い脳は学習が容易だ。空間地図の再組織化は若い鳥にしか起こらないと、かつては考えられていた。[12] プリズムによって生じる空間地図のシフトは、当初は老フクロウでは観察されなかったため、皮質下の再組織化は若い感受性期を過ぎると不可能ではないかと思われていたのだ。ところが現在では、若い動物と年を取った動物では、学習方法が異なることが明らかになっている。段階的なアプローチによって異なる結果が得られたのだ。若いフクロウには視覚地図を二三度シフトするプリズムを用いた。だが、成鳥のフクロウには地図を六度だけシフトするプリズムを装着し、このシフトによる学習が完成したのちに引き続き少しずつシフトをしていくと、成鳥のフクロウは最終的に、若いフクロウと同程度の地図の再組織化を示した。[13] フクロウの例の他にも、同様の発見は多くあり、楽観的になれる。学習は何歳になっても、正しいアプローチと適切な道具立てがあれば、いつでも可能なのだ。

とても重要なのは、学習は何歳であっても、フクロウが豊かな環境（刺激や探索や、他のフクロウとの触れ合いの機会が多い、大きな鳥小屋）にいるときのほうが、ケージに一羽で入れられている場合よりも速く完成したということだ。[14] 豊かな（そして豊かでない）環境がサウンドマインドに及ぼす影響については、また繰り返し見ていこう。

「聞く脳」における学習

フクロウの話から明らかになるのは、私たちが世界を認識するために不可欠な生物学的メカニズムと、経験がサウンドマインドの根本的な再接続を促す際の遠心系の力だ。視覚と聴覚には多くのやりとりがあり、適切な環境があれば神経の再組織化は何歳でも可能だという証拠も示してくれる。何より私が気に入っているのは、音の時間要素の重要性がわかることだ。

音から意味への結びつきが作られるときに、脳全体で何が起こるのか？ 皮質、皮質下、聴覚神経、耳そのものといった、聴覚伝導路のあらゆる部分で、学習が生じるのだ。そして遠心系は、私たちが当たり前だと思っている「聞く」という妙技に、絶対に欠かせない。

聴覚皮質における学習

聴覚皮質のどのニューロンにも、周波数局在のマッピングによって、それぞれ一番良く反応する好みのピッチ（音の周波数）がある。他の周波数はそのニューロンの発火にほとんど、あるいはまったく影響しない。それどころか、通常はその好みの周波数に近接する他の周波数は、実際にはその発火を抑制することもある。

皮質地図を見れば、音から意味への結びつきが作られるときに脳で何が起こるのかがよくわかる。たとえばフェレットで、聴覚皮質の一つのニューロンが好む周波数が八〇〇〇ヘルツで、この周波数の下の抑制帯域は六〇〇〇ヘルツあたりだとする。このフェレットに、六〇〇〇ヘルツの音《トーン》が聞こえると好きなもの――エサなど――がもらえると学ばせると、訓練後に、以前は八〇〇〇ヘルツを好んだそのニューロンは、六〇〇〇ヘルツにまで反応を示すようになり、元々好んでいた周波数

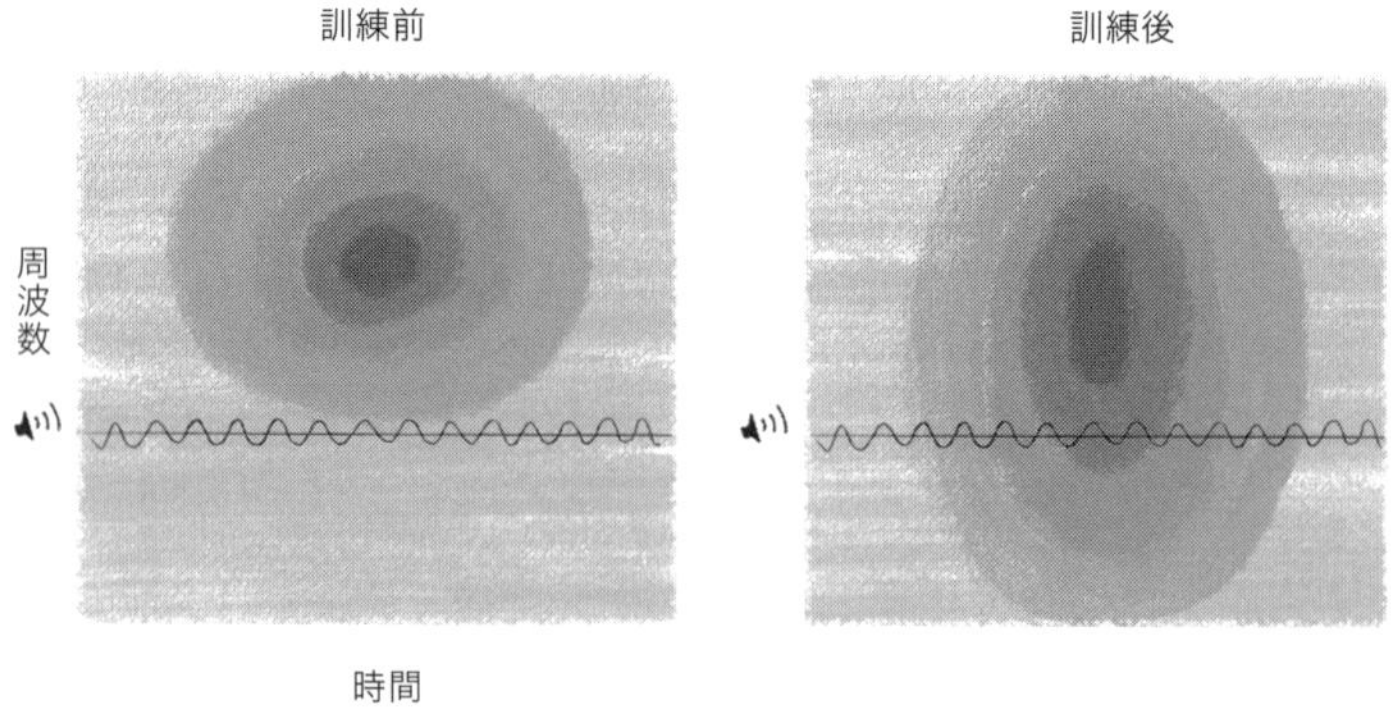

図3.4 ニューロンは学習によって変化する。灰色が濃いほど、神経の発火は増している。訓練前（左図）で、最も活性化したのが8,000Hzの周波数のところだとしよう。フェレットが、もっと低い6,000Hzの周波数（波線）は耳を傾けるべき音だと学ぶと、ニューロンが反応する周波数の範囲は広がり、新たに意味が付加された周波数も含むようになった（右図）。

に対する発火は弱くなった（図3・4参照のこと）。ここで見ているのは一つのニューロンだけだが、近接した他の（たとえば七〇〇〇ヘルツを好んでいた）ニューロンも、六〇〇〇ヘルツにまで反応するようになる。動機付けによって、新たに意味が付加された音要素が、より強くコード化されるようになったのだ。[15]

聴覚の皮質下における学習

フクロウや人間と同じように、フェレットは左右の耳に届く時間差と音量差を用いて、音の位置を正確に把握する。片耳を塞いで感覚入力を変えたとしても、損なわれた音源定位能力は再学習されることがある。[16]

聴覚空間地図がいったんできあがると（あるいは訓練によって再確立すると）、仮に聴覚皮質から中脳までの遠心性のネットワークを化学的に不活性にしても、すでに身についた音源定位能力が影響を受けることはほとんどない。だがそもそも、遠心性の結びつきがなければ、新たな地図が作られることも、学習が生じることもない。[17]逆もまたしかりだ。どのような理由であれ音がその意味をいったん失うと、地図は元に戻るが、完全な遠心系がなければ、音が意味を失うことも地図が元に戻ることもない。[18]聴覚皮質から中脳までの完全な結びつきは、学習にも、学習の成果を捨て去るためにも欠かせない。

遠心系が脳の同調をどのように変えるかを見るには、遠心系の活動を再現することによって何が起こるかを観察してもよい。[19]聴覚皮質のニューロンに電気刺激を直接与えれば、[20]その皮質領域から遠心性の結びつきを受け取る中脳と視床のニューロンにおいて、対応する変化を観察できる。中脳と視床の反応は、他のニューロンを招き入れたり、抑制の引き金を引いたりすることによって、鋭くなっている。[21] この皮質の影響は中脳を超えて、皮質から何段階も離れたところにある蝸牛神経核[22]にまで及ぶ。フクロウとフェレットが、音から意味への新たな結びつきを学習すると中脳の処理が変わるのと同じように、人間のサウンドマインドも、訓練によって階層的な変化が起こる。たとえば中耳炎を繰り返す子供では、耳を塞がれたフェレットのように、「聞く脳」が受け取る信号は小さく（通常は片耳だけ）、学習（学習の失敗）が起こっているかもしれない。聴覚学習が、発達の感受性期に阻害されている可能性は、容易に想像できる。[23] 次の章で、聴覚学習を探っていく――サウンドマインドは音を聞く経験によって、良かれ悪しかれどのように変化するだろうか。

耳における学習、あるいは、どれだけ小さい音でも聞こえるか？

訓練や、何らかの遠心性の入力によって、耳そのものの働きは変化するだろうか？　この問いに答える前に、とんでもないことを話させてほしい。耳そのものが、音を出すことができるのだ（あなたの眼球が光を出すところを想像してほしい！）。

内耳（蝸牛）には内有毛細胞と外有毛細胞がある。聴覚神経において動きを電気に変換するのは、内有毛細胞の仕事だ。では、内有毛細胞よりも三倍数が多い外有毛細胞は、どんな役目を果たしているのか？　この優れた受容器は、脳からの遠心性の処理を受け取る側にある。とても複雑な組織である外有毛細胞は、能動的に動くことができ、[24] この動きによって、内有毛細胞が脳に伝える情報を修正する。たとえば小さな音は増幅し、大きな音を抑制することによって、聞き取り可能な音量の範囲を広げる。耳は脳を聞いているのだ。

外有毛細胞の動きが生む可聴音には耳音響放射《じおんきょうほうしゃ》（OAE）という面白みのない名前がついている。耳に入ってきた音が引き起こす音だ。[25] OAEは外耳道に挿入した小さなマイクロホンで測定でき、内耳が正常に機能して「聞く」ことができるときのみ生じるので、画期的な聴覚スクリーニング検査の手段となった。現在では、おおよそ人の声の範囲の周波数に耳が反応するかどうかを、数秒間で診断できる。

耳が音を出す、しかも遠心性に支配された領域によって音を出すのだと知ると、脳から耳へ向かう系の重要性が再認識される。さらに、脳と耳との相互作用を垣間見るうえでも好都合だ。

具体的に見てみよう。まず、音を、たとえば右耳に聞かせると、OAEが生じる。戻ってくる音は、蝸牛のベースラインの活動を示す。このプロセスを繰り返すと同時に、大きなノイズを左耳に入れる。「シー」というホワイトノイズ〔すべての周波数が均等に混ざった雑音〕がいいだろう。脳は、左耳が大きなノイズを聞いているという知らせを受け取ると、左耳をノイズから守るために、両耳に影響力を行使する。蝸牛の外有毛細胞に「落ち着いて、増幅しないで！」と頼むのだ。[26] 脳はこうして、音の処理のまさに最初の段階でも支配力を行使していることが、OAEの大きさで確認できる。

他にもさまざまな点で、脳は耳に影響を与えている。一つめに、聴覚皮質が損傷したり電気刺激を受けたりすると、OAEは小さくなる。[27] 二つめ、気を張って音に注意を払うと、OAEの大きさは影響を受けて、蝸牛に対して遠心性の支配を示す。[28] 三つめ、音の専門家である音楽家は、特有のOAEと、おそらくは素人よりも見事に調節された蝸牛を持っている。[29] 四つめに、OAEの大きさは、話している人の映像を見ているのか、映像を見ずに声を聞いているのかによって影響を受ける。[30] このように、脳においても、蝸牛という最初に音を感知する上皮組織においてさえも、遠心性全体を基盤として、音は処理されている。

私たちは注意を払うものを学習する

私はギターを弾くが、夫はギタリストだ。ある日、ダイアー・ストレイツの曲「悲しきサルタン」のリードをなんとか弾こうとしていた私は、マーク・ノップラーの独特なソロパートに苦戦していた。ディディディ、ディディディ、ディディディ。弦を三回連続して素早くかき鳴らすことが、どうしてもできなかった。近くにやってきた夫が言った。「ニーナ、曲をよく聴いてごらん。彼が弦をプルオフしているのが聞こえるから」(ギターのフレットを押さえる左手の指使いを変えて、弦を引っかくようにはじくと、右手で一回かき鳴らす間に複数の音を出せる)。プルオフされた音には独特な響きがある。速く演奏できるだけでなく、音色(倍音の要素)が形成される。少しすると、私にも音色の差が聞こえてきた。きっとこのとき、私のサウンドマインドで、倍音のフェーダーは上げられたと思う。だが、まず、何に注意を払うべきかを学ばなければ、音色の差はわからなかった。プルオフされた音の連続が作った倍音に注意を払おうと必死で努力をしたあとに、ようやく本当にそれが聞こえた。そして、時間をかけて、努力と意識的な注意を重ねて初めて、無意識的に自動的に聞こえるようになった。デフォルトの反応が作られたのだ。

注意は、サウンドマインドの感覚・思考・運動・感情のネットワークにおける、思考の次元に属する。注意によって感覚地図は再組織化され[31]、注意に焦点を合わせる努力をすればするほど、再組織化された状態は広く長く続く。[32]注意によって生じた学習は、それに伴うドーパミンの分泌によって、強固になる。[33]ドーパミンは中脳から分泌される神経伝達物質で、注意を調整し、報酬と動機付けにかかわる。

脳と高度な感覚系には夥しい数のニューロンがあるにもかかわらず、私たちは毎秒ごとに経験する映像や音や、動き、匂い、ついさっき感じた暖かい風のすべてを処理することはできない。優先順位をつけなければ、すさまじい量の感覚入力（推定では毎秒一〇メガバイト以上）を処理しきれない。不必要なものをふるいにかけて取り除き、今このとき重要なものに注力しなければならない。獲物を狩るにせよ、捕食者から逃げるにせよ、話に耳を傾けたり、本を読んだり、世界を安全に進んだり、ギターを弾いたりするにせよ、注意が不可欠だ。私たちは何が重要なのかを日々学習し、どの音や、見た物や、匂いに注意を払うべきか、どれを無視してもいいのかを、自分の脳に教えてきた。ユタ大学の心理学者デイヴィッド・ストレイヤーが述べるように「注意は聖杯だ。意識するすべて、受け入れるすべて、覚えているすべて、忘れるすべては、注意にかかっている[34]」。

今このときに注意を向ける

大勢が会話をしている騒がしい状況でも、友人の声が聞こえてきたという経験を、私たちは毎日のようにしている。いわゆる「カクテルパーティー効果」だ。私たちは聴覚的注意を研ぎ澄ませて、友人の声に波長を合わせ、他の人たちの声をすべてはじかなければならない。欲しい情報に同調し、いらない情報に同調しないようにする脳のネットワークは「網様体《もうようたい》賦《ふ》活系《かっけい》」という。皮質にも皮質下にもかかわるこの系は、聴覚伝導路全体に直接アクセスして、注意を集中することによってニューロンの音への反応を変える。

前述したように、フェレットが新たな周波数に注意を払うことを学習すると、聴覚皮質の個々のニューロンは、新たに重要になった周波数にも同調するようになった。[35] フェレットが、二つの異なる結果を二つの異なる音——無視していい音と、注意を向けなければならない音——に結びつけることを学ぶと、ニューロンの同調の仕方はどちらの周波数でも変化する。[36] こうした変化は周波数に限らない。別の音要素、たとえば時間の手がかりが意味を持つような学習課題では、ニューロンが反応する時間パターンが当然のごとく変化する。[37]

注意を払うことによって生じる、脳の同調や時間パターンの変化は、中脳[38]や聴覚神経[39]を含む聴覚伝導路じゅうで起こる。耳の外有毛細胞が与えた増幅を、遠心系を通して抑制する、という仕組みなのだろう。これが、読書をしている夫には私の声が聞こえない理由だ。

二つの文を同時に聞いて一つの文にだけ注意を払うように指示されると、神経の再コード化が起こることがある。二文を聞いている脳が、注意を払う文の音質に一致する反応を示す。つまり、一文に注意を集中すると、音の強さは同じでも文脈的に重要でない文の神経処理が抑制される。[40] 文脈が重要なのだ。

サウンドマインドは辺縁系、認知系、感覚系、運動系と協調して働いて、そのときどきの音を聞く目的が最大限果たされるようにする。今日の目的は、明日の目的とは違うかもしれない。この柔軟性は重要だ。一方、音の細部に繰り返し注意を払う、音の専門家を見ると、今このときの聴覚的注意を繰り返していくと、サウンドマインドを永続的に強化された新たなデフォルト状態に変えられるのだとわかる。

音の専門家が繰り返し払う注意

私はスポーツをあまり見ない。たとえばバスケットボール。ごく基本的なルールしかわからない。コート上で何が起きているかほとんど理解できず、わかるのはボールがバスケットに入ったかどうかぐらいだ。ところが解説者——元選手の場合が多いらしい——の話に耳を傾けると、説明のすべてに感心する。私とはまったく別の場面を見ているかのようだ。オフェンス戦術、ディフェンスのゾーン、クロック管理、ファール戦術や、何に注意を払うべきかわからない私には見えない、数多くの事細かな差異を、解説者は説明して分析する。何に注意を払うべきかわかっているので、本当に別の場面を見ている。一方、私は音楽をするので、自分が演奏する楽器の音には敏感だ。だから私は、演奏者の技術の微妙な差異を認識できる。バスケットボールの解説者のように、私は何に注意を払うべきかを学んできているのだ。

音の専門家といえば、音楽家、バイリンガルの人、アスリート、音響技術者やサウンドデザイナー、さらにはバードウォッチャーや瞑想家もそうかもしれないし、私たちはみな、自分が話す言語の専門家だ。それぞれの音の専門家に合わせて、外側の信号（音）は内側の信号（電気）を作り出す。音を聞く脳の原理は、あらゆる人に当てはまるものの、専門家において見出しやすい。それゆえ音の専門家から、脳についてわかることは多い。あなたがこの本を読んでいる今このとき、一時間後に犬の散歩をしているとき、一週間後に従妹の結婚式に行くためにぎゅうぎゅう詰めのセダンに乗っているときに、脳が音をどう処理するかは、過去において注意を払ってきた音によって決まる。これまでのどんな聴覚学習も、累積的に脳を形作っている。一回限りの課題を成し遂げるためには今このときの注意が切り換わるが、それだけでなく、音を聞く経験が積み重ねられると、脳が変化する。何かにとくに注意を払えば払うほど、より多くの時間を使えば使うほど、音をコード化するサウンドマインドの系は、それだけ大きく変化する。

私たちは関心があるものを学ぶ

五年生のときに英文構造図のドリルを際限なくやらされた授業など、覚えてはいないだろう。退屈だったからだ。* 私たちはたいてい関心があるものを学ぶ。何かを学ぼうとするとき、思い入れが強いという動機付けにまさるものはない。狩りを学ぶフクロウであろうと、エレキギターを初めて弾くティーンエイジャーであろうと、その特定の音に意味が付加されると、脳の報酬中枢が活性化する。フクロウにとっては、狩りの腕前は死活問題だ。そして音楽家の卵は、自分の音楽を作ることに心血を注いでいる。

辺縁系によって学習は劇的に容易になり、より速くより長く続く効果が生まれる。[41] それどころか、辺縁系がなければ、サウンドマインドの再組織化は起こらないかもしれない。[42] 訓練をせずとも、辺縁系を電流で直接刺激すれば、脳の周波数地図は再組織化する。ある音《トーン》を聞かせながら辺縁系を刺激すると、聴覚皮質の周波数地図は、その音を大きく表象する地図に変化する。[43] 辺縁系領域への刺激によって聴覚伝導路が変化するのと同じように、音だけでも、その動物が好きなものの音の場合は辺縁系を興奮させることができる。[44] 感情とサウンドマインドには、間違いなく双方向の道がある。

意識的な処理から無意識的な処理へ

先日私は携帯の着信音を変えた。最初は電話が鳴っていてもすぐに聞こえなかった。だが数日後には、別の部屋で鳴っていても自分の携帯だとわかるようになった。

これは無意識的な学習の些細な例だが、もっと劇的な、HMという若い男性の有名な症例がある。癲癇《てんかん》を患っていた彼は、発作を軽減するために脳の手術を受け、記憶に関与する海馬も切除した。すると発作は治まったものの、新たな記憶を形成できなくなった。人でも出来事でも、すぐに忘れてしまう。ところが、鏡映描写〔鏡に映る図形を見ながら手元の図形をなぞるもの〕のような課題をすると、その課題をした記憶がなくなるのに、日に日に上達していった。[45] 彼は無意識に学んだのだ。

私たちは子供の頃、滑りやすいペダルとぐらぐらするハンドルをコントロールするために、一生懸

＊＝じつを言うと、私は英文構造図が大好きだった。

命に注意を集中した。今では自動的に無意識に、何の苦もなく自転車に乗ることができる。私たちにとって重要な音も、同じように変容する。今この瞬間も、長時間にわたるときも、「聞く脳」はサウンドマインドに波長を合わせる。最初は、目の前の課題を成し遂げるために、きわめて柔軟な聴覚器官である聴覚皮質が変化する。それから、注意を繰り返し向け続けることによって、聴覚伝導路に沿ったすべての器官が最終的には変化して、新たなデフォルト状態になる。今度は、重要になった信号が優先的にコード化される。自分が演奏する楽器の音、話す言語の音、サイドラインから大声で指示を出すコーチの声、コートに響くバスケットボールの音、あなたの名前の音や新たな着信音……。音にまつわる経験はサウンドマインドに刻まれる。苦労して得た音と意味の結びつきに、もはや注意を払う必要はない。あなたの脳は今や、より速くて効果的な新しい方法で、自動的に無意識に音を処理する。私たちの「聞く脳」は、子宮にいるときからずっと、音パターンを暗黙のうちに拾い上げる。[46]

何かをすればするほど、サウンドマインドにおけるその学習はそれだけ強固になる。数時間の訓練をしたあとにフェレットに起こった変化よりも、演奏したり第二言語を話したりして過ごすことによる変化のほうが、「聞く脳」に永続的な影響を及ぼす。

音にまつわる経験は、それと気づかないものも、はっきりと意識するものも、どのように変容して記憶になるのだろうか？　遠心系が、脳が音を処理する方法を変えることによって、学習が生じる。だが、すべての器官が同じように影響を受けるわけではない。通常は、ブロック図の下にある、耳に近い器官ほど変化するのに時間がかかり、多くの訓練や練習や注意を要する。学習が完了したあとでも、新たな処理方法が身について皮質の関与がもはや必要なくなると、拡大した皮質地図が訓練前の状態に戻ることもある。[47] ところが、皮質下の耳に近い器官では、訓練の結果――新たなデフォルト状態へのシフト（記憶）――は、もっと長く残る傾向がある。

それゆえ、皮質の再組織化によって短期記憶は生じるものの、聴覚の長期記憶になるには、一つにまとまったサウンドマインド全体が、デフォルト状態へと体系的にリセットされなければならない。むろん、耳から脳への伝導路における音への反応もリセットされる。つまり、求心性の伝導路において学習によって修正された活動が、今度は記憶そのものを形成するのだ。こう考えると、聴覚脳のそれぞれの領域には、音にまつわる経験の記憶が住んでいることになる。

私たちは脳内で起きている奇跡に普通は気づかない。だが、生物学的に見ていけば、脳が音に対する独自の反応を作り出すさまを、より良く理解できるようになる。バスケットボールの解説者と私がコートの上に違う場面を見るのと同じように、二人の人が聴覚場面を同じように経験することはない。誰もが、話す言語や、演奏する曲や、自分の生活にと

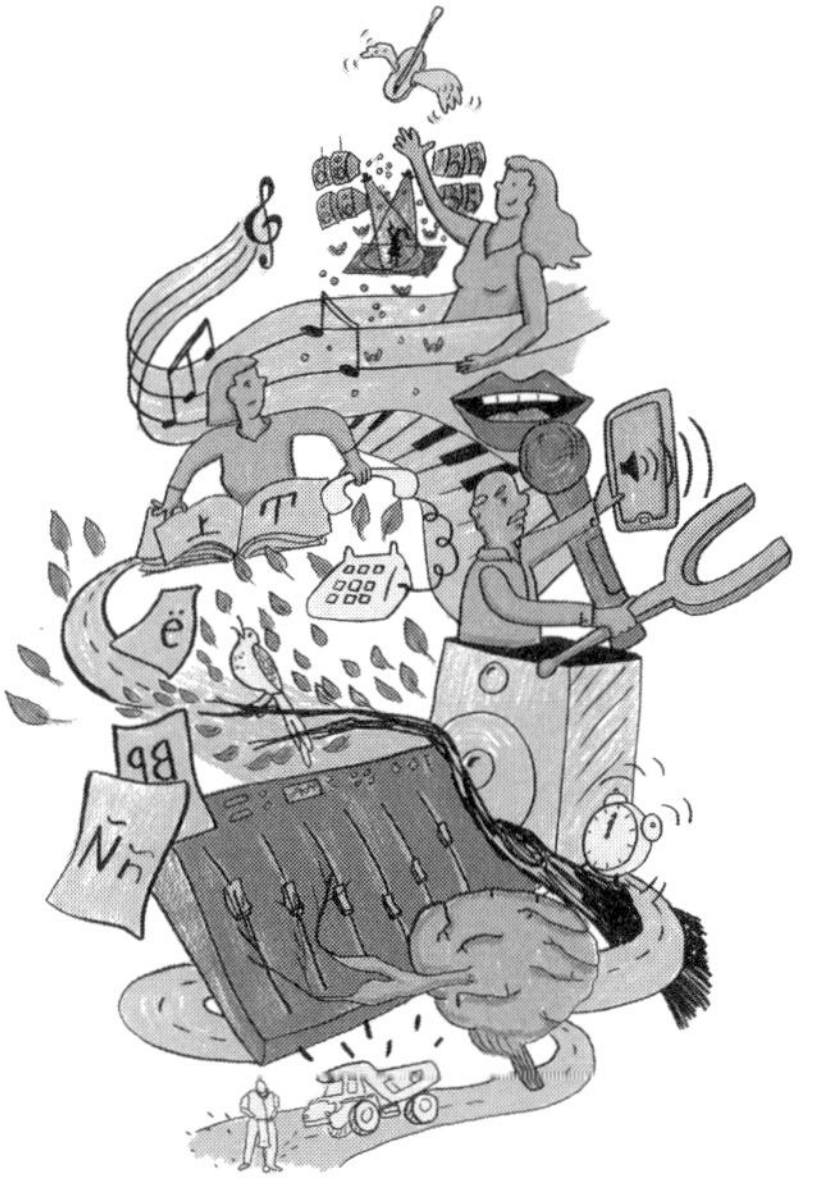

図3.5 日々の生活において聞く音が、サウンドマインドを形成する。

って重要な音といった、音を聞く経験と音への注意を通して、音を処理するための独自の自動的な基盤を作り上げている。[48]

音は私たちを変えるのだ。

第4章 聴く脳——探究

科学とは、じつに人間的な営みだ。

「脳で何が起きているのか？」という問いは繰り返し持ち上がる。それは私が研究するあらゆるものの核をなす。脳内で起きていることを測れなければ、言語や音楽や健康にまつわる、音の生物学的基盤もわからない。私は長年、サウンドマインドが可能にする音処理の巧妙さを、十分に説明できる知見を求めてきた。

　科学者は狭い板材の上に立ち、何十年も何世代にもわたって、自分たちの重みを支えてくれそうな床を、少しばかり外側に広げようとしている。しばらくの間は大丈夫そうに思えた板材も、ぐらぐらしてくると、既知の事実により適合する別の板材に取って代わられるかもしれない。科学とは、じつに人間的な営みだ。無知という広大な暗闇に小さな光を投げ入れるのは、つつましい試みだ。私の旅の目的——私の追い求めてきた床板——は、脳内の音処理を覗き見る窓を探し出すことなのだ。

　科学の進歩は事実の寄せ集めではなく、文脈と人に拠っている。にもかかわらず、科学はしばしば、文脈を無視したキャッチフレーズや見出しの形で大衆に示される。「ベーコンは体に良いことが科学的に証明された」というように。「ベーコンは体に悪い」という昨年の見出しは、用済みにされている。これは「本物の」科学が進むべき道ではない。科学は、検証が重ねられた概念が少しずつ増えていくことによって機能する。ベーコンに関するこの二つの研究は、それまでの多数の研究と、今後出てくるすべての研究とともに、塩漬け豚バラ肉の栄養価と健康との関係を明らかにする、増え続ける証拠のうちに加えられる。個別の研究によって「この件はこれで終わり」と宣言されてはならない。報道記者や、場合によっては資金や名声を欲する科学者は、最新の発見を公表したがる。いかにも問題を解決したとでもいうように。だが、「幕引き」にできれば満足かもしれないが、軽率に報告された科学的発見がそれに合致する結論に人々を導く一方、合致しない証拠を無視することになると、害をもたらす。

歴史的に、聴覚の科学は耳から脳への方向に焦点を当ててきた。耳からスタートし、その理解を足場にして板材を徐々に組み合わせていき、音がどのように脳まで進んで脳を巡るのかを解明するのは、意味あることだった。聴覚の科学の進歩——ブレインボルツが貢献してきた——につれて、耳から脳への系は、脳の残りの大半とかかわるずっと深い系の、ごく一部でしかないことがわかってきた。

脳で何が起きているのかを理解して、音とのかかわりによってサウンドマインドに何が起こるのかを解明したいと、私は常に思っている。良い音楽家やアスリートになるためには、鳥の歌から愛する人のささやきまでのあらゆることをより良く聞くためには、どのようにサウンドマインドを築き上げればいいのだろうか。探究のためには、次のことが必要だった。

1. **意識さえしないほど巧妙な音の処理を明らかにできる**、生物学的アプローチ。インスピレーションを得たのは、新たな記憶の形成に不可欠な海馬を調べた実験からだった。フライドらは、実験参加者に一組の写真を見せながら記録を取り、海馬のニューロンは参加者が以前に目にしているが見たことを覚えていない写真を見たときにも反応することを発見した。[1] 人が意識的に気づいている以上のことを、脳は明らかに「知って」いた。私は音と脳において、それに相当するものを求めた。
2. **ピッチ、時間、音色といった音要素をサウンドマインドが処理する様子を捉える**こと。
3. **積極的に実験に参加できない人からも、情報を得る**こと。音と脳のかかわりを探る手段は、課題に取り組むのが困難な人、幼すぎたり障害を持っていたりするためにじっと座っていられない人、言語に問題がある人であっても、十分に使える手段でなければならない。すべての人に使える統一されたアプローチが欲しかった。
4. サウンドマインドが、別の言語を学習したり、音楽をしたり、運動をしたり、読むことに苦労したり、脳損傷を負ったりといった、**経験によって形成される**さまを探る手段。
5. 何よりも、**一人ひとりの脳**における音処理を明らかにする手段、人が周囲の世界をその人なりに聞いている様子を示す手段。これが必要だった。

今日では、サウンドマインドの本質を摑むには、脳の音への反応を捉える「周波数対応反応（FFR）」が有用だとわかっている。これから語るのは、このアプローチを開発して問いの答えを出していく、私の旅だ。出発点を間違えたり、途中で行き詰まったりしながら、未知を既知に変え、さらに新たな問いへと、変える物語だ。

頭の中の信号を頭の外から測定する

あなたが話しかけられているそのとき、聴覚脳のニューロンは電気を発している。音への電気的反応で頭皮にまで至るのはごくわずかだが、頭皮電極を用いて測定できなくはない。ただ、それは至難の業《わざ》だ。脳はその音だけでなく、見ているものや、背筋を伸ばして座る体の仕組みや、心臓の鼓動などにも反応して電気を発する。他にも電場《でんば》を生じさせるものがある。部屋の端にあるコンピューター、壁の電気コンセント、スマートフォン……。私たちは、頭の内外にあるずっと大きな——だが聞くことには無関係な——電気的な雑音から、音へのその小さな電気反応だけを取り出さなければならない。

では、聴覚とは関係ない他の電気的雑音を、すべてなくすことができるとしたらどうだろう？　信号の平均化をすれば、少なくともほぼすべての雑音をなくすことができる。加算平均法は、ある音に対する反応は、その音を何回繰り返しても、毎回、音と同時に起こるという考え方に基づいている。自身が発したものであろうと外部からのものであろうと、電気的雑音はランダムに生じるので、平均化すると徐々に消えていく。コンピューターが断続的に音を出しているとしよう。コンピューターの稼働音、鼻をかく音、心臓の鼓動などの雑音があるなかで、コンピューターはいつ音が出たのかを正確に示し、その音に対する反応は、音の開始ごとにすべて一緒に積み重ねられる。このアプローチによって、関心を引いた音に同期した脳活動はすべて、建設的に加えられていき、最終的に平均値となって表れる。同時に、同期していない雑音——咳、手指の関節が鳴る音、切れかかった蛍光灯が点滅する音——は、非建設的に混ざり合い、それが何度も繰り返されるうち、平均化されてゼロに近づく。雑音の干渉が十分に小さくなれば、そこには、その音が脳に「させた」ことのスナップ写真が残される。

頭皮からの電極でなくても、音を変化させて、聴覚神経から皮質までの聴覚伝導路に沿ったさまざまな部位からの活動を拾い上げることはできる。だが、待ってほしい。聴覚器官のいずれかに電極をじかに置かないのなら、記録された活動が生じている場所が、どうやってわかるだろう？　脳幹なのか、中脳、視床、皮質か、あるいはどこか他の領域なのか。それは、各領域から直接記録することによって明らかになった聴覚伝導路の原則に基づいて、推論できる。つまるところ、速度だ。ニューロンが同期できる（音要素に対して一緒に発火できる）速度は、耳から脳への階段を上るにつれて遅くなる。数十秒単位の音の処理を請け負う聴覚器官もあれば、数秒、数ミリ秒、数マイクロ秒に対応する器官もある。ようするに、皮質では遅く、皮質下では速い。*

*＝速い速度の発火に対応できる聴覚神経は、数千ヘルツ（正弦波が一秒間に数千周期）の音が出されると、周期ごとに発火する。一方、視床は二〇〇ないし三〇〇ヘルツほど、聴覚皮質は約一〇〇ヘルツのときに発火する。中脳はその間の、数百ヘルツから数千ヘルツのどこかで発火している。それゆえ話し声に対して頭皮電極から七〇〇ヘルツの強い反応が記録されるなら（七〇〇ヘルツは典型的な「ah」の音の重要な倍音の周波数）、視床や皮質から生じている可能性は確実に排除できる。視床と皮質もこうした高い周波数の処理にはかかわるものの、たとえば中脳が、周期内の特定タイミングで発火（位相固定）するのとは異なるやり方でコード化している。

音の変化に気づく――ステップ1

聴覚であろうと、視覚や体性感覚であろうと、脳は予測したパターンに生じる変化に反応するという事実を、科学者は利用してきた。音の変化に気づくかどうかをテストするには、同じ音を繰り返し聞かせて、時々、たとえば一〇回に一回、別の音を入れる。ビー、ビー、ビー、ビー、ビー、ブー、ビー、ビー、ビー。「ブー」のあとに、頭皮から記録した電気波形にゆらぎが出ると、脳がビーからブーへの変化に気づいたのだとわかる。実生活に役立つこの重要なスキルが進化したのは、私たちの遠い祖先が危険になりそうなもの（コオロギが鳴いているなかでヘビが突然動くなど）に警戒しておくために、継続しているサウンドスケープの変化に気づく必要があったからかもしれない。音の変化に気づくことは、このように深く染み込んでいるので、研究に値する。

パターンの変化に対する反応は、きわめて広く知られ、犯罪捜査で情報を引き出すためにも利用されている。殺人事件があったとしよう。容疑者たちの頭皮に電極を置いて、さまざまな凶器の写真を次から次へと見せる――拳銃、ライフル、タイヤレバー、猛毒ストリキニーネの瓶、狩猟用ナイフ、肉切り包丁、ハンマー……。無罪の容疑者の脳はその事件について何も知らないので、どの写真にも同じ生理的反応を示す。だが、犯行をした人の脳は、殺人に使用した凶器に対して異なる反応を示す。[2]

一九八〇年代後半のこと、ハンガリーでの会議席で私の興味を引いたフィンランド人のリスト・ナーテネンという神経科学者がいる。フィンランド北部へ向かう途中のラップランドで、私がダウンパーカーと帽子という格好で見守るなか、凍った湖で泳ぐ姿には触発されたものだ。二〇分後に意気揚々とあがってきたのを見て、私もようやく湖に足を踏み入れたものの、ほんの数秒後には、もくろみ通りに近くのサウナに駆け込んだ。

リストは、たとえ人が音に注意を向けていないときでも、音パターンの変化に対して脳が反応することを発見し、この反応を「ミスマッチ陰性電位（ＭＭＮ）」と名づけた。[3] ある音が継続している残りの音とマッチしない（ミスマッチした）ときに起こる下向きの脳波（陰性電位）だ。[4] 注目すべきことに、ＭＭＮは自動的に生じる反応で、つまり、聞く人が積極的にかかわる必要がなかった。リストの実験は、参加者が音の変化に気づこうとするそれまでの実験とは異なり、参加者は読書をしたり、字幕付きのビデオを見たり、眠ったり、夢想したり、さもなければ音を無視したりしてもよかった。ＭＭＮは、私が必要としていた三つめの条件を満たすものだった。受動的に得られる、**聞く人が積極的に参加する必要がない**反応だ。

音に注意を向けていれば、音の変化に気づくのは容易《たやす》い。だが、もう一歩進めて、気づけない音の変化、注意してもほとんど気づかないほど小さな変化に対する脳反応を、測定できないだろうか？ 言語障害のある子供は音処理が困難だということはすでにわかっており、彼らは話し言葉の音の微妙な差異のようなものを処理できないのではないか、と私は考えていた。だが、どの音を聞き取れてどの音を聞き取れないのかを、幼い子が説明できるだろうか？ たとえ明らかな音の差違がある場合でも、どれが聞き取れたのかを幼児が示すのは難しい。言語の音にあるような微妙なミリ秒の時間がかかわっているとしたら、なおさらだ。子供が直接反応しなくても、どの差を聞き取れて、どの差を聞き取れないかを、生物学的に見ることができないだろうか？

ミッコ・サムズも、フィンランドの神経科学者だ（とりわけ長く暗い冬の夜が、フィンランド人の音に対する意識と関心を高めるのかもしれない）。サムズが、音のわずかな変化（一〇〇〇ヘルツの音に対して一〇〇二ヘルツの音）に対する脳の反応を調べると、[5]脳がその〇・二パーセントの差を区別できることがMMNによって明らかになった。ただしこれほど小さな差でも、努力と集中によって気づくことができる人もいる。そこで次にブレインボルツでは、その差をさらに難しいものにした。たとえ気づこうとしても意識的に気づけないほど小さな、音の物理的な差異に、聴覚脳は反応するだろうか？ 私たちは、実験参加者が区別できないような微妙な音響的差異を持つ、音節のペアを作った。すると、たとえ意識的に区別できなくても、以前見せられた写真を「覚えている」海馬と同じように、サウンドマインドは聞き分けができたのだ！[6] これで私たちは、一つめの条件、**意識的に気づかないほど巧妙な知覚を反映する**脳反応を得ることができた。

私たちはMMNを用いて、言語障害のある子供の脳は、典型的な子供の脳なら聞き分けできる、わずかな差異がある話し言葉の音を区別できないことも発見した。これによって、言語障害の子供たちが直面する、生物学的な問題が明らかになった。言語障害は、言語の微妙な音とその意味を結びつけられないために生じるのではないか、という私たちの推測が正しければ、サウンドマインドにおける処理を強化すれば、言語の発達を促すことができるのではないか。

脳が区別できるものとできないものとの境界線は、元々引かれているのではない。他の系と同じように、訓練による学習で限界を押し広げることができる。一対の音の違いを認識できない状態から始めて、訓練によって区別できるようになるだろうか？ MMNは、学習によって生じたり大きくなったりするだろうか？　ブレインボルツの大学院生だったケリー・トレンブレイが、この問題を検証した。彼は、英語話者には元々聞き取れないが、他の言語の話者には簡単に聞き取れる音を用い、母語では生じない音を聞き取れるように実験参加者を訓練した。するとなんと、英語話者の脳は、意識的に聞き分けるずっと前に、その音を区別する兆候を示し始めた。[7]

言語障害のある子供にも同じアプローチを用いることができるのではないか、と私は考えた。さらに、サウンドマインドを探る手段を用いて適切な再接続が起こっているかどうかを測定すれば、たとえ行動に変化がまだ現れていなくても、子供の脳が進歩しているさまを客観的にモニターすることができるのではないかという希望が湧いた。私は毎朝ピアノを弾いているが、昨日よりも良い音に聞こえなかったとしても、自分の脳は学んでいるのだと思えば励みになる。いつの日か、自分の指が脳に追いつくだろう。

MMNのアプローチは脳における音処理に関する私の考えを押し進めてくれたものの、満足とはいかなかった。第一に、音処理の電気活動は、瞬きや筋肉の緊張や咳払いによる電気活動よりも、容易に小さくなってしまうので、下向きの波形が出ても、それが鼻をするのではなく音に対する反応だと確信できないこともあった。MMNの遅い波は、他の電気信号ととてもうまく混ざり合ったからだ。ブレインボルツは、背景雑音《バックグラウンドノイズ》から音への反応を取り出す方略について論じた「それは本当にミスマッチ陰性電位なのか？」という論文さえ発表した。[8]　第二に、MMNを用いた研究は、ほんのたまにしか起こらない出来事に基づいているために、遅々として進まない。一〇回の音のうち一回しかその反応が生じないのなら、それを記録するのにはどうしても長い時間がかかってしまう。これは私が構想した子供を対象とする臨床場面での研究においては、非実践的で、問題となる。第三に、ＭＭＮは大半が遅い脳活動から成る皮質の反応なので、音にある多くの速い要素を反映しない。私たちが得たものは、サウンドスケープの変化に脳が気づいたことを伝える神経活動の揺れにすぎない。大半の音を構成する、多くの速い要素と遅い要素に対する脳の反応を、教えてはくれなかった。次に進むべきときだった。

音の要素を処理する――ステップ2

私は徐々に軌道修正をしていき、世紀が変わる頃、ブレインボルツにとって重要な転機が訪れた。私たちはそれまでずっと、人間において頭皮電極を用いて音への反応を測定してきたが、それと並行して、モルモットの脳においても聴覚器官の活動を測定していた。用いていたのは、私がウサギで行なった最初の学習実験と同じ手法だった。過去と現在を結びつけるときだった。

博士課程の学生だったジェンナ・カニンガム、シンディ・キング、ブラッド・ウィブル、ダン・エイブラムスは、モルモットの脳の皮質と皮質下の器官において記録を取った。話し言葉の音を用いて、中脳、視床、聴覚皮質の美しくてクリアな反応を拾い、それぞれの器官における速い活動パターンと遅い活動パターンも見ることができた。だが、他にも発見があった。こうした脳深部の記録を取るときには、脳内の活動からわかったことを外から測定できるものと結びつけるために、脳表面にも人間に用いるのと同じような電極を常に置いていた。すると、その電極から、複雑な音波の中に音の要素がとてもはっきりと表れているのが読み取れたのだ！　中脳や視床から引き出していた反応と同じように、この脳表面で記録された脳波はとても豊かなので、それを分析すると、その音が「ba」なのか「pa」なのかがわかった。脳波を見て、「a」なのか「oo」なのか推定できたのだ。このアプローチは簡便で実践的だった。頭皮電極から得た、話し言葉の一音節に対する脳の一つの反応が、生物学的な音の処理の一つひとつをたっぷりと見せてくれた。つまり、重要な音要素のすべて——ピッチ、FMスイープ、倍音——が、たしかにそこにあったのだ。

長年の共同研究者テレーズ・マギーも含めたチームと討議の結果、こうした反応の記録を取ることは、私が必要とする二つめの条件を満たすのではないかということで意見が一致した。脳の豊かな解剖学的・生理学的基盤を用いて**サウンドマインドが音の構成要素を処理する様子を捉える**ことができたのだ。私はこのアプローチにすっかり没頭した。確証と知見を得ようと

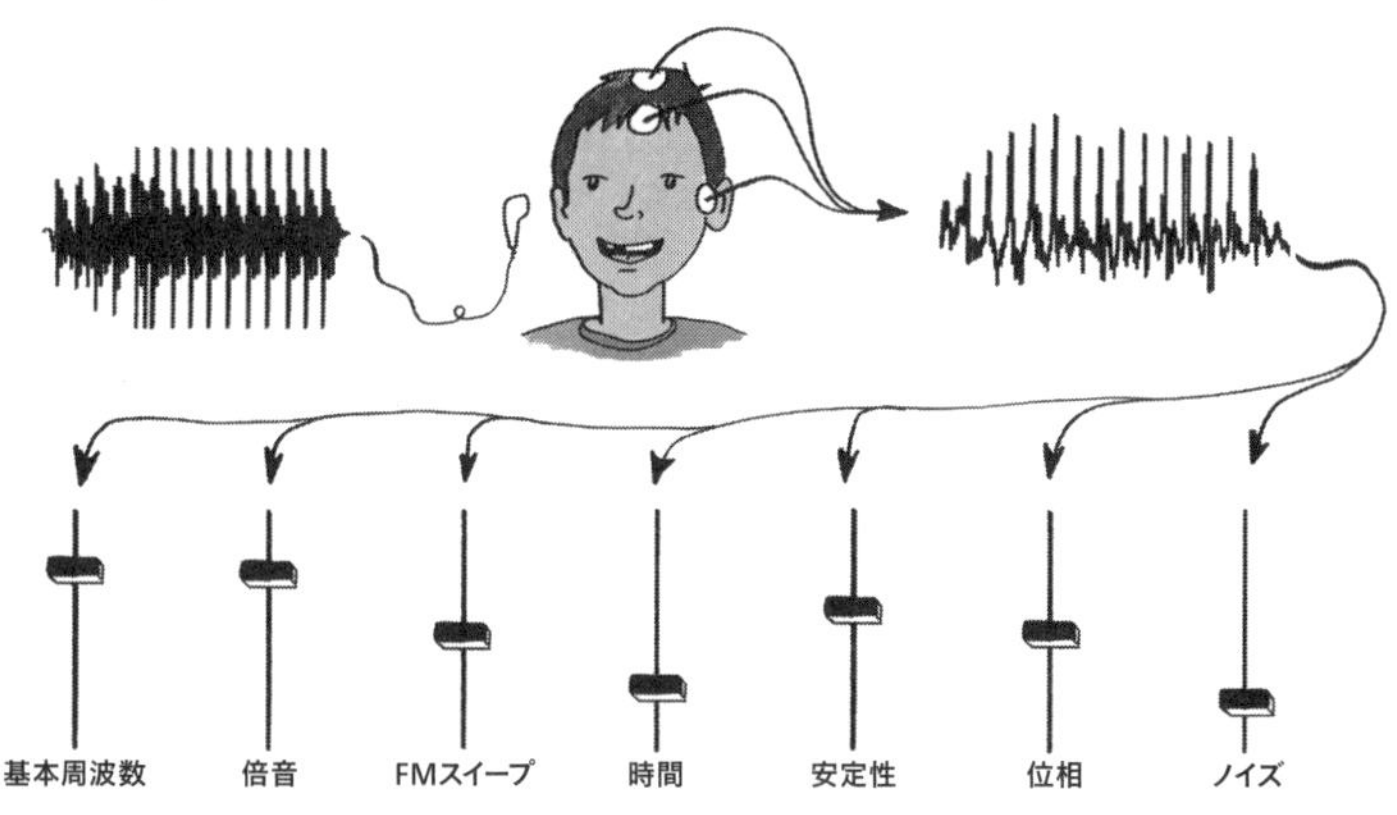

図4.1 音はイヤホンを通して耳に伝えられ、頭皮電極が音に対する脳の電気反応を拾う。脳波は聞いている音波と波形が似ているので、脳が音のさまざまな要素をうまく処理しているのがわかる。ミキシングボードは、それぞれの音要素が別個に処理されている様子を表している。

常に引き寄せられてきた信号に、再び取り組むことになった。

この脳活動は、周波数対応反応（FFR）と呼ばれている。とりわけ新しいものではなく、発見されたのは一九六〇年代だが[9]、音――しかも通常はたった一つの音《トーン》――の感知を示す以上の力が評価されたのは、のちのことだった。それでも、もっと複雑な音が用いられるようになった一九九〇年代においてさえ[10]、FFRは、脳が音の基本周波数を――音世界を構成する多くの音要素のうちの、振動の周期が速いか遅いかというたった一つの要素を――どう処理するかを探るために使われただけだった。FFRは、音を理解するために脳が音要素の豊かな細部をどう処理するのかも反映できるはずだ、とブレインボルツでは考えた。実際に、FFRの脳波はとても正確なので、それを誘発する音波に物理的に似ている。脳の反応そのものに、一つひとつの音要素を見ることができるのだ（図4・1）。

音に対する脳の反応の大半は、脳が音の各要素をどう処理するかをあまり教えてはくれない。コレステロール値のようなものだ。コレステロール値が高いとアテローム性動脈硬化症になるリスクが高いが、コレステロール値は動脈壁の厚さを示すものではない。同じように、機能的磁気共鳴画像（fMRI）や多くの神経生理学的反応を見れば、コレステロール値のように、身体内で起こっているかもしれないことを推論できるものの、それは動脈壁のプラークの測定値ほどには正確ではない。音に対するほとんどの生理学的反応は、ピッチや、音色や、音量や、リズムが一緒に作用しあうさまを示してはくれない。それはただの……抽象的な山と谷にすぎない。想像してほしい。音そのものにそっくりの脳の反応によって何かわかるとしたら？　私たち一人ひとりが、こうした要素をその人なりの方法でどう処理するのかを、直接測れるとしたら？　これこそ、FFRができることだ。FFRがあれば、生物学的検査につきものの抽象性をはぎ取ることができる。脳における処理の一対一の表象にこんなにも近い生物学的反応を、他に思いつくことはできない。そんなものは聞いたこともない。

サウンドマインドの働きによって、音はどのように意味を持つのかを調べるために、私はたとえば、話し声、音楽、拍手、犬の鳴き声、赤ん坊の泣き声……などといった音を積極的に用いたかった。FFRを用いれば（基本周波数だけを捉えるのではなく）、これらの興味深い音すべてが格好の対象になる。そうした音への反応は、反応を生じさせた話し声や鳴き声や泣き声をはっきりと想起させる明示的な信号なので、脳が音をコード化する精度が示される。

音の各要素を脳がじつに見事に処理するのを、私たちは見ることができる。それぞれの要素は、音量調節のつまみのように一緒くたに処理されるのではない。むしろミキシングボードのようなもので、各要素の処理を見ても全体の一部しかわからない。音要素のミキシングボードの各フェーダーは、特定の集団の人々や個人が、生得的なものや音とのそれまでのかかわりによって、何が強化され、何が妨げになっているのかを明らかにしてくれる。

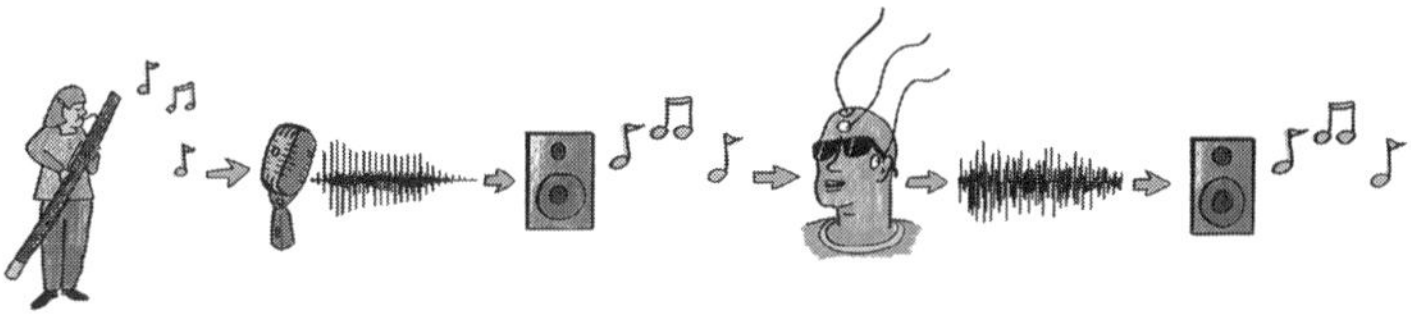

図4.2　マイクロホンは音波を電気信号に変え、電気信号はスピーカーを通して再生される。同じように、音を聴くとニューロンが発火して脳内で電気が生じ、その電気活動がスピーカーを通して再生される。このように可聴化された周波数対応反応は、なんと、それを生じさせた音ときわめてよく似た音になる。少々くぐもってはいるが。

聴く、脳を聴く——芸術と科学

脳波はそれを生じさせる音波と似ているので、音に対する脳の反応を実際に再生して、脳を聴くことができる（図4・2）。また、ブレインが記録してきたさまざまな音に対する脳の反応の中には数オクターブの音階もあり、一つずつの楽音に対する脳の反応を鍵盤に移すと「脳キーボード」を作ることができる。このキーボードで「脳を演奏」すれば、同じ音でも各々がその人なりの方法で処理していることが簡単にわかる。興味のある方はブレインボルツのウェブサイトで、可聴化した脳波の例をぜひとも聴いてほしい。

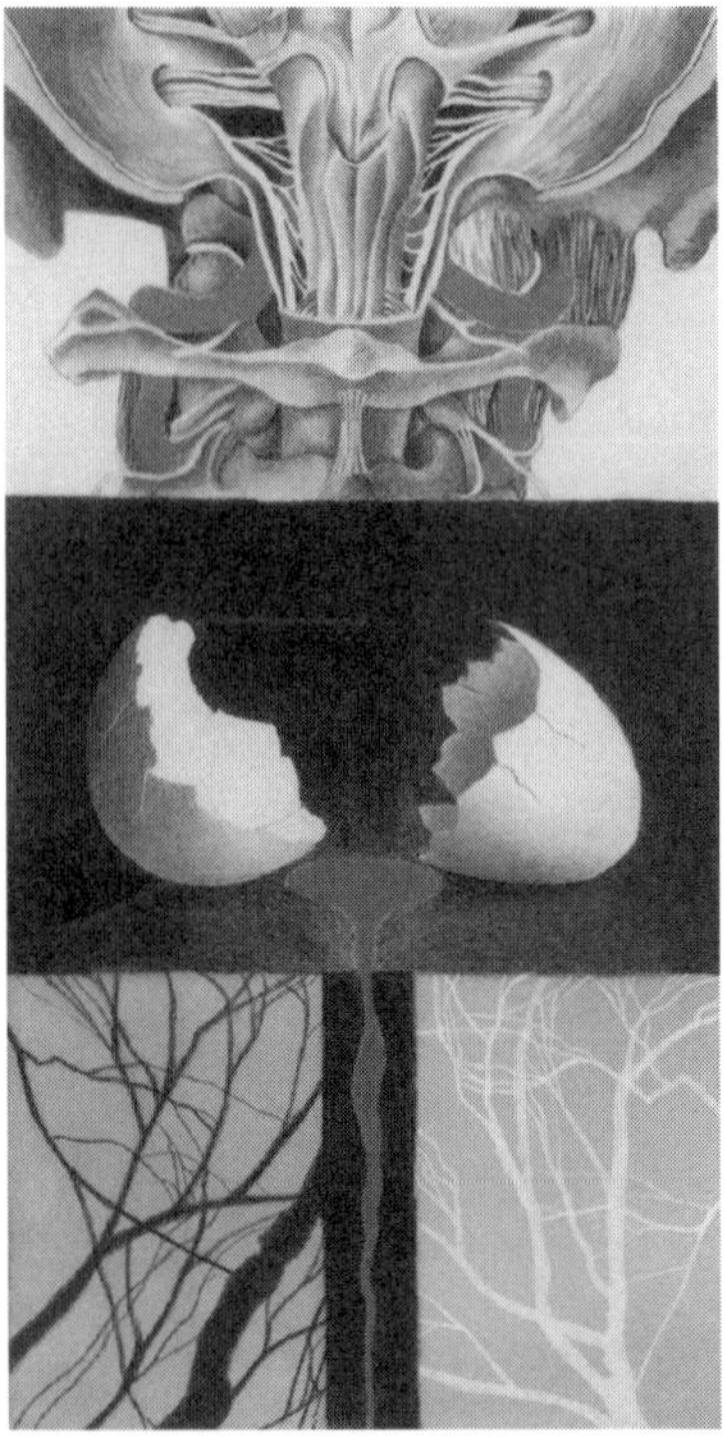

図4.3　《科学と芸術》、1997年頃。息子が中学生のときに、「ママがしていること」を表現したもの。

私は音楽家と一緒にステージに立つことがあるが、ピアノの名手による「脳キーボード」の演奏は、驚嘆に値する。

芸術と科学の間で生じる相互作用の別の例を挙げよう。光栄なことに、私がオペラ歌手のルネ・フレミングとステージに立ったときのことだ。ドヴォルザークの歌劇《ルサルカ》より「月に寄せる歌」をルネが感動的に歌い上げるのを、私は近くのピアノの椅子に座り、うっとりとして聴いていた。彼女が歌い終わると、私はステージ中央まで歩いていかなければならなかったが、なかなか立ち上がれず、しばらくの間、言葉が出なかった。音が持つ力に圧倒されていたのだ。おりしもその夜の私の役目は、音楽が私たちの心を動かすときに脳で何が起こるかを説明することだった。

私は科学の世界で芸術を称えようと努めている。講義や講演のときには実例を用いて、科学的なアイデアを伝え、科学の内にある美に力を与える。芸術は、自分たちよりも大きなものの力を感じさせてくれる。

経験は音の処理を変える

言語障害のある子供における音の処理を調べるために、音要素をＦＦＲから引き出す方法を探っていたときに、ラヴィ・クリスナンによる報告が頭に浮かんだ。彼はＦＦＲを用いて、英語話者に比べ中国語話者の脳は音のピッチをたどるのにとりわけ長けていることを発見していた。[11] 中国語話者のサウンドマインドは、英語にはない中国語の声調を受け容れるためにピッチをたどるフェーダーを少しずつ押し上げてきていた。言語に特有なこの正確な処理は深く染みついており、中国語話者の脳は眠っているときでさえ、ピッチを正確にたどった。

中国語話者は、母語における音から意味への結びつきを積み重ねてきたことによって、脳のピッチをたどる能力が磨かれたのは明らかだった。重要なのは、こうした実験から作用のメカニズム——経験によって音の処理がどのように変化したか——が示されたことだ。ラヴィは、脳領域のどこかがぼんやりと「光っている」と報告したのではない。脳の血流増加や、振れ幅の広い陰性波や、音の開始に対するあいまいな反応を見ていたのでもない。彼が明らかにしたのは、脳が音の一つの要素をコード化する様子だった。つまり、聞く言語が異なる二グループ間のピッチをたどる能力の差が、明確に示されたのだ。別の言い方をすれば、FFRはサウンドマインドで起きていることをはっきりと反映した。音の一つの要素が、神経の反応の中にたしかにあったのだ。

中国語話者は、音節が持続する間じゅう（話し言葉の中では、二〇〇ミリ秒ほどと長い）ピッチをたどることに優れているが、言語障害のある子供は子音が母音に変化するような速い手がかり（ほんのわずかしか持続しないFMスイープ）を処理するのが困難だ。FFRだったら、そうした音要素を探ることができるだろうか？　話し言葉のすべての要素に関してはどうだろう？　答えはイエスだ。皮質下に基礎を置いているFFRは、皮質を中心にしたMMNや、処理が遅いfMRIでは対処できないどんな速度にも対応できる。

ピッチの処理から先に進むために、ブレインボルツにはやるべきことがたくさんあった。FFRはすでにピッチ（基本周波数）の尺度としては用いられていたが、FMスイープや倍音のような他の音要素をFFRで探ろうと考える人はそれまでいなかった。幸いにも、音そのものの分析から、音に対する脳の生理学的な反応の分析へは、一直線でつながった。とりわけこれまで見てきたように、音と脳の反応に明らかな類似があるときには話が早い。信号処理の分野では、FMスイープや倍音や時間の要素の抽出と、騒音レベルの数量化の技術はすでに確立されており、それを生理学に応用するだけだった。私のチームはFFRの力を解明するために、その技術を学んで、こうした音要素の信号に応用した。ミキシングボードにフェーダーを加えたのだ。私たちは何年もかけてこのプロセスを改良し、プロセスの詳細を説明する手引きも発表した。[12] 今では、頭の中の信号（脳波）と頭の外の信号（音波）を比較することができる。音波によく似た脳波を測定して、その類似性さえ見られることに、私はいたく感動した。測定の精度は、かつてのウサギや、シンディ、ジェンナ、ブラッド、ダンのモルモットを調べた微小電極の精度に、十分に匹敵した。音と信号に基づいて聴覚処理の正確な脈動《パルス》を捉えることが、人間においても可能になったのだ。

　FFRは、四つめの条件の**「聞く脳」が音の経験によってどう形成されるか**を反映する。ブレインボルツは、一人ひとりの経験や障害が音要素の処理に及ぼす影響を初めて明らかにした。私たちは、音とのかかわりが、音世界にある特定の要素へのデフォルトの生理学的反応をどう変えるのかを理解できるのだ。ミキシングボードは、異なる集団の人たちが持ちうる強みと弱みや、人生経験が音の処理にもたらしうる影響を理解するためのメタファーだ。

　人は、音に対してその人なりの反応を示す。今では五つめの条件の**一人ひとりの脳が音を処理するさま**を、測定して、見て、聞くことさえできる。人の音の歴史は、その人の音に対する反応——生物学的な痕跡——を通して語られる。

聴覚処理のスナップ写真と中心地《ハブ》

聴覚系を耳から脳への階層的な伝達手段だと見ていると、中脳――FFRが主に生じる場所――を分散型で双方向の豊かな系のハブ、だとは考え難い。階層的な捉え方では、中脳は耳から脳への道筋における聴覚処理の途中駅でしかないからだ。

だが、ブレインボルツの研究が一助となり、中脳は耳から脳に向かう処理の鎖における単なる中継地《リンク》ではなく、中心地《ハブ》だとみなされるようになった（図4・4）。聴覚伝導路はループになっていて、双方向に伝達する。皮質下の聴覚中枢は、ただ音を伝えるためだけの、接続が固定された管ではない。聴覚中脳は、人間の認知・感覚・運動・報酬ネットワークのハブであり、分散型で常に変化しながら音の処理を担う神経基盤の核をなす。

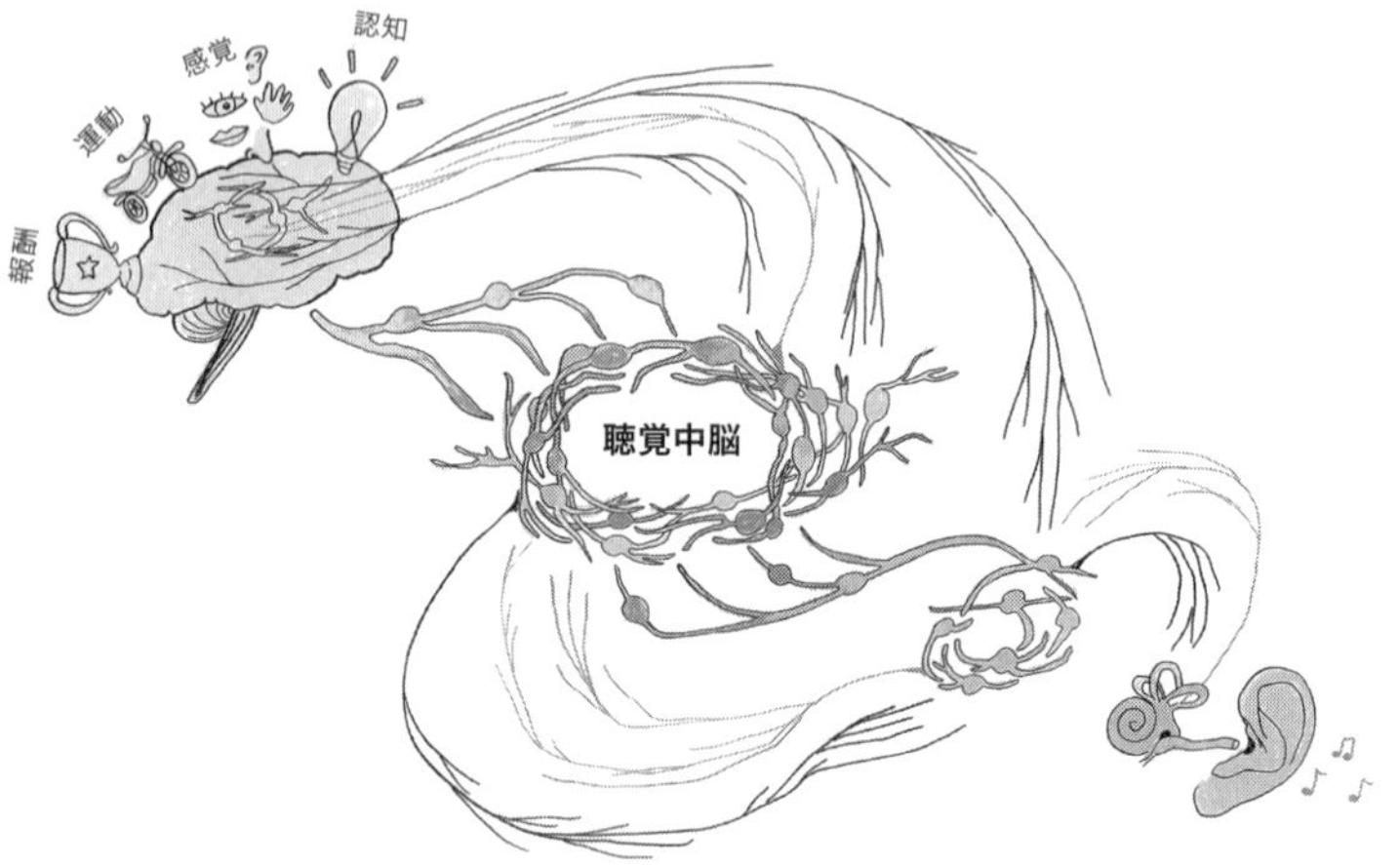

図4.4 学習が及ぼす影響によって、柔軟性のある聴覚系が作られる。音処理の素早い変化が、今このときの必要を満たすために遠心性の（濃い）聴覚伝導路で起こり、最終的には求心性の（薄い）伝導路に永続的な変化をもたらして、新たなデフォルト状態ができあがる。こうして音の記憶は保存される。

中脳が高度な音処理のカギを握るという考え方が見落とされていたのは、ｆＭＲＩのような脳画像の普及によるところもある。脳画像は皮質の活動を明らかにする（しかも、視覚的にわかりやすく示す）のに優れているので、脳が音をどう認識するのかを知るには皮質に焦点を当てるにかぎる、という考え方が助長されるのだ。これに対してＦＦＲは、皮質下における音処理をきわめて正確に探るので、音を処理するネットワーク活動全体――サウンドマインド――のスナップ写真を隅から隅まで見せてくれる。たとえば、背中が痛いとき、その痛みは膝の不具合からきているのかもしれない。同じように、主に中脳から生じるからといってＦＦＲを「中脳の反応」として解釈するべきではない。中脳は活動の中心にあるのだ。

神経科学と哲学には未解決の論議がある。結びつけ問題だ。脳はどのようにして、視覚や聴覚、嗅覚、味覚、触覚といった入力すべてを、それまで積み重ねてきた経験に基づいて一つにまとめるのか、という問いだ。[13] 感覚情報が積み重なり、組み合わされることによって、「私の携帯が鳴っている」「兄の車が車寄せに入ってきた」といった認識がどのように生まれるのか？　必要な統一性はどこから生じるのか？　とにもかくにも、脳は情報を集め、それを統合された認識に「結びつける」。

Ｖ・Ｓ・ラマチャンドランは、「脳はバケツリレーのように振る舞う多くの自律的なモジュールから成る、という理論と完全に矛盾する」実験について記述している。イアン・マクギリストが述べるように、「経験はたんに一番上の段階で縫い合わされるのではない……。認識は、感覚階層のさまざまな段階にある信号が、異なる感覚にさえわたって、反響した結果として生じるのだ」。[14] 脳の機能を結びつけるモジュール要素の大半は、皮質下で働く。[15] 聴覚中脳は、他の感覚からの情報にも、分散型で相互接続した脳の全領域からの辺縁系と認知系への入力情報にも、十分にアクセスできる。学習された知識は、無意識的なものになっている。つまり、ＦＦＲなら、脳が聴覚の多くの側面を結びつける様子を明らかにするのにもってこいなのだ。

音に意味を割り当てること——学習——によって、音の処理は変化する。私たちはまず、音に意味があることに気づき、次に、その音をより効率的に処理できるように聴覚系を整える。聴覚中枢などの特定の脳中枢が一緒に機能して、中脳のデフォルトの反応特性を作る。つまり、ＦＦＲはどれか一つの聴覚器官の活動を反映しているのではけっしてない。[16]思い出してほしい。「聞く脳」の働きは非常に幅が広い。聴覚伝導路の内外にある特定の脳中枢は、各自の役目を果たしながらも、もっと広い神経ネットワーク内において一緒に機能する。ＦＦＲは、脳における音の処理の機能的な側面を明らかにする。サウンドマインド全体が音の各要素をうまくコード化しているスナップ写真を、見せてくれるのだ。

音の処理を生物学的に見るための実用的な手段を探っていくうちに、「聞く脳」についての私の考え方は徐々に変化していった。音は、流れ作業をする分業化された脳中枢だけで処理されるのではないとわかってきた。「聞く脳」は感覚・認知・運動・報酬ネットワークを持つ幅広いものだという見方を受け容れて、音とのかかわりについて総体的に考えられるようになった。[17]第Ⅰ部の、一研究室の探究の舞台裏を巡る旅を通して、科学者が頑丈な板材を用いて堅固な床を造ろうとするさまを、少しでもわかっていただけただろうか。第Ⅱ部では、サウンドマインドに関してこれまでにわかっていることを統合し、まだ知らないことを明確にし、今後解明したいことに的を絞って話を進めていく。

第II部

音は私たちを形作る

第5章 音楽はジャックポット――感覚・思考・運動・感情の大当たり

心地良く感じるのならば、それは良い音だ。

――サルヴァトール・スピナ

音楽家の脳

ベートーヴェンの検死解剖に立ち会った医師は、彼の脳は「通常の脳と比べて、脳回（脳の襞《ひだ》の隆起）は二倍多く、裂溝は二倍深いように見えた」と述べている。ところがシューマンの脳は、ベートーヴェンの脳とは違っていた。シューマンの検死をした医師は「脳全体がかなり萎縮」していたと記した。[1]

一九〇〇年代初期になると、音楽家の脳の構造に関するより体系的な研究が、ドイツ人外科医ジークムンド・アウエルバッハによって行なわれた。二〇世紀初頭は医学の移行期で、癌の治療のためにブドウを大量に食べることを奨励する人や、[2]勃起不全の治療のためにヤギの精巣を男性に移植することを主張する人もいたが、そうしたものとは異なり、アウエルバッハの研究は科学的手法に基づいていた。彼は、死後に調査された著名な音楽家の脳は、音楽家でない人の脳よりも、聴覚皮質の一部を含む側頭葉の領域が大きいと報告し、[3]この脳領域がそうした音楽家の音楽的スキルに関与していると結論づけた(彼はのちに、癲癇と脳腫瘍の治療に貢献した)。これが端緒となって多くの研究が行なわれ、音楽家の脳はそうでない人の脳と、実際に構造が異なることが裏づけられた。構造的な差違は、聴覚皮質、[4]体性感覚皮質、[5]運動皮質、[6]脳梁[7]、小脳[8]、皮質[9]内及び皮質下と皮質を結ぶ脳領域内[10]の白質線維束において見出されている。

　ベートーヴェンの驚くべき脳回や、脳の構造について発見されたことが、音楽家の脳の働きに関係しているかどうかは明らかではない。重要なのは、構造的な差異でなく機能的な差異だ。音楽家はそうでない人よりも、楽器の音に対して皮質の強い反応を示す。[11]音楽家の脳のほうが、音パターンの変化や、不協和音や不調和の音に気づきやすい。[12]ロックギタリストの脳は、エレキギターで出すパワーコードに対する反応が大きい。[13]特定の音要素、とりわけ倍音、時間、FMスイープに対して、音楽家の脳は強い反応を示す。このあとで、それを詳しく見てい

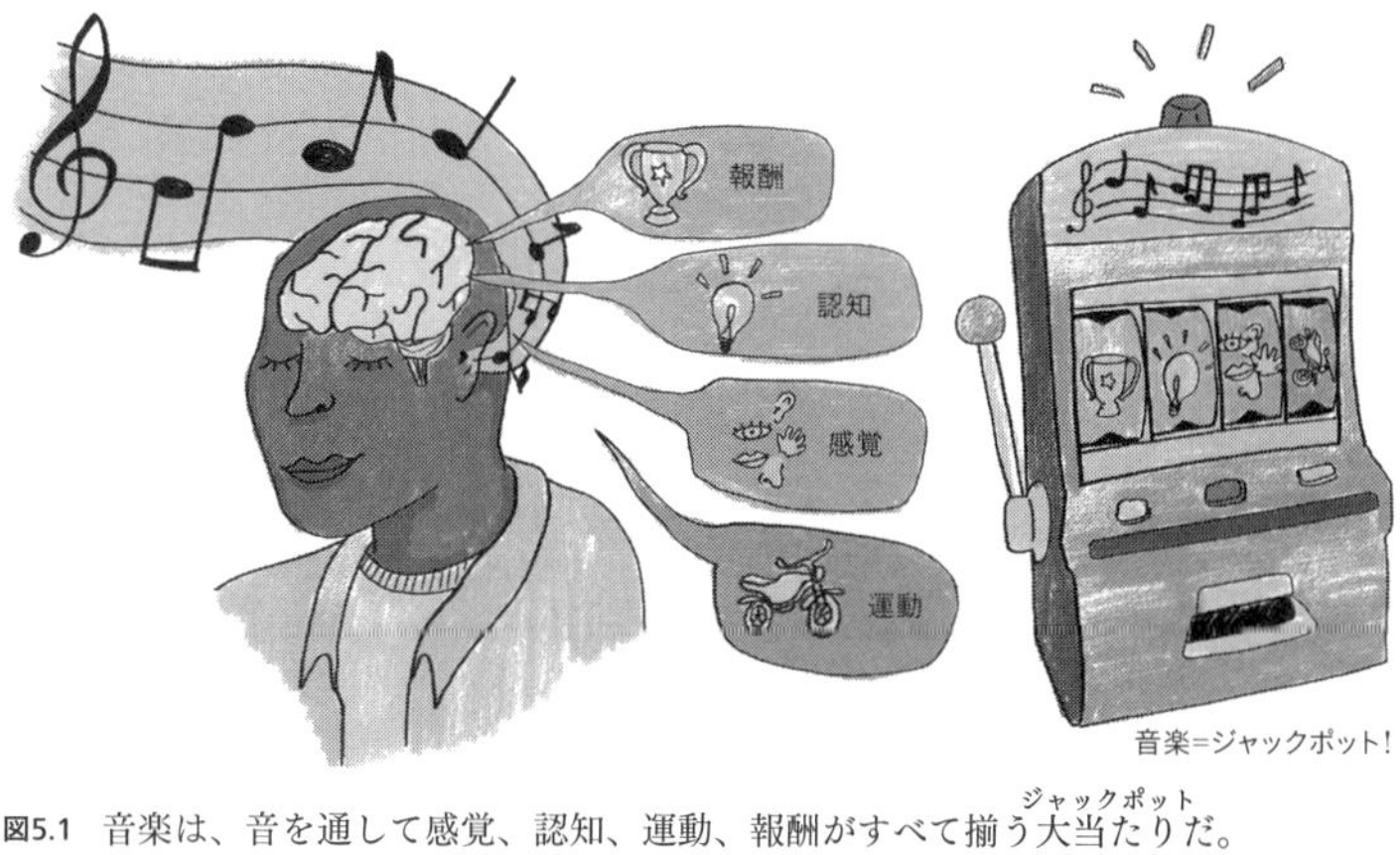

図5.1　音楽は、音を通して感覚、認知、運動、報酬がすべて揃う大当たり《ジャックポット》だ。

こう。[14]

音楽は、感覚・運動・感情・思考の脳とかかわる

サウンドマインドは、私たちの感覚・運動・報酬・認知のネットワークにかかわる幅広い働きをする。[15]音楽はこうしたネットワークを動かす特別な役目を果たし、音を通して学習するための有効な手段となる（図5・1）。

音楽と感覚とのかかわり――聴覚

音楽をすると、サウンドマインドのデフォルト状態、つまり音に対する自動的な反応――私たちの聴覚そのもの――が変わり、自分の音世界にとくに同調する脳が形作られる。

マリ・テルヴァニエミは、音楽家とそうでない人の場合、そして音楽家でも種類が異なる場合には、神経が音を処理する方法に差異があることを最初に示したうちの一人だ。[16]実験参加者に「ディードゥル・ディードゥル・ドゥー」という五音のメロディを、何回か演奏して聴かせる。そして、突然メロディを「ディードゥル・ドゥードゥル・ドゥー」に変えると、脳はこの変化に気づいて、それをミスマッチ陰性電位（MMN）で知らせる。たとえ参加者がメロディに注意を払っていなかったとしても。この新たなメロディに対する音楽家の反応が、音楽家でない人よりも強いことを、マリは発見した。[17]彼女はさらに、ピッチ、音色、持続時間、音の強さ・粗さ、音源の位置、和声の規則に対しても、音

楽家の脳は強い反応を示すことを証明した[18]。

倍音、時間、FMスイープは、「音楽家のしるし」となる音への反応の核をなす（図5・2参照のこと）。音楽をしていると、サウンドマインドは生涯にわたって年を追うごとに強くなる。[19]重要なことに、それは音楽だけでなく、一般的な音、とりわけ話し言葉に対する脳の反応の仕方を変える。

音楽家の脳について私がよく訊ねられる二つの質問がある。一つめは、「音楽家とは、どのような人を指すのか?」。どれほど音楽をすればサウンドマインドに影響を与えられるのか、という意味なら、その答えは、音楽を定期的にする人、ということになる。音楽家といっても特別上手である必要はない。「定期的に」というのは、一週間に数回、三〇分でも音楽をするだけでいい。

二つめは、「演奏する楽器は関係あるのか?」。その答えはイエスでもありノーでもある。「ノー」というのは、声を含めてどの楽器を演奏するかにかかわらず、

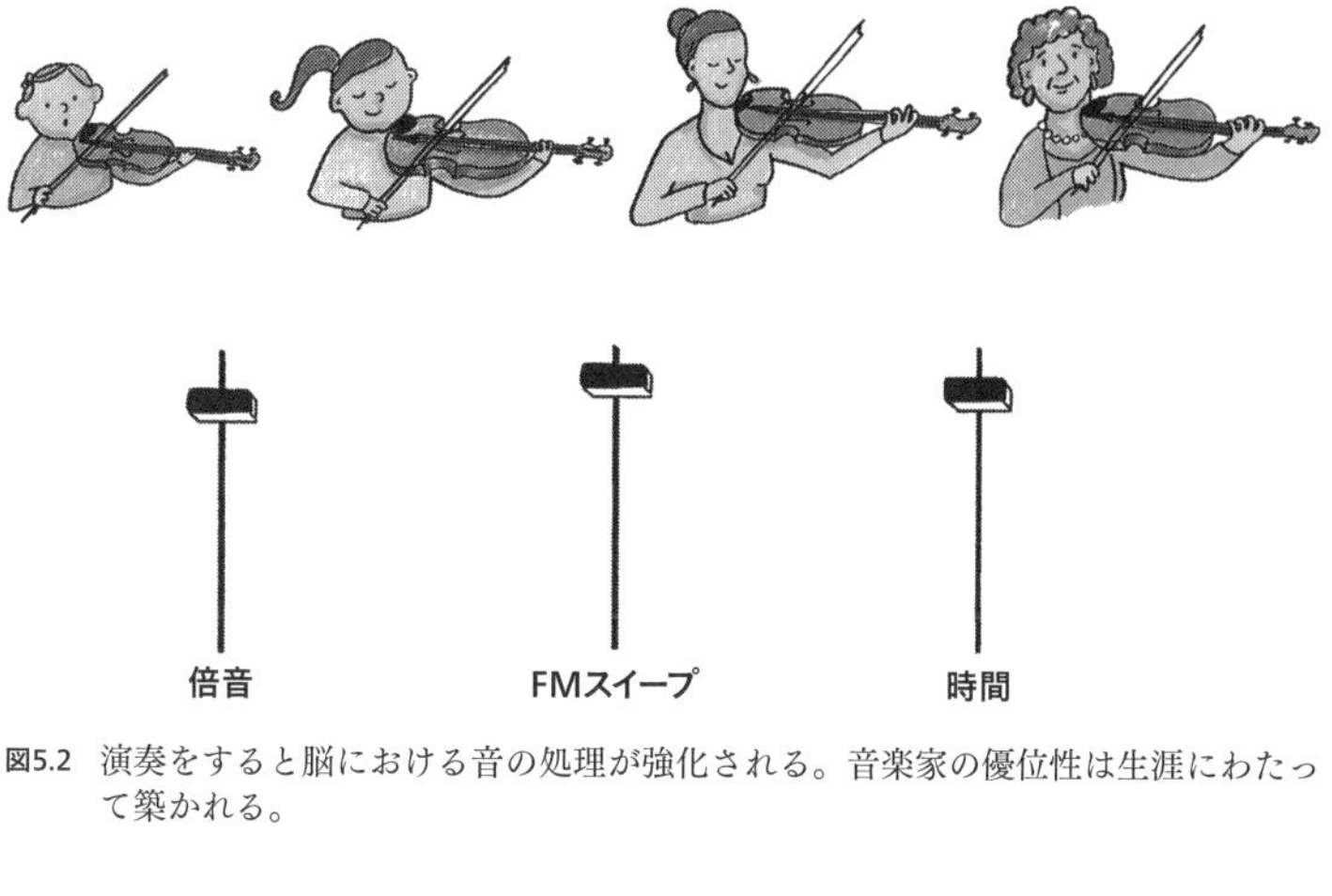

図5.2 演奏をすると脳における音の処理が強化される。音楽家の優位性は生涯にわたって築かれる。

音楽家の脳のしるしでは、時間と倍音とＦＭスイープの処理がうまくなっているからだ。「イエス」というのは、自分が演奏する楽器の音は、サウンドマインドによってとりわけうまく処理されるからだ。バイオリニストとトランペット奏者の脳画像を見ると、どちらも聴覚皮質において、自分の楽器の音を優先的にコード化していることがわかる。[20]バイオリニストとフルート奏者においても同じ発見がなされ、[21]それは図５・３に示すように、中脳における音要素の処理においても見出された。[22]つまり、ピアニストではピアノの音、ファゴット奏者ではファゴットの音への反応が強くなっているのだ。

さらに指揮者となると、部屋のいたるところから届く音の位置を特定する、たぐいまれな能力を示す。[23]

音楽と感覚とのかかわり――聴覚と視覚

楽団で演奏するときには、周囲の人たちを見てきっかけをつかみ、指揮者の指示に従い、楽譜を読むというように、視覚は聴覚と緊密に結びついている。演奏をすると、視覚処理、とりわけ視聴覚の処理が強化される。

大学の鼓笛隊（ドラムコー）は、パーカッション奏者、金管楽器奏

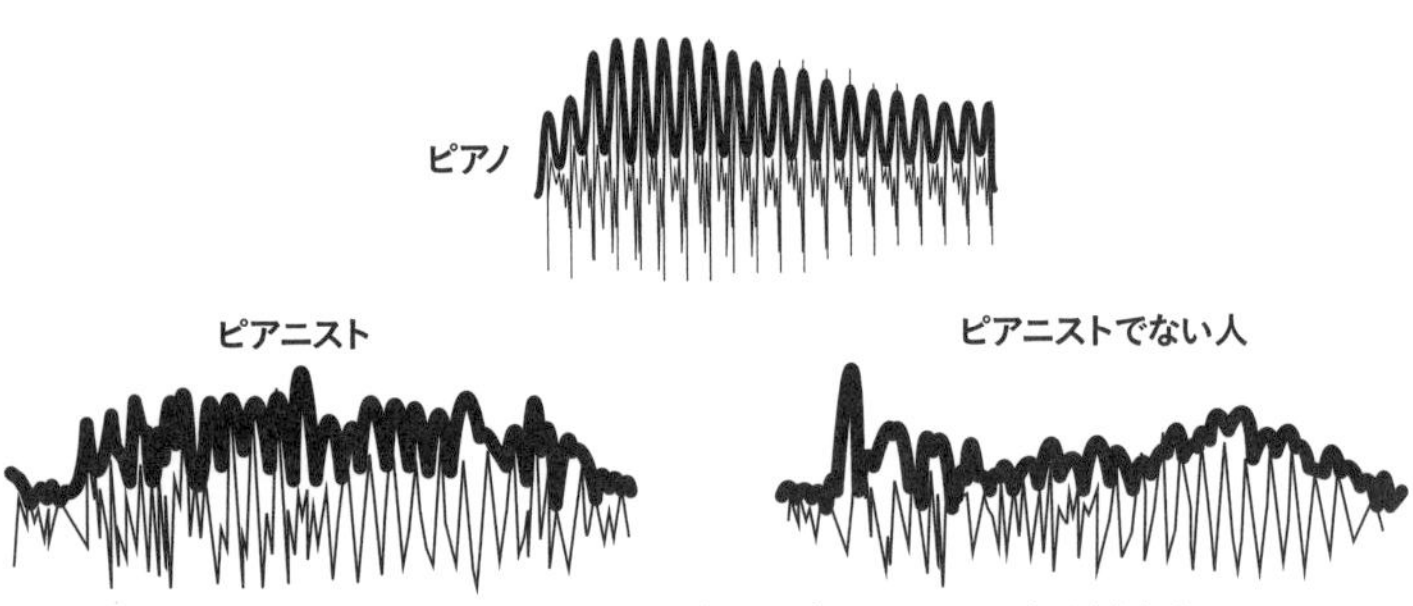

図5.3　音楽家の聴覚脳は、自分が演奏する楽器の音にとりわけ良く反応する。

者、カラーガードから成る。カラーガードは演奏をしない代わりに、フラッグや、ライフル、バトン、サーベルを巧みに動かして、同期した視覚的表現によって演奏を引き立てる。彼らはフラッグを、決まった時間、決まった回数まわしてから、フラッグを回転させながら投げてキャッチすることに熟達している。しかも、隊の何十人もの人たちとぴたりと揃えて行なう。カラーガードの人は視覚スキルの課題をとりわけうまくこなすだろう、と思う人もいるかもしれない。だが、そんなことはない。最も優秀なカラーガードの視覚スキルは、鼓笛隊の他の二パート、とくにパーカッション奏者の視覚スキルに及ばなかった。[24]視覚的タイミングそのものを要する活動をじかに経験するよりも、長年楽器を演奏することのほうが、視覚的タイミングに関するスキルを磨くようだ。

　楽器の音、たとえばチェロの音を聞くと、聴覚脳はチェロの音と似た電気信号を生み出し、これは周波数対応反応（FFR）において見ることができる。音だけを聞いているか、チェロを弾いている人を見ながら聞いているかにかかわらず、音楽家の反応のほうが、少し速く、豊かで、大きい。音楽家とそうでない人の差は、視覚的な情報が加えられるとさらに大きくなる。[25]音楽をしてきたことによって聴覚系と視覚系とが相互に結びつき、聴覚と視覚のスキルが同調しているのだろう。この発見は、音楽経験がサウンドマインドに与える影響に関する、ブレインボルツの最初の論文だった。音楽家は音楽に対する視聴覚の反応が強くなっているというのは驚きではなかったが、予想外だったのは、この視聴覚反応の強化が話し言葉に対しても見られたことだ。チェロの場合と同じように、これは話している人を見ながら話を聞いているときに顕著だった。

　トランペット奏者でもあるガブリエラ・ムサッキアは、フィンランド人のギタリストで私たちの共同研究者であるミッコ・サムズと、この研究のために手を組んだ。ガブリエラは研究の過程で、幼児のためのドラム教室をニューヨーク市に開き、現在では自分の研究室を持っている。

音楽と動きとのかかわり——聴覚と運動

「指使いに注意して！」と、（またしても）私のピアノ教師は言う。「両手をなめらかに正確に動かせば、もっと良い音になります」

ロバート・ザトーレは、音楽経験が神経系に及ぼす影響を探究する、とりわけ多作で影響力のある科学者だ。彼のグループの発見によると、体を動かさずに音楽を聴いているときでも運動皮質は活性化する[26]。さらに、音楽家は演奏について考えるだけでも、運動系が活性化する[27]。これは聴覚系と運動系が、とくに演奏をする人々においては、強く結びついていることを示している。

右利きの人は日常生活において右手で書いたり歯を磨いたりしているために、非対称的な運動皮質地図を持つようになる[28]。具体的には、右手を司る左の運動皮質がとてもよく発達している。左利きの人では逆になる。ところがプロのキーボード奏者は、両手を正確に動かすスキルを磨いてきているので、運動皮質の地図が対称的になる。これは、利き手でないほうの手に関与する地図領域が拡大したためだ[29]。

キーボード奏者と違ってバイオリニストなどの弦楽器奏者は、運動系を明らかに非対称的な方法で動かす。バイオリニストの左手は、右手と比べてじつに器用にちがいない。正しい音を奏でるためには、正しい弦の正しい位置に、左手のそれぞれの指を素早く動かさなければならない。むろん右手も動いているが、各指を正確に別々に動かす必要はない。これは科学者にとって、被験者内に統制群がいるという理想的な状況だ。一人のバイオリニストにおいて、左指と右指に対応する運動地図と体性感覚地図を調べることができるのだ。果たしてバイオリニストでは、左手の指を司る皮質領域が拡大して、通常は掌《てのひら》にマップされる領域から脳の領土を奪っている。右手の指を司る領域では、指の領土のそうした拡大は見られない。[30] さらに、左指領域の拡大の度合いは、演奏歴の長さと相関関係にある。つまり、とりわけ大きな左指の地図が、バイオリンを習い始める前から遺伝的に決定されたものであった可能性は排除される。

演奏は射撃訓練に似ている。的の中心に当たると望む音が出て、自分が出している音と出したい音とを比較し続けていく。この訓練では、メトロノームや他の人の演奏といった聴覚環境の時間的特性に、自分の動きを合わせなければならない。音と動きは融合して、非言語的な形の思考と知識になる。私たちはそれを、脳の中に見ることができる。

音楽と感情とのかかわり――聴覚と報酬

朝起きて、気分がすぐれないときがある。それでも、ほんの数分間ピアノを弾くと元気が出てくる。自転車に乗って仕事に向かう頃には、すべてのことがより良く感じられる。

音楽は情動の言語だと言われている。[31] 両親と赤ん坊の最初の結びつきが、歌によるものの場合もある。音楽と情動とのかかわりを支持する、説得力のある科学的文献はたくさんある。たとえば情動が動かされると、皮膚コンダクタンス（汗）、表情、心拍数、血圧、呼吸数、体温が変化するといった、生理的反応が生じる。音楽はこうした反応をすべて引き起こす。[32]

音楽は脳の報酬系回路を活性化する。情動反応を引き起こす脳の基盤は、扁桃体《へんとうたい》、側坐核《そくざかく》、尾状核《びじょうかく》を含む辺縁系に座している。[33] 心地良い音楽を聴くことによって生じる情動は、食べ物やセックス、お金、常習性薬物に反応するのと同じ脳領域を活性化させる。[34] 私がとりわけ注目しているのは、ザトーレの研究室による報告だ。楽曲のクライマックスのまっただなかだけでなく、クライマックスを予期する間にも、ドーパミンが辺縁系の下位領域において分泌されるという。[35] 音楽をするだけでなく、音楽のことを考えるだけでも、情動は動かされる。それは、家から離れたところで家について考えるときの反応に似ていると思う。音楽は不協和音を生じさせ、ときとしてずっと遠くで渦巻いても、最後には協和音に移行して安定した状態に戻る。情動と音楽についての別の実験では、参加者に新譜を聴かせたあとに、その歌をもう一度聴くためにいくら払うかを訊ね、評価してもらった。彼らが払いたいという金額は、最初に聴いたときに辺縁系において観察された活性化の度合いによって予測できた。[36]

音楽が大嫌いだ、あるいはそこまでいかなくとも、音楽を聞いても何も感じない、といった人たちがいる。アンヘドニア（音楽無快楽症）と呼ばれるものだ。こうした人も、セックスや食べ物やドラッグやお金に対しては普通の反応を示すので、鬱《うつ》状態になっているのでも、他の症状によって広範囲にわたる無感情が引き起こされているのでもない。彼らはただ、音楽にまったく無関心なのだ。その証拠に音楽無快楽症の人では、音楽を聴いていても心地良い情動に伴う皮膚コンダクタンスや心拍数の変化のような生理的反応が見られず[37]、辺縁系の活動は少ないが、金を賭けてギャンブルをしていると通常の活性化を示す。[38]

私たちは発せられた言葉を認識する前にさえ、愛着がある人の声に反応を示す。その声の音に、それまでその人と築いてきた情動的な結びつきを感じるからだ。ブレインボルツでは、音楽家とそうでない人を比較し、サウンドマインドが乳児の泣き声のような情動的な音に敏感かどうかを調査した。音楽家でない人は、泣き声のピッチ（基本周波数）をたどることに神経のエネルギーを使い、音楽家よりもピッチをうまく処理する一方、音楽家だと情動を帯びた倍音成分に強く反応することを発見した[39]。音楽家は、神経のエネルギーを「節約」して、泣き声のきわめて重要な要素――乳児が母親を必要としているのか、あるいはしばらく泣かせておくほうがいいのかを教えてくれる要素――にだけ強い反応を示したのだ（図5・4）。

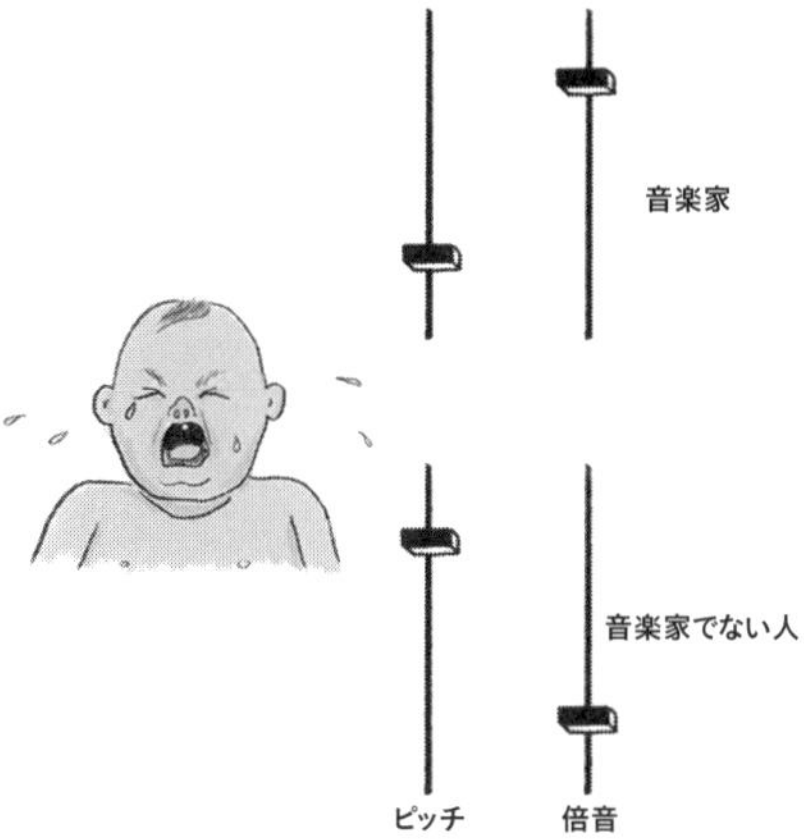

図5.4 情動に訴える音の聴覚処理。音楽家でない人の脳は基本周波数に焦点が当てられている。音楽家の脳は倍音成分に強く反応する。

音楽と思考とのかかわり――記憶と注意

私は息子たちからとても多くのことを学ぶ。三〇代になる真ん中の息子は、素晴らしいピアニストだ。七歳ぐらいのときに楽譜を見ずに練習曲を弾いているのに気づいた私は、「すごいわ、そらで（by heart）覚えたのね！」と言った。息子は間髪を入れずに「ちがうよ、ママ。頭で（by brain）だよ」

と答えた。たいしたものだ。

そらで――まあ、頭で――覚えて演奏するには、注意と記憶が欠かせない。私たちは音のパターンや、記譜法や、指使いのパターン、音符の名前、音楽用語、音楽的期待（楽曲の調、転調、主題、和声の関係）を記憶しなければならない。記憶によって私たちは、好きな箇所から一節を選んで演奏したり、暗譜で演奏したりできる。注意も不可欠だ。私たちは自分が出している音に、注意を集中して耳を傾け、必要に応じて瞬時に音を調整する。グループの人たちとテンポと強弱を一致させる、楽譜に集中する、気をそらす音を遮断する、指使いや弓の動かし方、管楽器を吹く口つき、呼吸のコントロールに焦点を合わせる、長い練習を続ける、といったことにも注意が用いられる。

演奏するときには、注意と記憶を行使する。他のスキルと同じように、使えば使うほど上達するのだから、演奏するとこうした認知能力が高められると言ってよいだろう。

本を読みながら内容を理解する能力は、ワーキングメモリー（作業記憶）にかかっている。今読んでいる部分を理解するためには、読んだばかりの内容を覚えていなければならない。誰かと話をするとき、価値のあるやりとりをするには会話に「ついて」いかなければならない。これもワーキングメモリーによって可能になる。聴覚のワーキングメモリーを評価する方法として、提示された単語のリストを何らかの操作を加えて思い出すというテストがある。たとえば、読み上げられる動物名をよく聞いて、その中から哺乳類だけを復唱したり、動物名を指示に従って並べ替えたりする。

音楽家がある楽節を――楽譜を読んだり、他の人の演奏や録音された曲を聴いたりして――習得しようとするなら、近づけたい音のモデルを頭に置きながら、演奏にかかる物理的な難しさを解消しなければならない。概して音楽家はそうでない人よりも、言語記憶、[40]ワーキングメモリー、[41]順序付け[42]といった幅広い種類の課題において優っている（図5・5）。

　注意の課題においても、音楽家はそうでない人よりたいてい優れている。[43]注意に関する実験では、次から次へと別の課題に注意を移したり、気を散らす音への反応を抑えながら対象の音に反応しなければならなかったりする。他の人たちの話を無視しながら、話す相手に焦点を合わすというような課題もある。

　多くの研究が示すところによると、音楽家はそうでない人よりも、こうした注意能力に関与する脳領域が優先的に活性化する。[44]サウンドマインドに関しては、聴覚的注意とワーキングメモリーのスキルは、カギとなる音要素の生物学的処理と相関関係にある。[45]

音楽と思考とのかかわり――創造性

　即興演奏の源は創造性だ。医師であり音楽家でもあるチャールズ・リムは、ＭＲＩスキャナー内で音楽家

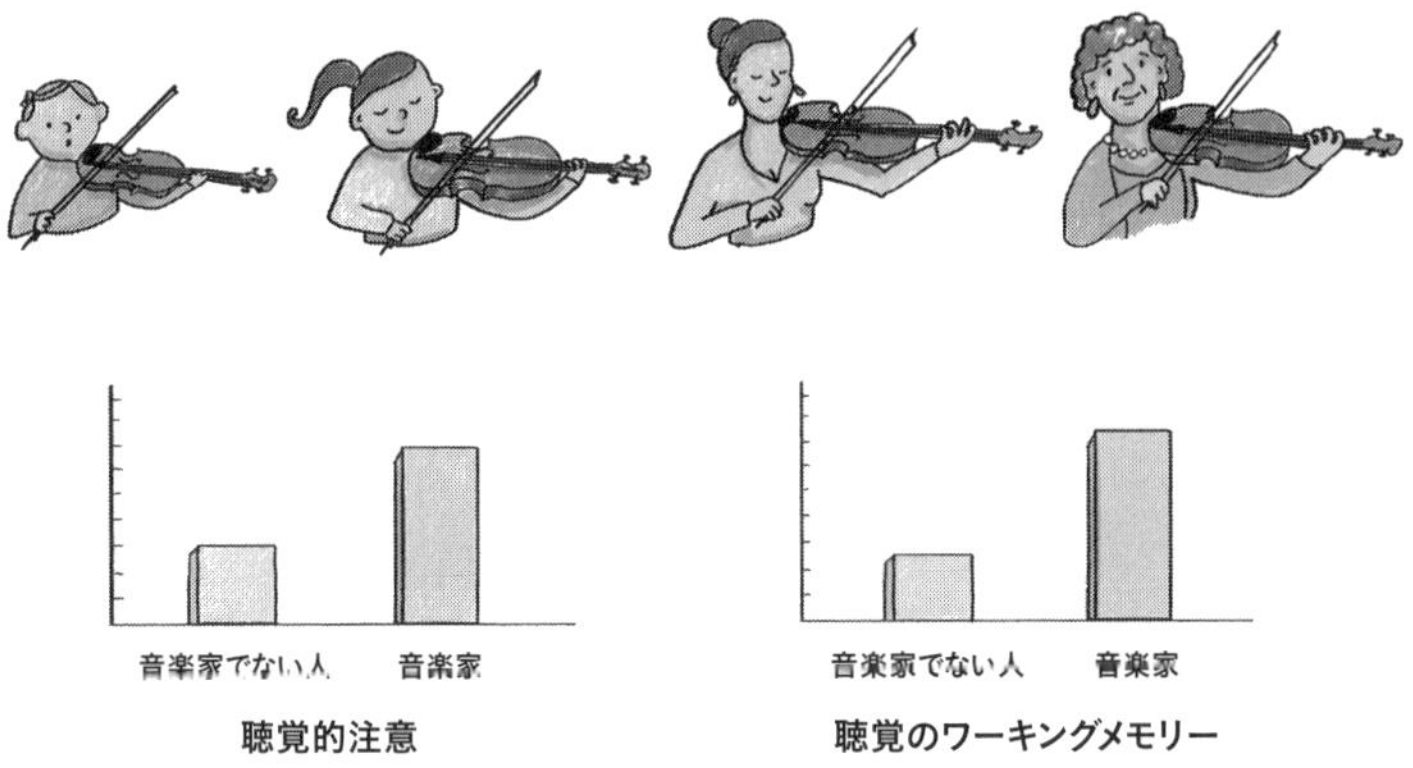

図5.5　音楽家は音楽家でない人よりも、聴覚的注意とワーキングメモリーが生涯にわたって優っている。

にキーボードで即興演奏をさせながら、その人の脳を調べた。すると、前頭葉の大部分は活動が減少していた。[46]通常こうした領域は、適切な振る舞いも含めた自分の行動を監視することに関与する。即興演奏のためには、自らによる監視から解放されなければならない。だがそれも、途方もない時間をかけ、意図的で意識的な練習を重ねてこそ可能になる。ジャズピアニストのハービー・ハンコックは、人生経験が作曲の選択に影響を与えると述べるが、「それがどのように表現されるかには、ただ驚くばかりだ」と強調する。[47]

音楽が、注意、ワーキングメモリー、創造性といった認知能力を強める最善の方法の一つであることは間違いない。驚くべきことに音楽による認知の強化は、音楽以外の活動にも影響を与える。最も顕著なのは話し言葉だ。

音楽を医療に取り入れる

テッド・ジョイアは著書『ヒーリングソング（*Healing Songs*）[48]』で、フランスのベネディクト会の修道士が、第二バチカン公会議により詠唱禁止の命が下されたときに健康を損なったことについて述べている。修道士たちは落ち着きがなくなり、苛立って慢性的な疲労を感じるようになった。身体的健康状態も悪化し、疾病率が急激に高まった。だが、詠唱が再び行なわれるようになると、健康と幸福を取り戻したという。

トゥレット症候群における不随意運動のチックは、演奏しているときに抑えられることがある。[49]オリヴァー・サックスは、トゥレット症候群を抱える人たちのドラムサークルの活動の様子を語っている。初めは混沌とした状態だったが、バラバラだった動きは最終的には揃って、みなが協調したリズムを奏でるようになり、まるで互いの神経系が結びついているかのようだった[50]。カントリー歌手のメル・ティリスは、話すときには吃音《きつおん》になるが、歌うときには吃音が出なかった、という話もある。

　こうした逸話から、音楽は精神的・身体的健康状態と結びついていることがわかる。この結びつきは古代から現在に至るまで続いている[51]。音楽療法はこの本の範囲を超える大きなトピックだが、音楽は医療の本流の中でますます用いられるようになっている[52]。外傷性脳損傷の治療[53]、戦争や災害の被害者のストレス軽減[54]、難病に伴うストレスに対処する[55]のにも役立っている。認知症における記憶の喪失を緩和[56]し、自閉症の子供[57]や、言語の遅れや読字に困難のある子供[58]の言語スキルを高めることもできる。音楽は、パーキンソン病[59]や、脳卒中[60]、呼吸や嚥下《えんげ》や発話の困難[61]のような、運動障害にも効果的な療法だ。聴覚障害のある子が、韻律

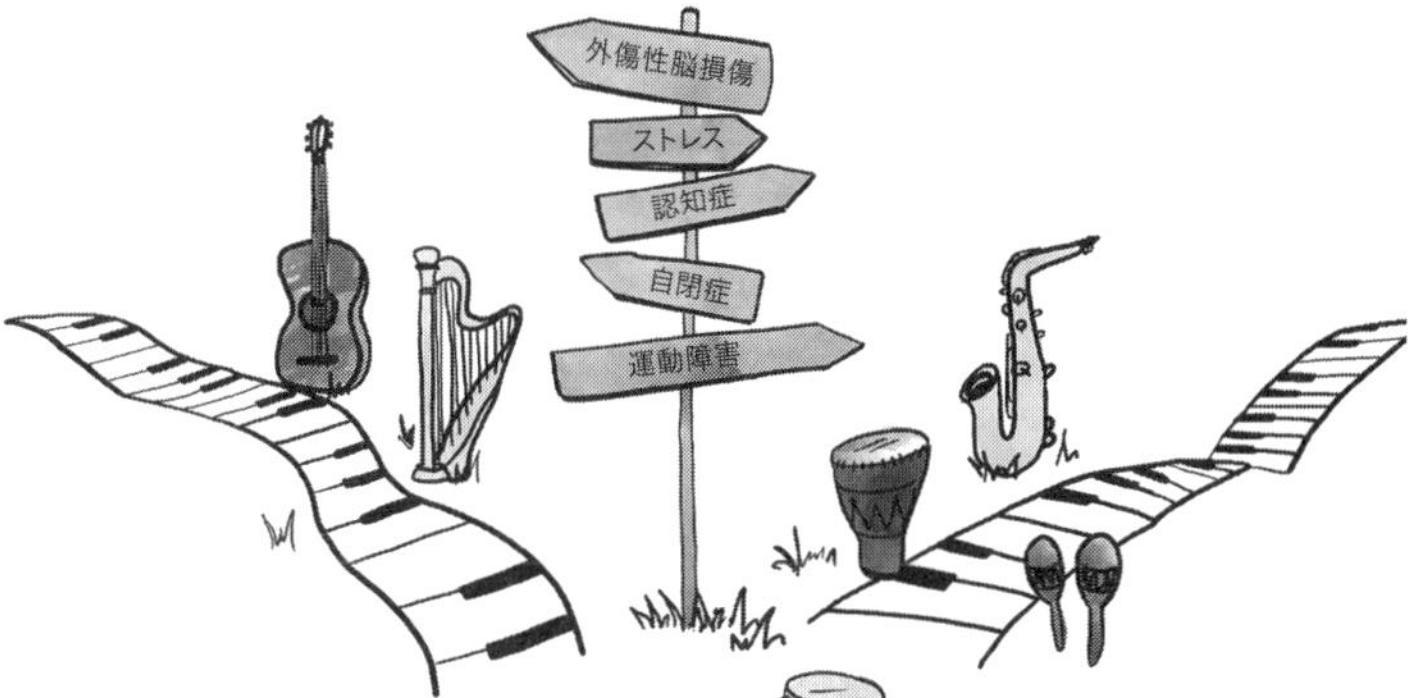

図5.6　2018年にノースウェスタン大学で開催された音楽療法会議のロゴ。

〔発話にある抑揚や強勢など〕を利用して、話し言葉を理解できるように、音楽を用いてトレーニングすることもできる。[62] こうした幅広い利用方法は、ノースウェスタン大学における直近の音楽療法会議のロゴに集約されている（図5・6）。ブレインボルツのウェブサイトにも、このロゴを掲載している。

音楽療法は、私たちの運動・思考・感覚・感情と、サウンドマインドとの結びつきを利用する。サウンドマインドとこうした重要な脳機能との特権的な結びつきがあるからこそ、音楽は力強い癒しとなる。音楽はまだ掘り起こされていない源泉で、医療の発展に寄与する大きな力を秘めている。サウンドマインドは、その中心にある。

第6章 頭の中のリズム、頭の外のリズム

音は時間を失うと意味も失う。

私は毎晩眠りにつく前に、ベッドの中で夫に読み聞かせをしてもらう。お気に入りのテディベアが二人の間に入りこんで、一緒に聴いている。一日の終わりにふさわしい、至福のときだ。私たちはわざと読んだことのある本を選ぶ。たびたび登場するのは、E・B・ホワイトの古典的な児童書と、ハリー・ポッターシリーズ。だから、眠りに落ちて重要な部分を聞き逃しても大丈夫だ。しばらくすると——とても疲れているときはほんの数分で——言葉の意味は音によって徐々にかき消される。言葉とストーリーではなく音とリズムが聞こえ始め、アクセントの強弱が繰り返され、穏やかでやすらぐような、宝物のような経験になる。長い一日の終わりに、私を慰めて落ち着かせてくれる時間だ。

どうしてリズムは大切なのだろうか？　リズムは私たちを世界と結びつける。聞くにも話すにも、騒がしい場所で話を理解するにも、歩くにも、人に対して抱く感情においてさえ、リズムが重要な役割を果たしている。

リズムは、単なる音楽の構成要素以上のものだ。ただし、リズムという言葉を聞いて真っ先に思い

浮かぶのは、やはり音楽だろう。ドラム演奏、ジャズ、ロックンロール、マーチングバンド、バケツを木のスプーンで叩く路上パフォーマンス、ドラムサークル、拍子記号。クイーンの「ウィ・ウィル・ウィ・ウィル・ロック・ユー」に合わせてダンスフロアで繰り広げられる足踏みと手拍子、ボイスパーカッション、おまじない、マントラ、祈り。音楽以外にも私たちは、さまざまなリズムを経験する。四季折々の変化や、生理の周期、精神的・身体的な好不調を二四時間周期で繰り返す概日《がいじつ》リズムもある。カエルはリズミカルに鳴いて仲間を惹きつけ、リズムを変えて怒りを伝える。潮の満ち引き、一七年ごとに一斉に羽化する周期ゼミ、月の満ち欠け、天体軌道上の近地点と遠地点も、自然界で生じるリズムの例だ。人間が作るリズムには構造が伴うものがある。たとえば格子状に走る道路、信号、トウモロコシ畑、野球場の外野に敷かれた芝生の模様、キッチンカウンターの裏側の汚れよけパネル、視覚芸術における幾何学的な空間パターン。

生物学的に逃れられないかのごとく、リズムを保ち続けずにはいられない、という人たちがいる。音楽家である夫は、一緒に演奏しているさいちゅうに私が曲の途中でストップしようものなら、ひどく怒りだす。夫はどうしても脈を打ち続けなければならない。私はハイキングについては同じように譲れないものがある。どれだけ疲れても動き続けなければならない。一歩一歩、たとえ速度がかなり落ちても、力尽きていようとも。

音楽とリズムは古今東西の文化に根付いている。[1] 泣いている赤ん坊をあやすために、リズミカルにゆすらない親などいるだろうか？　リズムパターンを構成する音と無音の反復があるからこそ、ダンスをしたり、楽曲を覚えて演奏したり、集団で歌ったり演奏したりドラムを叩いたりすることができる。リズムは何千年間も、社会のメンバーを結びつけるために用いられてきた。たとえば修道会における詠唱、軍隊の訓練で唱和される行進曲。数千年前の叙事詩は、ホメロスの叙事詩のように、覚えやすいリズムをつけて詠唱されたり歌われたりした[2]。反復的だったり複雑だったりする作業にリズムが伴うと、退屈でなくなったり、仕事がはかどったりする。岩石を砕く重労働をする人たちは、単調な歌を歌いながらリズムにのって大型ハンマーを振るい続ける[3]。ガーナの郵便局員は独特なリズムで消印を押す[4]。イランのラグ織工は複雑な音楽的構造を持つ歌で、織りのパターンを織工仲間に伝える[5]。どの音楽体系にも音楽ジャンルにも、系統だったリズムのモチーフがある。いや、リズムの普遍性こそが、生物にはリズムの認識と生成をする機能があるという証拠だ[6]。脳のリズムは、意識そのものの基盤として注目されている[7]。

リズムについて考えるときに、すぐに心に浮かばないだろうものが、言語だ。高校の文学の授業で、アイアンバス、トロキー、アナペストといった韻脚〔韻文や詩のリズムの基本単位〕について学んだ人もいるかもしれない。ところが詩の文脈以外では、私たちは特定のリズムを持つ話し言葉について考えることはめったにない。そもそも私たちは、「ビル、準備できた？（Oy Bill——you ready yet?）」のように話すのであって、詩の韻律を形成するように「おい、ビル／もう行く／時間じゃ／ないかい？（Hey there Bill,/do you think/it is now/time to go?）」とは言わない。リズムと読字についてはどうか？ 詩を読むのでもなければ、リズムと文字を読むことを結びつけないだろう。だが実際には、リズムは言語的なコミュニケーションそのものにとって必要な要素なのだ。

速いリズム、遅いリズム

リズムは、時間の長さから捉えることができる。話し言葉には音素・音節・単語・文という、異なる長さのリズム単位があり、それぞれの長さに応じた割合で話し言葉の中に現れる。話し言葉がさまざまな長さのリズム単位から成ることはわかるだろう。最も短いのは、文字の一つひとつが作る音である音素で、一方、文や思考のまとまりという長いリズムの単位で見ると、音量とピッチはゆっくりと上下する。後者は、私が眠りに落ちる夜の読み聞かせのリズムだ。話し言葉のこうした要素が絡み合って

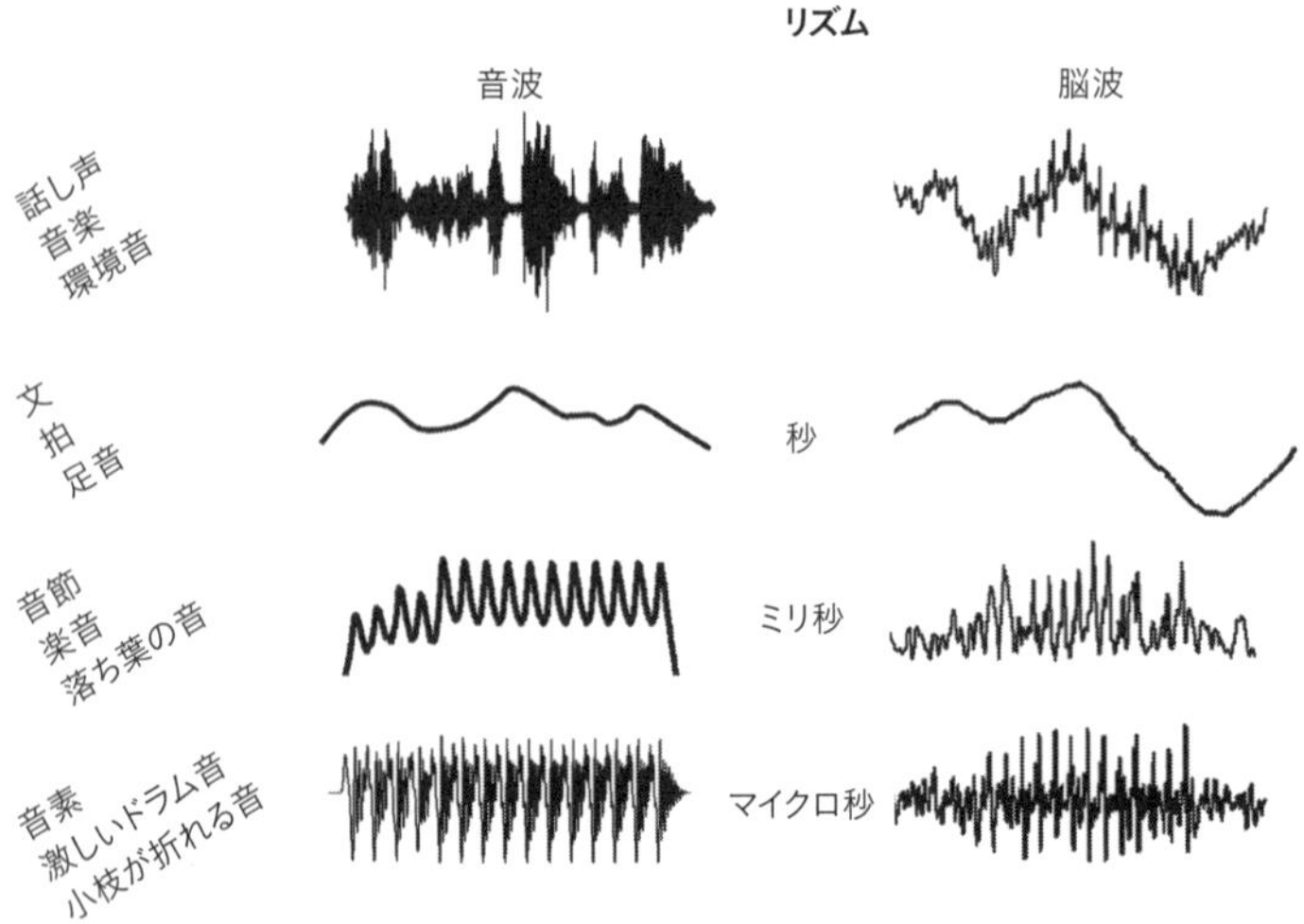

図6.1 音波と脳波は、緩急あるリズムで生じる（最上段）。秒単位で測定すると、音は全体的に幅広い波形を描いて上下する緩やかな傾斜となって表れる（2段目の左側）。これを拡大してみると、ピッチに相当する繰り返される波がある（3段目の左側）。大人の話し声の基本周波数はおよそ80〜250ヘルツの間で、数十ミリ秒単位だ。さらに拡大すると、数千ヘルツまでの周波数を持つ母音と子音になる（4段目の左側）。こうしたそれぞれの時間単位（秒、ミリ秒、マイクロ秒）の波が、脳の中で同時に保たれている（右側）。

リズムを構成し、リズムはサウンドマインドによって処理される。話し言葉の遅い部分（たとえば、上下するピッチ）に焦点を合わせて、速い部分（言葉の意味を伝える母音と子音の音）を無視したり、逆に遅い部分のみ無視したりしようとすることはできる。だが、普通はうまくいかないし、それが必要な状況はめったにない。

この時間的な階層は音楽にもある。音楽は、ゆっくりしたフレーズ、一定間隔で刻まれるビート、長い持続音、素早く変化する音、細かなトリル、ドラムの轟音などが混ざり合っている。環境音にも時間的に絡み合った構造があり、森の中を歩くと、ゆっくりした足音、かさかさと落ち葉を踏みしめる音、小枝が急に折れる音が同時に聞こえる。音がさまざまな長さの単位で構成されているのと同じように、脳のリズムにもさまざまな速度がある。皮質下の器官はマイクロ秒の時間を処理し、皮質は長い時間尺度の音をうまく統合する。

脳は、休んでいるときも活動をしているときもリズムを生み出している。話し言葉を聞いているとき、脳の速いリズムは、ほんの一瞬しかない子音という速い音素に同調する。脳の中くらいの速さのリズムは音節の速度をたどり、もっと遅いリズムは句と文のゆっくりした上下に対応する。[8]* 音楽を聴いているときにも、同じような脳のリズムパターンが生じている。

＊＝こうした脳のリズム（周波数による脳波の分類）にはギリシア文字の名前がついている。周波数の境目は正確に決まっているわけではないが、おおまかに言って、遅いのがデルタ（一〜三ヘルツ）とシータ（四〜八ヘルツ）で、速いのがガンマ（三〇〜七〇ヘルツ）。アルファとベータはその間にある。脳のリズムの範囲は文（遅い）から音素（速い）にまでまたがる。

リズムは私たちの中にある

誰もが耳にしたことがあるだろう。習いたてのピアノを弾く子供の演奏を。「インシー・ウィンシー・スパイダー」（「静かな湖畔の森のかげから」のメロディ）や「フレール・ジャック」（「グーチョキパーでなにつくろ」のメロディ）がポロンポロンとピアノから響いてくる。初心者にとって大事なのは正しい音符を弾くことだ。正しい鍵を押せれば、正しい長さでなくてもいい。我が子が（ほぼ）正しい音を、めちゃくちゃな音の長さで弾くのを聴くと、心温まる。テンポが合っていたり外れていたりする演奏を耳にすると、脳に何が起こるのだろうか？

一分間におよそ一四四拍で打つメトロノームを想像してほしい。アレグロの速度だ。このテンポのポピュラーソングに、ブロンディの「コール・ミー」、ビートルズの「バック・イン・ザ・USSR」、ローリング・ストーンズの「サティスファクション」がある。別の測り方で言えば、これらの歌では拍と拍の間が二分の一秒ほど空いている。この速さでコンガだけを演奏して、その音に対する脳波を記録すると、二分の一秒ごとに繰り返す規則的な神経活動が見えるだろう（ドン、ドン、ドン、ドン。あるいはワン、ツー、スリー、フォー）。だが、このテンポの歌に合わせてコンガを叩く音を聴くと、何が起きるか？　脳は、新たなリズムを生み出すのだ！　二分の一秒ごとの反応のピーク（音楽的に言って「一体感」があるタイミング）に加えて、別のもっと小さいピークがその間に生じる（ワンとツーとスリーとフォーと。ビートルズの曲では「FLEW in FROM mi-AM-i BEACH」のように、小文字の部分が小さいピークになる）。脳は、歌の拍子を構成する強いペアと弱いペアを作り出している。つまり、脳は音楽の明瞭なリズムと暗示されたリズムの両方を、生み出して強化するのだ。[9] 脳波のこの特別なリズムは、歌をコンガの拍子と故意にずらすと生じない。リズムを作り出す脳についての同様の例を、ブレインボルツの卒業生キミ・リーが示している。彼女は、話し言葉にある同一の音でも、その音が四拍のうちの「一拍目」のときに生じると基本周波数への反応が強くなることを発見した。[10] ドラムのリズムに対するサウンドマインドの反応は、聴覚の状況によって巧妙に形作られる。音を聴くとリズム構成は自動的にできあがり、予期したリズムでないと、脳は異なる方法で振る舞う。私たちは生まれつき体内にリズム感を持っているからだ。

リズム知能

「シェーヴ・アンド・ア・ヘアカット・トゥービッツ」（「猫ふんじゃった」の最後のタッタカタッタ、タ、タ）という聞き慣れたリズムを想像して、テーブルを指で軽く叩いてほしい。七回叩いただろうか？ 今度は、そのリズムをまた想像しながら、足を踏み鳴らしてほしい。また七回だろうか？ あるいはもっと少なかった？ 私は指でテーブルを叩くときには、音ごとに叩く（休止部分は無視する）。音楽に合わせて足を踏み鳴らしたり指を鳴らしたりするときには、普通は音ごとではなく歌の拍子に合わせる。テーブルを指で叩くとき、「音」のところで叩いて「無音」を無視するときには、リズムパターンを刻んでいて、各音がどのくらいの長さなのか、どこに休止が入るのかをたどっている。足を踏み鳴らすときには、曲の拍子に合わせて四回踏み鳴らすので、この例では無音の拍子も含まれる（図6・2）。

音楽には拍子とリズムパターンがあり、拍子は拍子記号によって、リズムパターンは音と休止の長さによって表される。

　リズムを研究する前なら、リズムパターンを取るのと拍子を取るのに必要なスキルについて訊ねられたとしたら「両方とも上手か、両方とも上手でないかのどちらかでしょうね」と私は答えただろう。拍子に合わせて足を踏み鳴らすことができるのなら、リズムパターンに合わせて指で叩くこともできる。そう思うでしょう？

　ところが、じつは違ったのだ。リズム知能にはさまざまな種類がある。一つのリズム課題の成績を、別のリズム課題の成績から予測することはできない。これが最初にわかったのは、一つのリズム能力は損なわれても別のリズム能力は損なわれないことがあるという、脳損傷を負った人の極端な症例からだった[11]。以来、リズム能力の差異はこの系の働きにとって重要なものだとわかってきている[12]。リズムスキルの差違は誰にでもあり、「リズム感」はあるかないか《オール・オア・ナッシング》の能力ではないとわかる。さらに興味深いことに、どのリズムスキルに長けているかがその人の言語スキルに影響する、という考えも裏づけられる。拍子を取るスキルとリズムパターンのスキルの両方が、言語の発達と読む能力を予測する[13]が、騒音下での話の理解に影響を及ぼす[14]のは、リズムパ

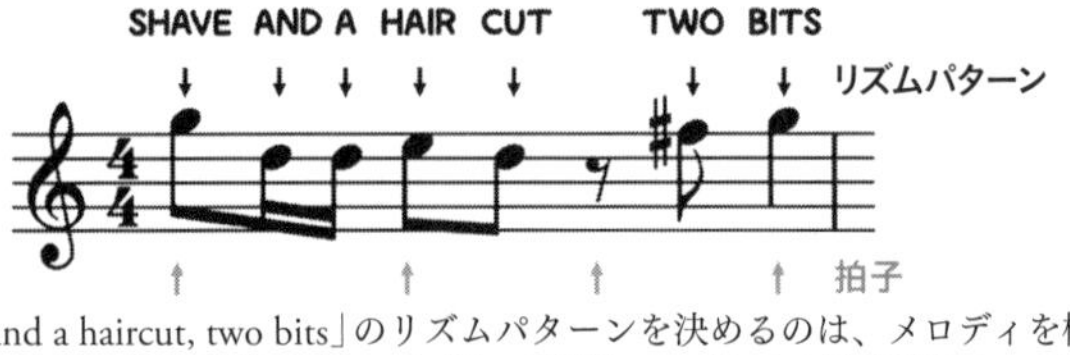

図6.2 「Shave and a haircut, two bits」のリズムパターンを決めるのは、メロディを構成する音符と休符の持続時間だ（上の矢印）。楽譜では、拍子は拍子記号（この場合は４分の４拍子）によって示される。下の矢印は４つの拍を示し、音符のときもあれば休符のときもある。拍子に合わせて足を踏み鳴らしながら、リズムパターンに合わせて指で叩くことが、あなたはできるだろうか？

ターンの能力だけだ。それを詳しく見ていこう。

脳のリズム

リズムパターンのスキルは脳の遅いリズム（秒）と関連し、拍子を取るスキルは脳の速いリズム（ミリ秒とマイクロ秒）と関連する[15]（図6・3）。音素、音節、文は、それぞれマイクロ秒、ミリ秒、秒の時間単位だ。脳のリズムは、幼児や児童における言語の発達を予測し[16]、言語に関連する強みと障害や、騒音下で聞くときに聴覚場面を理解する能力にも影響を与える。

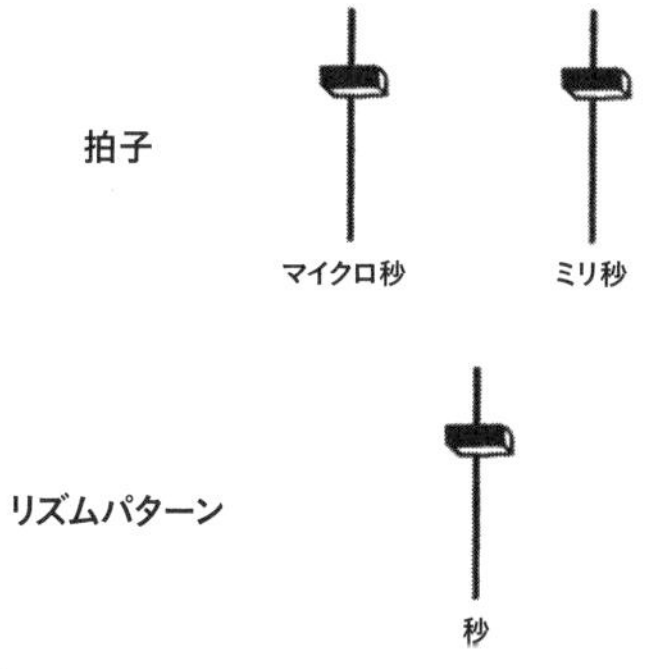

図6.3 拍子に合わせて踏み鳴らす音は、マイクロ秒からミリ秒までの時間単位で、音のリズムと脳のリズムに一致する。リズムパターンを刻む音は、もっと遅い秒の時間単位で、音のリズムと脳のリズムに対応する。

リズムは言語にも聴くことにもかかわる

リズムは言語と関連する。リズムパターンの差に気づき、さらに拍子に合わせて足を踏み鳴らすことができる子供は、読み書きを容易に学ぶ[17]。ディスレクシア（読み書き障害）[19]がある子は大きくなっても、拍子を取るいくつかのスキルが不足している[18]。私たちは、十代の若者と三歳児[20]を対象にした研究により、拍子を取ることと言語の発達との関連を見出した。一見して無関係とも思える、リズムのスキルと読み書きのスキルとは、どのように結びつくのだろうか？

詩の押韻だけでなく、言語には実際にリズムがある。リズムは本来、発音の一部だ。一つの単語の中でさえ、リズムは重要だ。「レコード」「コントラスト」「プロジェクト」「プロデュース」は、どの音節に強勢が置かれるかによって名詞にも動詞にもなる。話すことにもリズムがある。YouTubeで「drumming to speech」と検索すると、会話のリズムにドラムを重ねた素晴らしい例がいくつも見つかる。私のお気に入りは、映画「夢のチョコレート工場」（一九七一年）からの一場面を用いた動画だ。ジーン・ワイルダー扮する工場長ウィリーとジョーじいさんとの対話のリズムに合わせて、ドラマーが演奏しているので、話のリズムをはっきりと聞き取れる。タブラ（インドの太鼓）奏者のザキール・フセインは、赤ん坊のときに父親から、タブラを叩く音のリズムを用いて話すことを教わったという。タブラでは各指の動きに一音節が割り当てられていて、タブラの演奏はフレーズを用いて話すようなものだ。どの言語でも、音節の強勢や長さやピッチの変化によって、話し言葉に明確なリズムが生まれる。このことを痛切に感じたのは、リズムと言語に関する私のスピーチに合わせて、ザキールがコンガを演奏してくれたときだった。端的に言えば、話のリズムは、重要な情報の始まりと終わりを教えてくれる。強いアクセントが置かれた音節はほぼ決まった間隔で聞こえ、情報の大半を伝える。リズムが流れ続けていると、聞く人はリズムがもたらす予期によって文の要点がわかるので、話の内容を理解しやすくなる。[21] 話が理解できると、読むことを学ぶときに、言語の音と文字とを結びつけられる。

騒音は、話し言葉でコミュニケーションを取る際に大きな障害となる。そうしたときに役立つのが、話のリズムだ。騒音のために数単語を聞き逃しても、リズムがその隙間を埋めてくれるからだ。曲の途中でリズムパターンが変化していくのと同じように、話している言葉も時間とともに変化するので、遅い尺度の聴覚処理に適している。強弱のアクセントや、句や、言葉の境目は、話全体にかかわる。リズムパターンを再生する能力は、騒音下で話を聞き取るといった、聴覚場面の形成に必要とされるのと同じスキルを引き出すようだ。

騒音下で話を聞く能力は、リズムパターンを刻む能力によってある程度予測できる。[22] リズムを操るのがうまくなればなるほど――ドラム奏者だけでなく、音楽家はみなそうだ――話し言葉のリズムパターンをうまく利用して、騒音下でも話を理解できるようになる。[23]

リズムと発声学習

スノーボールを知っているだろうか？　知らなければ、この本を読むのをいったんやめて、ＹｏｕＴｕｂｅで「Snowball the cockatoo」を検索してみよう。スノーボールくんはキバタンという種のオウムで、ポップミュージックに合わせてダンスをする。絶対にミスはしない。マイケル・ジャクソンやレディ・ガガ、そして最も有名な動画では、バックストリート・ボーイズのリズムに合わせて、頭を振り、足を踏み鳴らす。認知神経科学者のジョン・イヴェルセンと認知心理学者のアニラッド・パテルは、スノーボールのダンスを研究した。[24] 二人は、流す音楽のテンポを段階的に変えて、スノーボールの動きの変化を観察し、スノーボールは曲のビートに合わせて反応していると実証した。これは、たとえば「ダンスをする」馬とは対照的だ。馬がダンスのような動きをするときは、音楽に反応しているのではなく、乗っている人が与える手がかりによってリズミカルに足を踏み鳴らしているだけだ。このことを考えれば、スノーボールのダンスはとてつもなく素晴らしいだけでなく、ある疑問を呈する。他に同じことができる動物がいるだろうか？　他の種の鳥は踊れるのだろうか？　鳥以外はどうだろう？　なぜ私の犬は、とても賢いのに踊れないのか？　オウムよりも人間に近いチンパンジーなら、踊れるのではないか？　じつはスノーボールは、拍子を取れる選りすぐりの動物の仲間だ。これまでのところ、拍子を取るという確証があるのは、オウムやバタンインコを含むさまざまな鳥の種と、アシカ、ゾウ、そして人間。それだけだ。

　この一見ばらばらな動物のグループに共通するものは何だろうか？　コウモリ、クジラ、アザラシ、ハチドリ、鳴禽《めいきん》類の鳥（鳴鳥《めいちょう》）とともに、このグループの動物たちは「発声学習者」だ。つまりこうした種には、耳にした新たな音を真似る能力がある。ほとんどの動物は、どんなに賢くても音を真似ることができない。たとえば、あなたが飼っている犬は一〇以上の言葉を知っているかもしれない。「歩け」という言葉がわからない犬に、私は出会ったことがない。それでも、特定の言葉とその意味とが頭の中でどれほど強く結びついていても、犬が「歩け」と言うことは絶対にない。動物界のたいていの種と同様、犬が発声できる音はほんの数個だ。ところが発声学習者は、生まれつき出せる音以上の音を出せるようになる。オウムは「話す」ことができる。のちに詳しく見ていく鳴鳥は、模倣によって歌を覚える。それゆえ自分の種の仲間から離されて育てられた鳥は、仲間と同じ歌を発達させずに、かなり下手で異常にずれた歌をさえずるようになる。むろん人間の話し言葉は、発声学習の達人である私たちの種の証だ。こうした模倣能力は、脳における聴覚領域と運動領域との広範囲な結びつきから生じる。他のたいていの種にはない、この結びつきの副産物は、未来の拍子の時間を予測する能力だ。これは、スノーボールと人間が拍子を取るために重要な能力だ。私たちは、馬やチンパンジーのように現在や過去の手がかりに反応するだけでなく、未来の拍子を予測して、それに合うように体を動かすことができるのだ。

リズムと動き

音は空気の動きだ。ここまで見てきたのは、聞こえるものとしてのリズムだ。だが、聞こえるというなら、動きがあるはずだ。ドラムの音が聞こえるためには、誰かがドラムを叩かなければならない。歌に合わせて指を鳴らすには、そう、指を動かさなければならない。話をするには、口を動かさなければならない。演奏したり、話したり、それに耳を傾けたりするときにも、動きは聴覚と絡み合っている。話を聴くだけでも、一人の歌手を心に描くときでさえ、口の動きを司る脳領域が活性化する。[25] 同様に、ピアノのメロディを聴くと、その曲の弾き方を知っている人なら、指の制御に関与する運動系の領域が活性化する。[26] たとえ彫像のようにじっとしていたとしても、サウンドマインドは音楽に合わせて「動く」。演奏したことのある曲なら、なおさらだ。

友人と話しながら道を歩いていると、二人は無意識に足取りを同期させるだろう。[27] 歩調を揃えると、話がしやすくなる。足音の数が半分になるので、話し言葉の音が足音によってかき消されにくくなるのだ。友人の話がよく聞こえるようになるだけではない。もし二人が野生動物だったとしたら、近くにいる獲物や捕食動物を見つけやすくなる。

生まれてから数日しか経っていない乳児でも、リズムを聴く。[28]だが、何によって注意を払うリズムを選ぶのか？　それは、動きだ。リズムに伴う動きの要素が、乳児のリズムの好みに影響を与える。ある実験で、生後七か月の赤ん坊に、不明確なリズムパターンを聞かせた。[29]不明確というのは、それが四分の二拍子とも、四分の三拍子ともとれる。つまり、1-2-1-2-1-2か、1-2-3-1-2-3のどちらでカウントしてもおかしくないほど強拍がはっきりしないリズムだ。実験者は赤ん坊を、この二つの拍子のうちのどちらかで――メイちゃんは二拍子で、ジューンちゃんは三拍子で――ゆすってあやした。その後、ゆすらずに、同じ二つのリズムの強勢がはっきりしたパターンを聞かせた。つまり、今度は1の位置がはっきりわかった。すると、メイは四分の二、ジューンは四分の三の拍子に強拍が置かれたものを好んだ。それは、そっぽを向いて実験終了となるまで、それぞれのリズムをどれだけ長く聴いていたかによって測定された。リズムの好みは早くから形成される。注目すべきことに、赤ん坊は他の子がゆすられるのをただ見ていたときには、四分の二拍子か四分の三拍子かの好みを形成しなかった。結果を出すには体が動かなければならなかったのだ。

リズムと社会化

他者への感情はリズムによって伝えられる。歩くときに足取りを揃えると、会話がしやすくなる。

スノーボールはあなたと一緒にダンスをするが、あなたのダンスがリズムに合っていなかったら、そっぽを向くだろう。人とリズムとの関係は、態度に影響を及ぼす。実験参加者が実験者と同期すると、実験者を好ましく思うようになる。ある実験では、メトロノームに合わせて指でトントンと拍子を取るように大学生に指示したうえで、実験者も近くで同じように指で叩いた。実験者が同じ割合で叩くと、「実験者はどれほど好ましかったか?」という問いに対する答えの評価は高くなった。[30] 好ましさだけではない。課題をしているときに同期している人がいると、成績も向上する。たとえば、リズムの同期課題をした就学前の子供は、スピーカーから聞こえるドラムの音ではなく、傍《そば》にいる人に合わせてドラムを叩いているときのほうが、課題をうまくこなした。[31]

幼い子でも、（文字通り）「同期」している人には良い感情を抱く。ある実験で、音楽を流しながら生後一四か月の子供たちを、半分の子はリズムに合わせて、半分の子は意図的にリズムをずらして、ゆすってあやした。セッションが終わると子供を床に下ろし、物をわざと落としてそれを拾うのを助けてもらいたがっているように振る舞うと、リズムに合わせてゆすられた子のほうが、リズムをずらしてゆすられた子よりも、手伝おうとすることがずっと多かった。リズムによって社会的な絆が築かれて、協力しようという気持ちになったのだろう。[32] リズムの同期が、人との同期を導いたのだ。

同じように、演奏者と聴衆の脳のリズムがコンサート場面において測定されている。脳のリズムは同期する傾向があり、演奏者と聴衆が同期すればするほど、それだけ聴衆は演奏を楽しんだと報告する。[33]

概して音楽は、とりわけリズムは、仲間意識を強めるのにおおいに役立つ。実際に、交渉の場で音楽が流れていると会話がスムーズになり、進展が見られ、双方の意見が折り合う。「国境なき音楽家」は世界中の紛争地域において関係を築き、さまざまな地域に住む人々に希望と安らぎと癒しをもたらしている。[34] イスラエルとパレスチナの子供たちの絆を結ぶ「レゾナンス・プロジェクト」と「エルサレム・ユース・コーラス」も、音楽のリズムの力で民族の融和を目指している。二〇二〇年、新型コロナウイルス感染症のパンデミックが発生したばかりの頃、ヨーロッパの国々では毎日決まった時間にバルコニーから歌を歌い、孤立の中で他者と結びつき、医療従事者に感謝と結束を伝える様子が見られた。

健康のためのリズム

世界のどの地域でも、伝統的なヒーラーは儀式や施術においてリズムに頼ってきた。[35] 今日でも、私たちは健康維持のために、リズムを運動に取り入れることができる。[36] セラピストは昔から、人が音のパターンに気づく力を利用してコミュニケーション技術を高める治療を行なってきた。彼らの治療計画は、リズムと、拍の一致や乱れと、リズムパターンの認識とを中心に据えている。[37] 思い出すのは、コリン・ファース主演の映画「英国王のスピーチ」で、ジョージ六世がリズミカルに歌うように話すことによって吃音《きつおん》を克服した場面だ。リズムはサウンドマインドの聴覚と運動の結びつきを十分に利用している。

米国医師会は一九一四年に初めて音楽療法について言及し、第一次世界大戦によって、今で言う外傷性脳損傷などを負った兵士の回復を助けるために実施するようになった。リズムに基づいた療法は、脳震盪などの脳損傷の治療において注目されていて、認知と情動、両面の健康回復に役立っている。[38]リズムは、パーキンソン病のような運動障害のある人の歩調を整えるためにも用いられて、大きな効果を現している。[39]つまるところ、歩くことはリズムだ。動きにかかわる他の障害、たとえば失語症、吃音、呼吸や嚥下や発話の困難なども、音楽療法によって改善が見られる。[40]

リズムを用いた療法は、自閉スペクトラムの特性がある人のコミュニケーションや社会的行動に働きかけるうえでも可能性を示している。[41]明確なリズムが伴うことによって初めて言葉や文を作ることができる子供や、口頭での会話に加わろうとしなくても、ドラムで他者とのリズムによる会話を喜んでする自閉スペクトラムの子供もいる。また、同期して動くと、相手に対して良い感情を抱くようになる。[42]

もし魔法の杖があったなら、私はリズムを言語療法の要《かなめ》にするだろう。音楽とリズムに基づいた指導を行なって、言語療法と、音楽と、音楽療法の分野を結びつけるのだ。リズムに基づいた言語訓練プログラムは実際にあり、言語や読字やコミュニケーションの技術を高めるために、リズムに同期することを練習の中核にして、脳内の音処理における時間《タイミング》の改善を目指している。こうしたプログラムでは、遅い音を処理する脳回路と速い音を処理する脳回路の両方にかかわる課題を用いて、さまざまなリズム知能を引き出している。[43]

規則正しく予想通りのリズムを持つ音楽を聴いていると、楽しくなったり、感情が高まったりする。[44]古代ギリシアの哲学者ピタゴラスは、自分の死に際にはモノコルド（古代からある一弦の撥弦楽器）を演奏してほしいと頼んだという。音楽を死の領域への入り口だとみなしていたのだろう。グレゴリオ聖歌は「倍音が豊かで、まるで天使が歌っているかのよう」だと形容される。[45] 伝説のロックバンド、グレイトフル・デッドのドラマーであるミッキー・ハートと私は、ドローンミュージックについて意見を闘わせてきた。モノコルドなどの楽器が出す音を膨らませたりして作る持続低音《ドローン》の楽曲は、穏やかだが張り詰めたような、エネルギーに満ちた状態を聴く人にもたらす。私たちは一緒に、彼が作ったドローン楽曲に対する神経生理学的反応を調査している。

しばらく前に、息子が足を疲労骨折した。理学療法士が思っていたよりも治りが遅かったために、振動療法を毎日受けることになった。怪我や骨粗鬆症などによって筋骨格系を正常に使えないと、姿勢を維持するために筋肉がわずかにゆるんだり縮んだりするときに自然に生じる刺激を得られないために、骨の組織が萎縮してしまうことがある。そのため、人為的に骨に振動を与えるという治療法だ。負傷箇所に三〇～五〇ヘルツほどの振動を加えて、自然な姿勢の調整をシミュレーションすると、骨の組織の再吸収が止まり、普通なら日々体を動かすことによって得られる骨の成長が促される。[46] 低周波の振動は、軟骨や筋肉や骨を作る幹細胞を活性化するらしい。このプロセスは、負傷をしていない人のトレーニングにも有用かもしれない。

猫が喉を鳴らす振動数は、骨の成長を促す振動療法で用いられるのとまったく同じ範囲だということが明らかになっている。猫はむろん、うれしいときに喉を鳴らすが、他にどんなときに鳴らすだろうか？　そう、怪我をしたときだ！　猫が喉を鳴らすのは、骨と筋肉を刺激して健康を保つためと、怪我から回復するための仕組みなのだという仮説が成り立つ。[47] 猫は犬よりも骨が丈夫で、骨粗鬆症になりにくいのは偶然ではないかもしれない。そしてこれが、猫に九生ありといわれる秘密かもしれない。

章の結びに

なぜリズムは大切なのだろうか? 音は動きで、音は私たちを動かすからだ。聴覚系と運動系の結びつきによって、私たちはコミュニケーションができるようになる。リズムとかかわるときには、まさに今このときの拍であろうと、リズムのもっと長い連続であろうと、私たちは正確な時間に頼る。脳は、さまざまな時間尺度のリズムに対応するように配線されている。神経系の流れである電流は、リズムがあってこそのものだ。音に対して反応するときの活動電位の音は、他のどんな種類の感覚における よりも、刺激と反応の一対一対応に近いと私は思う。生理学者は通常これを利用して、実験中に電極の位置を決めるために、パチパチいう神経活動の音をスピーカーから出して文字通り「脳を聴く」。時間とリズムが合った(ときには合わない)インパルスという脳の言語を聴くのが、私は好きだ。リズムの生物学的な基礎をより良く理解するほど、リズムをあらゆる場面で活用して、コミュニケーションを向上させ、自身をより良く理解できるようになるだろう。

第7章 言語のルーツは音

音＋学習＝言語
——カシア・ビェシチャド（心理学者）

「ボール」という単語がいつも違う音で発音されて、いつも違う文字で綴《つづ》られたら、「ボール」という単語は意味を持つようにはならないだろう。言語は一貫性に拠っている。子供は話すのを学ぶとき、手に持っているゴムの球体を指して言われる「ボール」という単語を何度も聞くうちに、その単語と物との間に、音と意味の結びつきを作る。読むことに関しては、少なくとも二種類の一貫性がある。一つは、言語の音と表記、つまり音を正しい綴りである正書法に則って文字に置き換える適度な一貫性だ。[*1] 文字は私たちを言語の音に結びつける。文字と文字が表す音にほぼ一貫した対応関係がなければ、「声に出して読む」ことは無意味だろう。もう一つは、音から文字への結びつきを作りやすくする、聴覚脳の一貫性だ。

スペリング・ビー〔綴り字の正確さを競う大会〕があるのは英語ぐらいのものだ。[*2] 多くの言語では、一音にほぼ一文字が対応している。スペイン語や、イタリア語、ロシア語、フィンランド語の一単語を聞いたら、おそらく一回目で正しく綴ることができるだろう。英単語のスペルのように「cだろうか、

kだろうか、ck、ch、あるいはquだろうか」といったことで悩む必要はない。

英語はギリシア語や、ラテン語、フランス語、ドイツ語などのさまざまな言語から単語を借用しているので、記憶するための音と文字の対応に、恣意的なものが混ざっている。もう一つ、スペルにおける一貫性がときとしてきまぐれに欠如している原因は、一五〜一六世紀頃にイングランドで起こった「大母音推移」にある。それ以前には音と文字にもっと一貫性があり、フランス語におけるのと同じように英語の「i」は確実に「ee」と発音された。つまりbiteはbeet、houseにあるような「ou」はmooseのように「oo」と発音された。[*3] 発音は次第に変化したがスペルは推移前のまま残ったので、その結果、英語の四十数個の音（音素）が、なんと一一二〇通りのさまざまな文字の組み合わせによって表されるという現在の状況になった。[1]「fish はghoti と綴るべきだ。laugh のgh、women のo、nation のtiだから」という古いジョークもある。対照的に、私のもう一つの言語であるイタリア語では、音素はもっと少なく二五だが、たった三三の文字か文字の組み合わせによって表される。音と文字との対応の程度は、正書法深度として知られていて、一貫性があるほど深度が浅いとされるが、

*1＝音声言語は文字によって表される。シンボルを音に結びつける書記体系として知られている最初期のものは、紀元前一一世紀にさかのぼるフェニキア文字だ。

*2＝公正を期すために言えば、スペリング・ビーはアメリカ独自のものだと私は思う。イギリスや他の英語圏の国ではほとんど知られていない。

*3＝一説によると、大母音推移が起こったのは、中世の英国人に反仏感情があったからだという。英語の音とフランス語の音の差違を大きくするための方法だったのだ。

英語は最も深度が深い言語の一つだ。実際に、英語を話す子供も、やはり正書法が深いフランス語やデンマーク語などを話す子供も、正書法が浅い言語を話す子供よりも読字の獲得が遅れる。[2] すべての音声言語に共通なのは、読むためには音を理解しなければならないということだ。[3]*1

聞こえの一貫性も必要だ。一〇歳の子――ダニーと呼ぼう――が数年前にブレインボルツを訪れた。当時大学院生だったジェーン・ホーニッケルは、ディスレクシアの人が音をどう処理するかに興味を持っていた。ダニーは頭の良い子で、ＩＱは高かったが、学校では落ちこぼれていた。読むのに時間がかかり、ぎこちなく、話を構成要素に分ける（そしてそれを声に出して読む）ことができず、流暢ではなかった。けっきょく、文章を理解する力はつかず、教育が「読むことを学ぶ」から「学ぶために読む」段階に進むと、困ったことになった。両親も教師も、友人も、ダニーは賢くて愛嬌があって、熱心な子だとわかっているけれど……どうしても読むことができない。だが、ジェーンはダニーのある点に気づいた。神経の音処理における一貫性のなさだ。

　音を聞くと脳は特定のパターンで発火する。この電気パターンは頭皮電極で測定できる。同じ音がもう一度聞こえると、脳のパターンは同一になるはずだ。ダニーにはその一貫性がまったくないことを、ジェーンは発見した。少なくともダニーのサウンドマインドに関する限り、同じ音でも聞くたびにわずかに異なるかのようだった。脳が音を聞く方法に一貫性がないのなら、すらすらと読むのに必要な、音から文字へ、文字から音への結びつきを、ダニーはどうやって作ればいいというのか。

　ディスレクシアによって生じる困難をダニーが克服するために、どのように手助けしたらいいのか。ジェーンには考えがあった。だが、それを述べる前に、音と読字との結びつきについて見ていこう。

音は実際に、読むことにとってどれほど重要なのだろうか？

音と「読む脳」

脳には読む中枢はない。「人類はけっして生まれながらにして読めたわけではない」とメアリアン・ウルフは書いている。[4] 私たちが文字を読むようになったのは、たかだか数千年前だ――進化はそんなに早くは進まない。もしかしたら遠い未来の子孫たちには、脳に読む中枢があるのかもしれない。だが私たちの知る限りにおいて、二一世紀の人間にはない。*2 それでも私たちは、文字を読む。そしてそれを成し遂げるために使うのが、脳の他の領域、とりわけサウンドマインドだ。むろん視覚脳もかかわる。[5] けれど聴覚の領域は、話すのにも話された言語を理解するのにも関与し、特別大きな役割を果たしている。

私はよく、「音は字を読むこととどんな関係があるのか？」と訊かれる。音と読字の関係は自明で

---

*1＝読むのが遅い子供は、英語であろうと、どの言語の話者であろうと、みな多くの共通点を持つ。読む速度と言葉を声に出して読むことにおいて、似たような困難を抱えるのだ。ディスレクシアの人の脳機能にも、どの言語においても共通性がある。

*2＝紀元前四世紀においても、読む中枢はなかった。当時プラトンは書き言葉に懐疑的で、記憶の妨げになるのではないかと懸念した。「人々が［書くことを］学ぶのなら、魂に忘れやすさが植えつけられるだろう。人々は書かれたものに頼り、もはや自分の内からではなく外部のしるしによって物事を想起することになるので、記憶の訓練をしなくなるだろう」プラトン『パイドロス』（岩波文庫、一九六七年）

はない。私たちは通常、黙って読むからだ。だが、言語は音に根ざし、字を読むことは言語に根ざしている。声に出して読むと、音と書かれた言葉とが明確に結びつく。読むことを学ぶときは、話す言葉の音と音パターンを、その文字と結びつけなければならない。読むのが下手な人は音に苦労し*、読むのが困難なときには、しばしば聴覚処理がきわめて大きな障害となっている[6]。

　言語学習は音パターンに気づくことにかかっている。一文を聞けば、一つの単語がどこで終わり次の単語がどこで始まるのかは自然にわかる。だが、聴覚上は、単語と単語の間に明白な隙間はない。音素は音節に溶け込み、音節は単語に溶け込む。単語と単語の間の無音は、しばしば短く——話し言葉にある一単語の中の無音よりも長いことはない。知っておくと役に立つ、いくつかの手がかりがある。たとえば「mt」という文字と音の組み合わせは英単語ではめったに生じないから、「Sam took（サムが取った）」という一節を含む話の断片を聞くと、直感的に「samtook」という単語はないはずだと思う。英語という言語のこうした決まりを、私たちは非常に早い時期から——なんと、生後二日で！——学び始めている[7]。ウィスコンシン大学のジェニー・サフラン教授の研究によると、生後八か月の子が、実験のために作った人工的な言語をたった二分間聞かされたあとに、その言語の音の規則を学んだという[8]。

　パターン学習は、神経の音処理にはっきりと現れる。ブレインボルツで、大学院生だったエリカ・スコーは、人工的な言語のパターンがいったん耳慣れたものになると、倍音に対する神経の反応が強くなることを発見した[9]。同じように、倍音への反応が強くなるのは、話し言葉の音節が、さまざまな音節の連続の中でランダムに生じるときよりも、規則的な連続の中で生じるときだ[10]。ところが言語に問題を抱える子供は、こうした暗黙のルールを言語から引き出すことができない。[11]同様に、耳が聞こえない子供はパターンを作る言語課題がうまくできず、[12]自閉症の子供はこうした人工的な言語に曝《さら》されると特有のパターンの脳活動を示す。[13]一方、二言語を話したり音楽の訓練をしたりすると、音パターンをうまく処理できるようになる。[14]

音は言語の一部だという証拠は他にもある。音楽家は近接するピッチの聞き分け、たとえば一〇〇〇ヘルツと一〇〇三ヘルツの違いに気づくのが得意だろうと、お思いかもしれないし、その予測は正しい。[15]こうした、ピッチ（周波数）の聞き分けと読む能力との関係は、それほど明確ではない。だが、やはりディスレクシアの人の非常に多くは、子供でも大人でも、ピッチの高低、[16]ピッチパターン、[17]直線的に変化するピッチ（FMスイープ）[18]の聞き分けに苦労する。これらの音要素を聞き分けることができないのは、知能とは関係なく、音に対する脳の反応の仕方によるものなのだ。[19]

サウンドマインドに対して厄介な問題となる別の要素に、時間がある。時間に対する感受性は、しばしば「隙間検出《ギャップ》」テストによって測定される。一対の音――短いバースト雑音――を次から次へ出すと、二音の間に無音の間隔が十分にあれば、「eeee――eeee」という二つの音として聞こえるだろう。だが、時間の隙間を短くしていくと、最後には隙間が短すぎて感知できなくなり、「eeeeeeee」という

＊＝読字が視覚とかかわる（ブライユの発明した点字示法であれば触覚とかかわる）ことに疑う余地はない。ディスレクシアの一因は、色や空間の認識はできても、視覚において動きと時間をうまく捉えられないことだ。ディスレクシアの人は、眼精疲労や視覚の歪みが一般の人よりも高い割合で生じる。読字と視覚の関連は明白だが、だとしても、音の処理は読字にとりわけ大きな影響を与えるようだ。

一音にしか聞こえない。読字に困難を抱える人は、長い隙間がなければ二つの音を別個のものとして聞き取れない。そうでない人よりも、早く（隙間が長い段階で）二音の隙間が感知できなくなり、一音に聞こえる。[20] 字を読むことには、バースト雑音の直前に現れる音を感知したり、[21] 振幅変調に気づいたり[22]する能力も関係する。注目すべきは、読字に関連するこうした聴覚の問題が、言語ではない音においても生じることだ。つまり読字は、話し言葉の音だけでなく、音要素と、結びつきがあるのだ。

生後数か月の乳児は、ありとあらゆる言語の音、つまり、世界じゅうの言語の音素、強勢、ピッチを認識できる。そして、母語にとって重要な音に対してサウンドマインドが磨かれるにつれて、その能力を失う。

乳幼児を対象とした研究は、興味を引く物を見たがる子供の気持ちをしばしば利用する。おもちゃの踊るクマがご褒美に出てくる（間違えると出てこない）ようにして、連続した音における変化を聞き分けるように乳児に教えることもできる。ラトガーズ大学のエイプリル・ベナシッチはこれを利用して、言語の発達における音の役割を探った。まず、生後七か月の子にこの課題をやらせて、成績を見た。次に、数年後の三歳のときに再テストを行なって、言語の成績を生後七か月の成績と比較した。七か月のときの成績は、三歳のときの言語理解、表現、言葉の類推能力をはっきりと予測していた。同様の研究では、読めるようになる前の話し言葉でない音の聞き分けが、のちの音韻認識と読字能力を予測することがわかった。[23] さらに、言語障害の家族歴のある子は、音を処理する課題の成績が悪く、遺伝的要素があることが示唆された。[24]

何年も前に私は、サンタフェ研究所における言語と脳の問題についてのシンクタンクに加わった。

そこではマイケル・マーゼニヒとポーラ・タラールが、社会貢献活動の支援のために、相補的な科学的アプローチを共同で行なっていた。脳の可塑性のパイオニアであるマーゼニヒは、脳の感覚系と運動系が経験（良いものも悪いものも）によって変化することを証明していた。ラトガーズ大学教授のタラールは、言語障害のある子が話の構成要素を形作る音を聞き分けられないことを発見していた。彼らはやがて二件の画期的な研究を発表し、学齢期の子供たちが音の訓練をしたあとにさまざまな言語課題において向上したことを示した。[25]

こうした発見が発端となり、聴覚トレーニング装置を学校や両親に手渡して、子供たちの言語・読字・学習の困難に対処してもらおうという動きが出ている。マーゼニヒとタラールは、音を用いたトレーニング・ゲームを製作する会社を設立するまでになった。こうした「脳トレーニング」ゲームによって言語を獲得すると同時に、脳も変化する。[26] アメリカとカナダでは複数の公立学校の組織が、こうした訓練プログラムを導入していて、学業成績が向上したという報告がある。一方ベナシッチは、周波数が素早く変化する音（たとえば、子音と母音の構成要素を提供するＦＭスイープ）を乳児に聞かせると、聴覚脳の地図が鋭敏になることを示した。[27] つまり、音との良い経験は、言語習得を促すかもしれないのだ。ベナシッチは、言語の音の習得にとって重要な速い時間といった音要素に、乳児が集中するのを手助けするおもちゃを開発中だ。

この研究の中核をなすのは、時間の差異であれ、ＦＭスイープや、他の音響的な次元であれ、音の正確な時間だ。話し言葉においては、時間に基づいたこうした処理はたいてい子音にかかわってくる。子音は話し言葉の認識において問題になることが多く、言語障害がある人では、dare／bare／pareを区別するような子音の聞き取りが、きわめて難しい。[28]

そこでブレインボルツが、この難題に挑戦することになった。私たちはまず、脳内の音の処理を用いて、音の各要素が言語に与える影響を解明する方法を見つけることにした。最初の発見は、言語障害のある学齢期の子供の脳は、言語障害のない子と比べて、話し言葉の音節をうまく聞き分けることができないというものだった。[29] 言語障害のある人は話し言葉の子音の音をうまく処理できないことはすでにわかっていたので、[30] これで生物学的な確証を得ることができた。[31] 私たちは、音要素の詳細な処理について脳が教えてくれることを掘り下げていき、音要素を一つひとつ綿密に調べるとともに、一人ひとりにどう適用するかを探っていった。私は、「読むのが下手な人」（あるいはバイリンガル、あるいは音楽家）などと、属性によって一緒くたにするのではなく、ジョニーや、マギーや、ジョージという一人ひとりについて考えたかった。

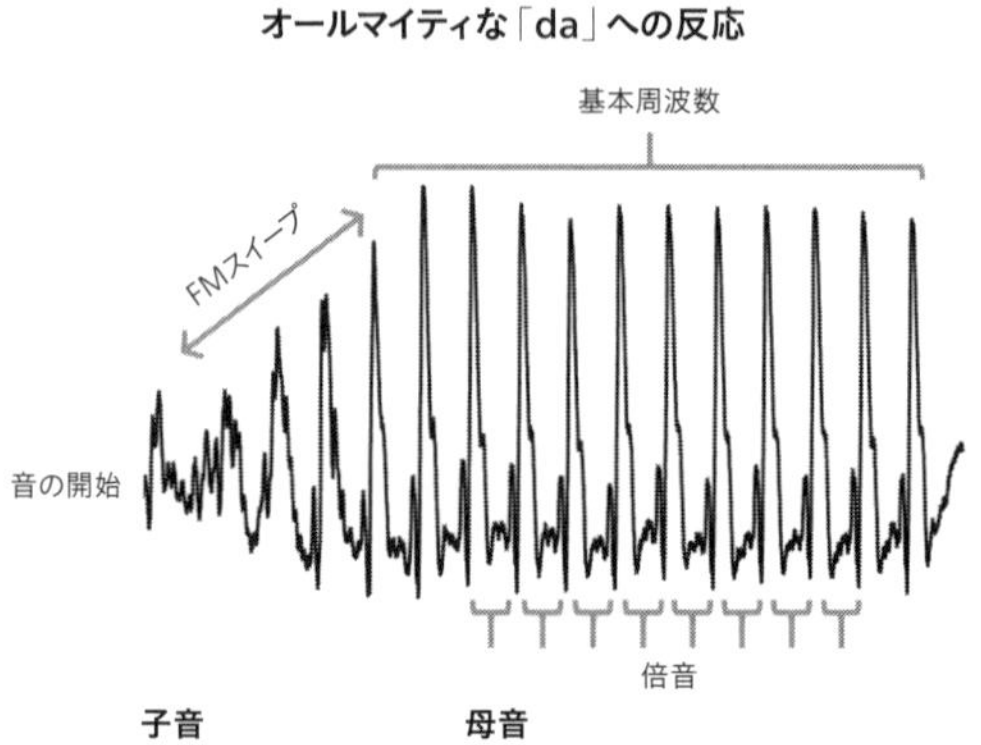

図7.1 「da」に対する脳の反応に、話し言葉の音要素（子音の開始とFMスイープにおける山《ピーク》の時間、倍音、基本周波数）が示されている。

オールマイティな「da」

「da」という音節は、じつにオールマイティだ。長年、改良を重ねながら、音節・単語・楽器の音・環境音など種々雑多な音を試してきたが、その中でも、この一見控えめな「da」という音節には特別なものがある。「da」の音は、それぞれの音要素に応じて、聴覚と学習と言語を体系的に結びつけている。また、普遍的でもある。世界のほぼすべての言語に、「da」の音があるのだ。では、基本周波数、時間、倍音、FMスイープ、一貫性という音要素にスポットライトを当てていこう。これらは言語にどのように関係するだろうか（図7・1）。

基本周波数

ピッチがある音だとわかるのなら——「ハミングしやすい」音なら——ハミングする周波数が、基本周波数だ。話し言葉では、基本周波数は話すときに声帯が閉じたり開いたりする速度に対応する。男性では声帯が動く速度が遅いために太い声（低い基本周波数）になり、子供では速いために高い声になる。英語では、話し声のピッチが、何を言ったのかではなくどういうつもりで言ったのかという、意図と情動を伝える。基本周波数の神経処理は、読字や言語の発達とは関係しないようだ。

時間

「da」を用いれば、言語に問題を抱える子供の非典型的な音の処理を明らかにできると気づいたのは、脳内の音処理のタイミングを詳しく調べたときだ。ブレインボルツの大学院生だったジェンナ・カニンガムとシンディ・キングの二人は、言語障害だと診断された子供は「da」に対する周波数対応反応（FFR）においてタイミングの遅れがあることを、それぞれ別個に発見した。[32] さらに、遅れが生じたのは、音節「da」の、音の開始と、子音「d」から母音「a」へと移り変わるFMスイープへの反応においてだった。つまり、タイミングの遅れは全体的にあるのではなく、子音の処理に対する反応だけが影響を受けていた。サウンドマインドが話し言葉の要素を処理できなくなるとき、生物学的に何が起きているのかを見ることができた。

同様の研究結果や、条件を加えた研究の結果が次々と発表されていった。音を速くしたり背後に騒音を加えたりして系に負荷を加えると、脳の反応がさらに遅れることもわかった。[33] また、読字スキルを、できるかできないかという二者択一的にではなく連続的なスキルとして捉えることで、サウンドマインドと言語の相互関係も明らかになった。[34]

倍音

倍音は話し言葉の核をなし、子音でも母音でも例外なく重要な役割を果たす。口と唇と舌の形によって倍音を変えると、「oo」は「ee」になる。学習や読み書きに問題のある人では、音節「da」への反応時間の遅れが見られたほぼすべての例で、「da」の倍音に対するサウンドマインドの反応も小さくなった。

FMスイープ

「da」の聞き取りの難しいところは、子音「d」から母音「a」への移行、つまり、高調波〔倍音〕のFMスイープにある。話し言葉の子音の多くは、時間とともに倍音の周波数帯域が変化することで認識される。周波数帯域がスイープして上昇する子音もあれば、スイープして下降する子音もある。

言語に問題を抱える子供は、生物学的な原因によって、FMスイープが特徴となっている音節のペアを聞き分けることができない。[35] これはつじつまが合う。なぜなら、「da」を「ba」や「ga」と区別する要素が、時間《タイミング》と倍音だからだ。しかも、時間経過に伴うこの周波数のスイープは、非常に速い（長くて二五分の一秒）。だからこそ、子音はこれほど認識しづらいのだ。時間と倍音において、じつに多くのことが速く、同時に起こって続いていく。子音は、言語や学習の問題を抱える人にとって難しいだけでなく、背後に騒音があるときには（誰でも）聞き取りに苦心する音の筆頭だ。[36] 子音と母音を行き来する、話し言葉の音要素をたどるためには、サウンドマインドがより一層うまく機能しなければならない。だが、何か別のことも起こっている――こうしたすべての要素を結びつける何かが。

一貫性

この章は、一貫性の大切さから始まった。一貫性自体は音要素ではないが、脳が音要素をコード化するときに重要な役割を果たす。ピッチ、時間、倍音、FMスイープが料理の材料ならば、一貫性はそれらを混ぜるボウルのようなものだ。前述したダニーのように、学習に問題を抱える子のサウンドマインドは、音処理の一貫性が全体的に欠けているのかもしれない。一回の音の提示（テスト）に対する反応で見るとさほど問題ないが、テストごとに反応がわずかに異なり、一貫していない。反応が遅かったり、小さかったり、鋭かったりする場合もある。ニューロンはあまり同期せずに発火を続け、個々のテスト結果をまとめても、学習に問題のない子で見られるような、マイクロ秒の精度を持つ整った波形にならない。[37] テストごとに時間がばらついているならば（そうであることが多い）、すべてのテスト結果を合わせると、ぐちゃっとした波形になるだろう。図7・2でわかるように、ゆるやかで大きな隆起はほぼ一致しているが、小さくて速いくねった線に一貫性のなさが現れている。これは、最も速いマイクロ秒の時間の音処理に問題があるからだ。

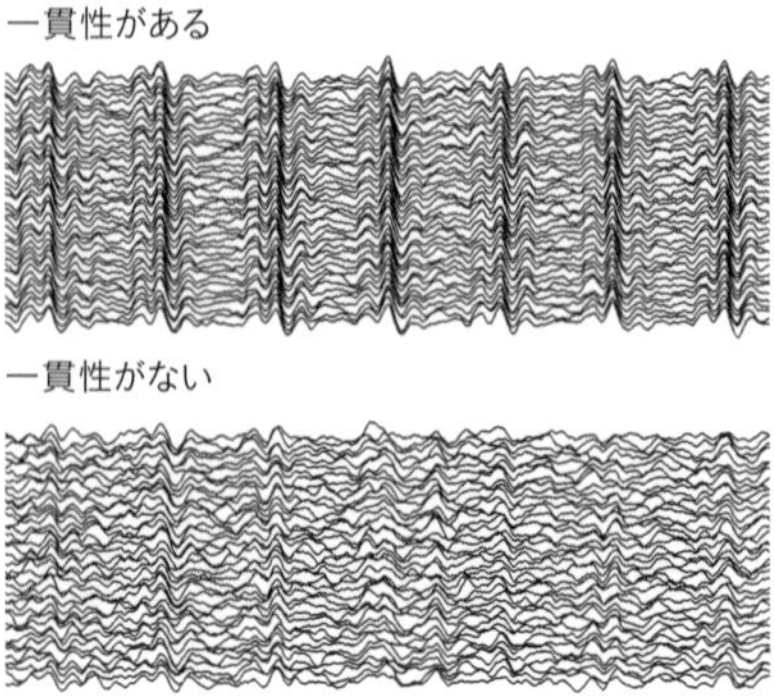

図7.2
一貫性のなさは言語障害における神経のしるしだ。テストごとの反応は、本来は整列するはずだ。

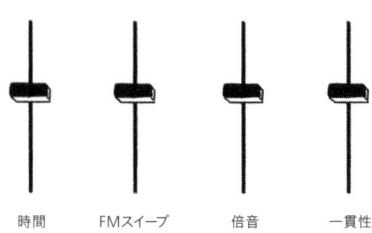

図7.3
時間、FMスイープ、倍音、音に対する反応の一貫性は、言語にとってカギとなる要素だ。

このように、いくつかの音要素——時間、音色（倍音）、時間と倍音が合わさったＦＭスイープ——は、学齢期の子供の言語と読字に関連し、そうした要素の処理においては一貫性が大きな役割を果たす。だが、これは音要素の世界のほんの一部にすぎない。サウンドマインドというミキシングボードのフェーダー全部が動いているわけではなく、前述したように、ピッチは読字に関与していない。言語の習熟度は、全体の音量をつまみで上げ下げするようなものではなく、選ばれた音要素だけが関与しており、その少数の要素こそが重要だ。言語に問題を抱える子の脳は（図７・３に示されている）特定の音要素を最適に処理できないという発見に、言語にとって音は重要であることの生物学的根拠が得られた——一歩前進だ。

サウンドマインドによって未来の読む能力を予測する

次のステップに進もう。読字に困難を抱えるかどうかを、音要素に対する脳の反応を利用して、その子が読むのに苦労する前に予測できるとしたら？　脳にそれを語らせることができるとしたら？　学齢期の子における言語のしるしを発見できた私たちは、次に、文字を読む前の幼児におけるピッチ、時間、倍音、ＦＭスイープ、一貫性を評価して、四、五年後の二、三年生になったときに、彼らの言語と読字の成績をもう一度調べることにした。三歳時点の脳内の音処理は、八歳になったときの読む能力を予測できるだろうか？　同じ子を数年間にわたって追跡調査するのは大変なことでもあるが、きわめて説得力のある科学的手法だ。こうして「バイオトット・プロジェクト」が生まれた。私たちは何百人もの子供を、読字の準備性、フォニックス〔綴りと発音の関係性の理解〕、注意、記憶、リズムのスキル、聴覚と脳のさまざまな尺度についてテストし、それを毎年、五年間にわたって続けた。

ブレインボルツでは、調査が子供たちにとって楽しい経験になるようにして、両親とも良い関係を築いた。テストの予約日の数か月も前に、「ロビーが［ブレインボルツのメンバーの］エリーと、科学のゲームをしたがっているの」といった電話をもらうことも珍しくなかった。興味を示す両親から質問があれば、丁寧に答えていった。その結果、とても稀なことに、数年がかりのプロジェクトにはつきものの、参加者の減少がほとんどなかった。

けっして忍耐強くない自分が、このような長期的なプロジェクトを始めたことには驚いている。子供たちは本当に愛らしく……私たちは多くのことを見出した。もっと年上の子においてすでに発見していたサウンドマインドの読字の指標——時間、倍音、FMスイープ、一貫性（ピッチは含まれない）——は、さかのぼって見ると三歳児において存在していた。つまり、三年生でプルーストのごとく長い文章を書いているジャクソンは、三歳のときにすでに音要素をしっかりと処理していた。だが、八歳で読むことに苦労している、近所に住むアシュリンは、三歳のときに厄介な脳のしるしを示していた。[38]私たちはさまざまな音に対するFFRを収集したので、将来の読字能力を最も予測できる音と脳波の組み合わせに焦点を合わせることができた。効果的だったのは、実証済みの「オールマイティなda」の音節に、背後の騒音を加えて聞き取りにくくした音だった。最も予測値が高い要素は、時間、倍音、一貫性だった。ブレインボルツで研究生をしていた統計学の専門家トラヴィス・ホワイト＝シュウォックが、この未来予測のプロジェクトを主導し、脳の反応と、この三つの特性（ごくわずかな、時間、倍音のコード化と、一貫性）とを組み合わせるモデルを作ることによって、驚くべき「的中率」が得られた。[39]プロジェクトに参加した子が三歳のときに測定した読字の準備性から、その子が読む年齢になったときの読字能力を予測できたのだ。[40]

言語にかかわる問題が、すべて、脳内の音処理から生じるのではない。同じように重要なのは、音の処理が問題の根幹ではないときもあると知ることだ。読むのを覚えるのが遅い息子を持つ母であった私なら、三〇分間のテストで音の処理における問題を特定したり除外したりできると知ったら大歓迎しただろう。学齢期には、音の処理によって作られる音から文字、単語、意味への結びつきがとても重要になる。三歳の時点で問題になりそうな特性がわかれば、親は早いうちから行動を起こして、音処理の困難さを克服する手助けができる。

クリアな音を耳に届ける

ブレインボルツは、音そのものを聞き取りやすくすることによって、音に対する脳の反応と読字の向上が見られるかを探ることにした。ジェーン・ホーニッケルの粘り強さ、忍耐力、細やかさと、読字障害の専門家スティーブ・ゼッカーとの協力によって、私たちはハイドパーク・デイ・スクールという、シカゴにある私立学校の団体組織と協力関係を築いた。ハイドパーク・デイ・スクールは、重度の読字障害を抱える子供一人ひとりに焦点を合わせた集中的な治療教育を施し、およそ二年後に子供を元いた学校に戻すことを目指していた。この組織との協同は、学習・読字・注意の障害だと専門家に診断された利発な子供たちとの出会いがあっただけでなく、組織ぐるみで協力してくれる意欲的な研究パートナーとの出会いとなった。以前に研究した低所得の人たちが住むエリアの公立学校とは対照的に、こうした私立学校には、子供の成長を促すためのあらゆるリソースが揃っていたし、運営側も生徒のためになる科学に基づいた手法を熱心に求めていた。

さて、どうやって音を聞き取りやすくしたか？　雑音や反響音を抑え、音の各要素を強めて鮮明にすることで、聞き取りやすいクリアな音を届けたのだ。私たちは補聴器の会社と組んで、聴取補助装置として知られる個人用の音増幅システムを、生徒と教師に手渡した。生徒は学校にいる間、小さなイヤホンを装着し、教師は上着の襟に小型のマイクロホンを着けた。教師の声はマイクロホンで拾われて生徒のイヤホンに届く。これを使えば、どの生徒も――後ろのほうのスージーも前にいるケヴィンも――教師の声を同じようにはっきりと聞くことができた。私たちは、同じ教室の生徒を無作為に選び、その生徒たちは増幅された声ではなく、それまでと同じ教師の声を聞くようにした。統制された研究にとって重要なことに、生徒はみな同じ授業を同じ教師から同じときに同じ教室で受けていたのだ。

私たちは身近にある解決策――実験目的で編み出された科学装置ではなく、親や教師が子供のために実際に利用できる聴取補助装置――の科学的根拠をどうしても探りたかった。装置を提供してくれた企業にとっては、大きな賭けだった。私たちがその製品に生物学的にも言語的にも利点を見出さないこともありえたし、どのような結果であれ公表すると知っていて協力してくれたのだから。

最初にすべての子供たちを、注意・記憶・学習・学業成績・脳内の音処理の尺度でテストし、それから、学校生活を続けさせた。聴取補助装置を着けた子供は、その間に平均して四二〇時間装着した。最終学年が終わると、私たちはまた同じテストをした。

卒業時には、聴取補助装置を装着した子供はそうでない子供に比べて、読字能力と音韻意識（英語の音を特定して操作する能力）において大きく向上していた。話し言葉に対する脳の反応も一貫性が増した。こうした生物学的な変化は、それまでと同じように授業を受けていた子供では見られなかった[41]。さらに、読字能力が最も向上した生徒は、入学時の脳の反応が、最も一貫性に欠けていた子だった。つまり、こうした最も改善が見られたケースでは、読字を難しくする原因は音の処理にあり、それは介入によって対処できるのだ。脳をテストするときは、子供は聴取補助装置を着けていなかったことを指摘しておかなければならない。ようするに、聞き取りやすい音が届けられて、音から意味への結びつきが良くなると、サウンドマインドは根本的に変化したのだ。向上した音処理は、聴取補助装置なしでも維持されたのだ。

私たちは自分が注意を払うものを学ぶ。教師の声が耳にはっきりと適切な音量で直接届いた子供は、授業にしっかり耳を傾けることができた。何に注意を払えばいいのか、先生が何と言ったのか、ではなく、授業内容そのものについて考えるために、多くの時間を使うことができたのだ。音から意味への結びつきが強くなるにつれて、サウンドマインドの自動的なデフォルトのネットワークはそれだけ良く音に同調するようになった。それは、神経処理の一貫性が増したことによって裏づけられている。つまり、ブレインボルツに来たダニーのような子も、すらすらと読むのに必要な音から意味への結びつきを作る基礎を築けば、サウンドマインドを同調させて一貫した反応ができるようになるのだ。これこそ、サウンドマインドの自ら変化する性質を表している。

言葉の剝奪

一九九〇年代に、「社会経済的地位が低い子が三歳までに聞いてきた言葉は、裕福な隣人の子よりも三〇〇〇万語少ない」と述べた一冊の本が注目を集めた。[42] 著者は、貧困だと語彙・言語発達・読解が平均以下になりがちなのは、三歳以前に言語の基礎が築かれないことが原因ではないかと指摘した。ようするに、貧困層の子供たちは、幼稚園の年中組や就学準備クラスに入る前の段階で、言語的な発達のための準備が整っていなかったのだ。

言葉の格差については異論もあるが、[43] 社会経済的な地位と、言語や読み書き能力、注意、学業成績とに関連があることは確かだ。[44] 貧困環境での育ちは脳に直接的に不利な影響を及ぼしうると、膨大な数の研究が示している。子供時代の貧困は、脳の構造・機能・リズム・左右の対称性が非典型的なことと関連し、[45] たとえば記憶や情動、あるいは自身を組織するために重要な、海馬や扁桃体や前頭前皮質、その他の脳器官が小さくなることもある。[46]

低所得地域の子供は高所得地域の子よりも、言語と読み書き能力において平均して劣っている。幼少期にどれだけ言語に曝されるかが、最終的な言語の発達に影響を与えるのだ。[47] これは言葉の格差や、曝される言語の「質」に関連した格差、[48] 騒がしい生活条件、あるいは別のはっきりとわからない環境的な障害によるものかもしれない。「三〇〇〇万語の格差」は、厳密に正確な数であるかはともかく、大衆と政策立案者の興味をかき立てた。オバマ元大統領は政権の早期学習プログラムの発表において、この言葉の格差に言及した。クリントン財団の脳と言語の早期発達推進プログラム「トゥー・スモール・トゥー・フェイル（幼すぎておろそかにできない）」でも、言葉の格差是正が重要項目だ。

この格差に対処するための都市政策も実施されている。ロードアイランド州プロビデンスにおける「プロビデンス・トーク」プログラムは、誕生から三歳までの子供たちを就学前に言語にたっぷりと触れさせる有名な取り組みだ。言語教師の月一回の家庭訪問、集団での遊び、装着して会話の言葉数を測る「語数計」[49]を組み合わせて、語彙を増やし、養育する大人たちから表現豊かな言葉を聞くように促している。これまでのところプログラムは、子供が聞く言葉の数を増やすことに成功している。[50]デトロイト、ルイビル、バーミンガムといったアメリカの他の都市も、プロビデンスに倣おうとしている。

ブレインボルツは、低所得の人たちが住むエリアの子供への生物学的影響を探った。言葉の剝奪はサウンドマインドにどう影響するだろうか？　私たちはシカゴ地域にある、八五パーセント以上の生徒が家庭の収入が低いために昼食の補助金をもらっている複数の高校において、生徒が話し言葉の音に対して示す脳の反応を調べた。言語に曝されてきた程度に代えて、母親の教育レベルを元に、生徒を二グループに分けた。*　すべての生徒は人種、民族性、居住地域、年齢、性別、聴力、出生歴の点で

＊＝これは、不快な分け方だ。正規の教育を終えていなくても、子供を言語的に豊かな環境で育てている母親はたしかにいる。だが、大規模な累積研究において、母親の教育レベルは言語に曝される度合いを予測することがわかっている。

は均一になるようにして、同じ教室で教育を受けた。読み書きの標準的なテストも行なった。学校教育を修了していない母親を持つ高校生の脳の反応は、全体的に「無秩序」で、背景雑音が大きかった。さらに、話し言葉の倍音に対する反応が鈍く、一貫性は低かった。[51] このような音処理のパターンは「読むのが下手」なしるしを想起させ、彼らの読字能力がそれを裏づけた。幼少期に言語的な刺激が少なかっただろう生徒は、青年期には実際に読み書きのスコアが低かった。

幼少期に言葉を奪われると、音の細部を正確に処理することができず、神経のノイズが過剰になることがわかった。音楽をしたり別の言語を話したりして音にまつわる経験を豊かにすれば、サウンドマインドは基本的な音要素をうまく処理できるようになるし、身体的な健康と関連する脳の全般的な健康が保てれば、神経の背景雑音を減らすのに役立つかもしれない。これについてはのちに詳しく見ていこう。

自閉症

子供が音に対して示す反応が、他の子とは違っていたり場にそぐわなかったりすると、両親は我が子のそうした反応に早いうちから気づく。自閉症の子は音に対して過敏なことが多い。そうかと思うと、音に対して、とりわけ母親の声といった強い反応を引き出しそうな音に対して、反応を示さない。話し始めるのが遅い場合もあれば、話さないこともある。会話において意図や感情や情動を伝える音要素を理解して生成するのが困難なために、コミュニケーションがうまくできない場合もある。

自閉スペクトラムの特性がある人は、話されている言葉を理解できても、話の行間を読めずに、言葉が伝える心情や含みに気づかない場合があるのかもしれない。怒りや皮肉を読み取れないこともあるだろう。話し言葉の生成の面では、決まってあるはずのピッチやリズムの変化を著しく欠く場合もある。中には、単調な低い声で、機械的で、ひどく一本調子だったり、アクセントが不規則だったりする話し方の人がいるかもしれない。このような場合、話し言葉の認識と生成において韻律の手がかりをうまく使えないために、社会的なつながりを作るうえでの課題を生むのだろう。

自閉スペクトラムの人に言語の問題を抱える人が多いことから、彼らの社会的発達を手助けする取り組みにおける焦点が具体的に絞られる。「脳で何が起きているのか？」という問いに答えるために、ブレインボルツのニコール・ルッソは、自閉スペクトラムの子のサウンドマインドの調査に取りかかった。ニコールがとくに探究したのは、韻律の知覚、なかでも声のピッチの問題だ。英語ではイントネーションが情動（幸福／悲しみ／怒り）と意図（意見／質問／皮肉）を伝える。話し言葉のこの要素を聴覚がうまく処理できないために、自閉スペクトラムの人は言葉の含みを理解するのが難しいのではないだろうか？

私たちは、意見にも質問にも聞こえるイントネーションを持つ、子音と母音から成る音節を作った。それを学齢期の自閉スペクトラムの子供に聞かせると、彼らの聴覚反応は、典型的な発達の同年齢の子とは異なり、音節のピッチをきちんとたどらないことが多かった[52]（図7・4）。自閉スペクトラムの子が韻律（声のトーン）を把握できないのは、このように音と脳のつながりが原因となっている場合もあるのかもしれない。

ブレインボルツの卒業生ダン・エイブラムス（現在はスタンフォード大学で、話し言葉を聞いているときの脳領域間の結びつきを研究している）は、自閉スペクトラムの子は聴覚脳と（情動と報酬を司る）辺縁系の中枢との結びつきが弱いことを発見した。[53] 自閉スペクトラムの子では、定型発達の子と違って、母親の声のような話し言葉の音が情動をかき立てないのかもしれない。これは、自閉症に関する新たな「社会的動機付け理論」に合致する。この理論は、自閉症者は脳の情動にかかわる中枢が未発達で、それゆえ社会的経験や人間関係への動機付けが低くなるというものだ。[54] 自閉症だと、社会的な交流が脳で報酬となるための、サウンドマインドの生物学的な接続が弱くなっているのかもしれない。

　自閉症の人は音に対して著しく過敏になることがある。スペインの研究者たちは、自閉症者の音に対する反応は強くなっていることを、FFRによって明らかにした。つまり、通常ならば聴覚系（とりわけ中脳）を抑制するはずの機能が働いていないということで、これが自閉症者においてしばしば言われる「感覚の過剰負荷」の生物学的な要因かもしれない。[55] 音と自閉症とにこうした関連があるということは、サウンドマインドと脳の残りの部分との遠心系による広範な相互接続が悪くなっているのではないだろうか。自閉症と音とのかかわりを探

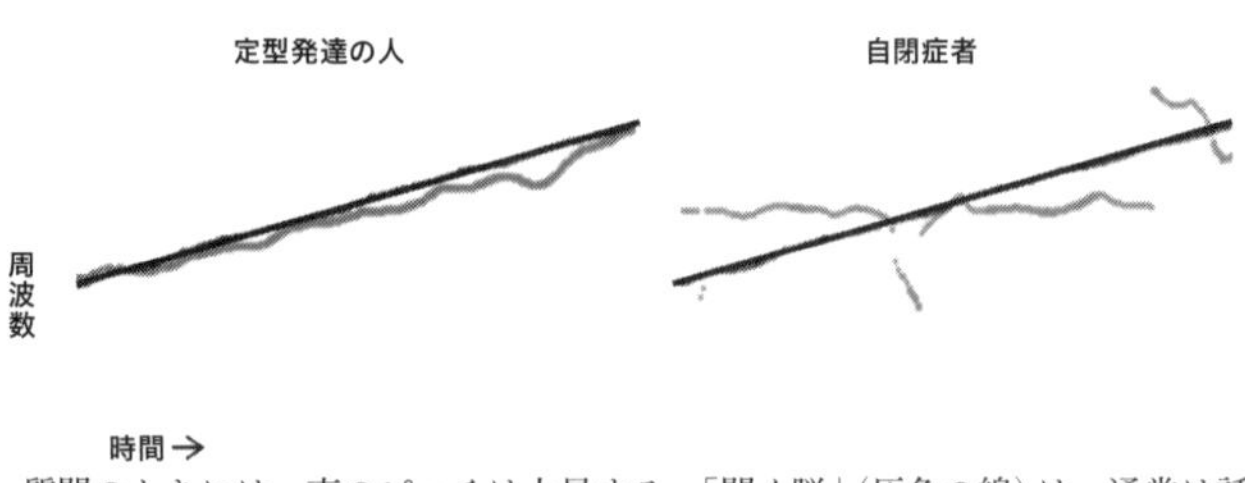

図7.4　質問のときには、声のピッチは上昇する。「聞く脳」（灰色の線）は、通常は話し言葉の音のピッチ（黒い線）をたどる。自閉症者では、脳の反応はピッチの線をたどらない。

っていけば、社会的な孤立を招きかねないコミュニケーションの課題を克服するための、一人ひとりに合わせた手法が見つかるかもしれない。

言語に困難を抱える脳の利点

ディスレクシアや自閉症といった、言語に困難を抱える人にある利点や特異な知覚は、見過ごされがちだ。

創造性は、言語に困難を抱えるからこそ生じることがある。言語で苦労しつつも他の領域で優れている人を、誰もが知っているだろう。たとえば私の場合は、真ん中の息子だ。彼は読むことが難しく、小学校低学年のときに、クラスメイトが自分にはまったくわからない摩訶不思議な——読む——ことをしているのに気づいた。「音読」や「サイトワード」〔スペルに規則性がなく暗記するしかない単語〕のような細かなことではなく、彼は読むという概念そのものと戦った。ページ上のこのくねった線がいったいどうして言葉になるのか？　ボブ・ブックスシリーズと、通っていた公立学校のリーディング・リカバリー・プログラム〔一対一での読み書き支援〕が彼には役立った。[56]今日でもなお息子は——ローズ奨学生にしてニューヨーク市在住のアーティスト、ウェズリアン大学の刑務所教育センター創設者だが——「always」を「alwaze」と綴るようなミスのないようにスペルチェックに頼っている。

言語に困難を抱える人が発揮する創造性には、単なる逸話ではない証拠がある。母音の直前にいくらかの無音を入れると、「ba」は「pa」になる。この変化は知覚的には突然生じる。「ba」に無音をほんの少し加えても、やはり「ba」に聞こえる。今度はもう少し長く無音を加えると――まだ「ba」だ。もう少し――「ba」。今度はもう少し多く――ほら、「pa」になった！　中間はない。灯りが点いたり消えたりするときのように、「ba」か「pa」のどちらかが聞こえる。サウンドマインドは、言語の音を分類するためのカテゴリーを形成する。「b」と「a」の間の無音の時間に差がある二つの「ba」を聞かせても、両方ともサウンドマインドの作った「ba」のカテゴリー内に入るものであれば、大半の人は区別できない。ところがディスレクシアの人はそうでない人よりも、「ba」のカテゴリー内の二音を、ときとして本当に容易に聞き分ける。[57] 彼らのサウンドマインドはこの点では耳の鋭さと柔軟性を失っておらず――聴く脳が固定されたカテゴリー内で機能するようになった人々には閉ざされた創造性を持ち続けている。創造性豊かなディスレクシアの人といえば、アルバート・アインシュタイン、スティーブン・スピルバーグ、シェール、トミー・ヒルフィガー、オクテイヴィア・E・バトラー、トーマス・エジソン、ジェイ・レノ、ウーピー・ゴールドバーグ、アンセル・アダムス、アンディ・ウォーホル、アガサ・クリスティなどだ。

自閉症者がしばしば抱える深刻な言語障害は、他の領域、通常は記憶に基づいた領域で卓越した才能の発揮につながることがある。一八世紀に最初に記述された、サヴァン症候群と呼ばれるこうした才能は、音楽、美術、暦の計算、数学、機械的・空間認知スキルという五つの領域のどれかに普通は入る。[58] 興味深いことに、ずっと稀ではあるが、言語に基づく才能もときとして生じ、極端な多言語を話したり、読むことに早熟だったりする場合もある。[59]

言語障害に性差はあるか

多くの学校教師は、言語の問題は男性に多いと言うだろう。実際に読字障害については、男児は女児の二倍以上だという報告がある。[60]男女における音の処理を調べれば、この理由についての手がかりを得られるのではないか、と私たちは考えた。また、男性と女性の脳が世界を異なって聞くのかどうかを、ぜひ知りたいと思った。

生物学における性差は――明白なものはさておき――多くの領域で生じる。音においても少なからずあり、音のコミュニケーションにおける性差は動物界じゅうで見られる。たとえば、オスの鳴鳥はまさに歌手で、歌によってメスを惹きつけ、メスは自分の好みの歌をさえずるつがい相手を選ぶ。オスのザトウクジラも歌によってメスを惹きつける。メス鳥は騒音に邪魔されないように、鳴く時間を変える。[61]オスとメスで鳴き方に差があるということは、音処理の性差についての問題を提起する。[62]「聞く脳」は同じ性、たとえばメスのマウスであってさえも、そのマウスが母親かどうかによって異なるのだ。[63]

ブレインボルツでは、未就学児、十代の若者、成人の五〇〇人以上を対象に、音要素の処理における性差を研究した。[64]音の開始に対する反応時間では男女差があり――それは何十年も前から知られていた。[65]だが私たちは、以前は探られなかった他の音要素の処理においても、男女差の有無を明らかにした。違いが見られたのは、倍音と基本周波数の大きさ、子音から母音への移行（FMスイープ）に必要なマイクロ秒の時間だ。未就学の男児も女児も、これらの要素を同じように処理するが、性差はもっとあとになって、十代の若者と成人において現れる（図7・5）。その差は、もしかしたらホルモンの変化や人生経験といった要因によって引き起こされるのかもしれない。反応の一貫性や、神経の背景雑音の量といった他の尺度は、どの年代でも性差が見られない[66]。

音の処理における性差を見れば、男性が女性よりも言語に困難を抱えやすい理由がよくわかる。反応に男女差がある場合は、おしなべて男性の反応のほうが悪く、小さかったり遅かったりする。ということは、言語の処理に関しても生物学的なものがあるのではないか。とくに性差が見られたのは、ＦＭスイープと倍音という、一貫性とともに言語能力にきわめて関連する音要素だ。人間におけるこうした性差は、何の役に立つのだろうか？　この、わずかだがたしかにある聴力の性差が、意志疎通のためや、まだ発見されていない別の理由のために重要だといつの日かわかったとしても、私は驚かないだろう。

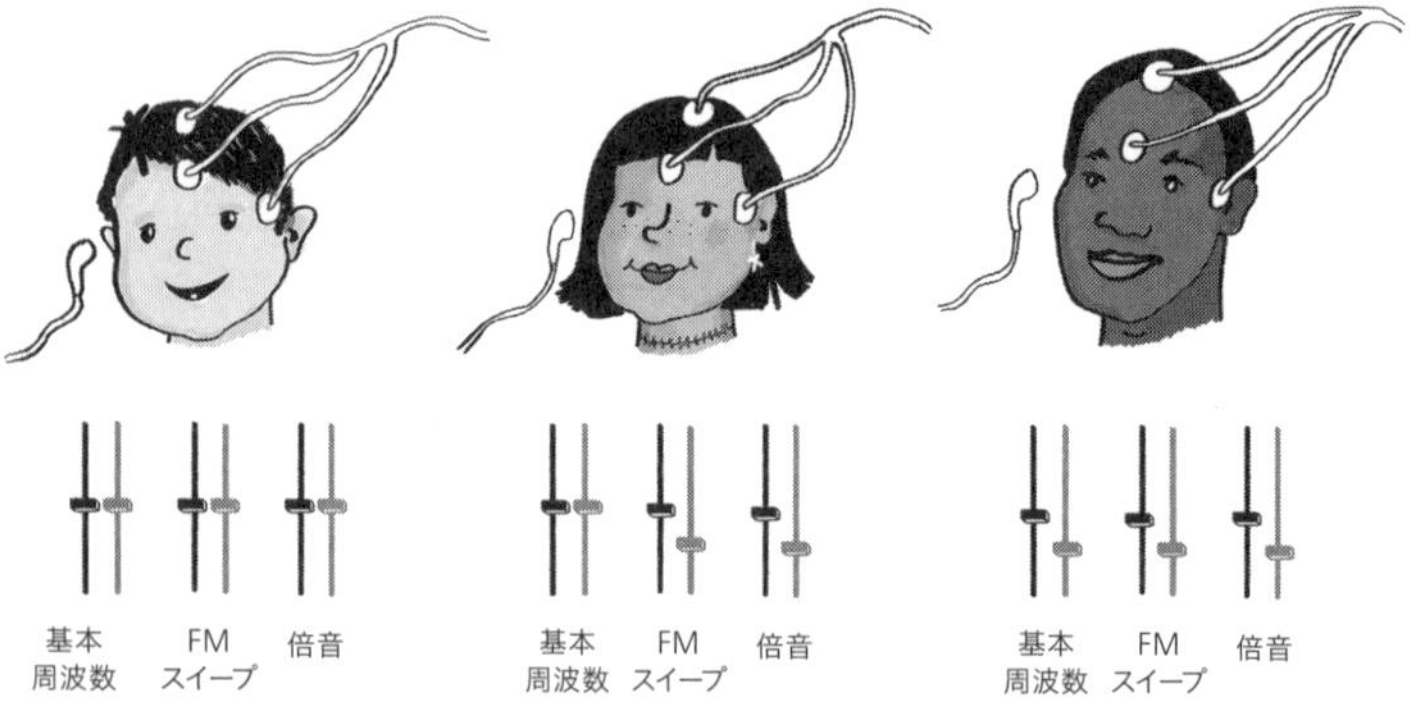

図7.5　性差は年齢が上がるにつれ生じる。就学前では三つの音要素に対する反応に男女差はない。十代までに、FMスイープと倍音において差が生じる。成人では三要素すべてにおいて男女差がある。どの年代でも一貫性と神経の背景雑音の値に性差はない。黒色のフェーダーは女性、灰色のフェーダーは男性。

音で言語能力を向上させる

言語学習のさまざまな手法によって脳内の音処理がどのように良くなるかについては、多くのことがわかってきている。幼児のときのサウンドマインドの働きから七歳のときの読む能力を予測できたら、悪い予測通りにならないように手段を講じることができる。ハイドパーク・デイ・スクールで用いられている聴取補助装置は、こうした手法の一つだ。プロビデンス・プログラムからの装着式の語数計の技術もある。マーゼニヒとタラールが開発した聴覚トレーニング・ゲームと、ベナシッチが乳児向けに開発しているおもちゃは、利益も生む手段となる。音と言語の結びつきについての理解が進めば、子供の言語スキルの発達を促すより良い手法を開発することができる。

音声聴取技術の進歩は目覚ましい。その技術が、ハイドパーク・デイ・スクールのような一部の人向けの場所だけで用いられるのでなく、主流になってほしいと思う。私の学生に言語に困難を抱える人がいて、聴取補助装置を着けている。この装置は、私が授業中にネックレスのように着けているマイクロホンから信号を受け取る。ある日授業のあとで、装置とマイクロホンを交換してもらい、大教室の後ろにいる彼女の声がはっきりと聞こえることに驚いた。この技術はきっと、騒がしい場所です̀べ̀て̀の̀人̀の手助けになるだろう。言語スキルの強化によって、誰もが恩恵を受けられるのだ。

音について常に考えている私は、音を聞く新たな方法が聴く脳にどんな影響を与えるだろうかと思う。一日の終わりに夫に読み聞かせをしてもらうと述べたが、他に、オーディオブックも聴いている。これは私のサウンドマインドや、私が読んだり話したり考えたりすることに、どんな影響を与えるだろうか？　理解と記憶に関しては、文章を聴くことは文章を読むことと同等らしい。[67]聴くことのほうが良い場合もあるかもしれない。シェークスピアには古風な言い回しがあるので、読むよりも聴くほうが理解しやすい。俳優の声の皮肉やユーモアなどの手がかりが加わるので、聴いた一節を総体的に解釈しやすくなる。また、音読をすると読んだものを記憶しやすい。[68]書かれたものよりも音によるほうが、言語の理解や記憶が自然にできるのではないだろうか。聴覚は、私たちが読んだり書いたりするようになる何十万年も前に進化したのだから。

オーディオブックがあれば、さまざまな状況で文章に触れられる。私は料理したり（たまねぎをジュージュー炒めたり……）、トレーニングしたり、電車の中にいながらでも音が伝わるように、背景雑音を遮断する小型イヤホンを使用している。同じ文章を聴くときと読むときの生物学的基盤と、それが人によってどのように異なるのかを、理解できたらいい。オーディオブックを聴くことで、はたしてサウンドマインドはどんな進化を遂げるのだろうか。

第8章　音楽と言語の協調関係

音楽の訓練は他の何よりも力強い手段だ。音楽は言語だ。

――プラトン

「いったい誰の声だい？」夫がそう言いながら廊下を歩いてくる。玄関口で私と話している、古い椅子の処分のために来た二人の男性の声を聞き、夫はそのうちの一人に、「声を専門に使う仕事をしようと考えたことはありませんか、ナレーターとか？」と訊ねた。私はその声に特別なものを感じなかったが、男性は実際に声優だった。音楽家と暮らしていると、多くの人が気にも留めない音の素材がどれほど豊富にあるのかを、常に思い知らされる。通りを一緒に歩いているときにオートバイの音が聞こえると、私は「オートバイだ」としか思わないが、夫はメーカーとモデルまで聞く。音楽をしていると、音楽でない音に対するサウンドマインドも磨かれるのだ。

音楽と言語とのかかわり

音楽は人々を結びつける力を持っているものの、特定の情報を伝えるのには適してない。駅への道順をピアノで弾いたり、昨晩のバスケットボールの試合のスコアをハミングしたりすることはできない。だが、音楽と言語という、音を出すこの二つのものに関連性があるのは、偶然ではない。音楽家は話し言葉の音の処理において明らかな優位性を持っているので、言語によるコミュニケーションもうまい。[1] 問題はその理由だ。

音楽は言語に良い影響を与えるという考えを、アニラッド・パテルは「OPERA仮説」として具体化した。[2] OPERAは頭文字で、Oは、音楽と話し言葉に関与する脳のネットワークの重なり（overlap）を示す。Pは、音楽に必要な正確さ（precision）だ。外国語訛《なま》りでも電話の接続が悪くても、話す言葉は理解できるが、音楽性は時間やピッチやハーモニーがほんの少しずれただけで損なわれる。音楽をする人は、音楽が必要とする正確さを備えた結果、音楽以外の音の理解も向上する。Eは情動（emotion）を表す。音楽は、音に対する感情を引き起こす報酬中枢に関与する。Rは繰り返し（repetition）だ。曲を繰り返し練習して演奏するたびに、音と意味の結びつきが作られるので、神経回路が鋭敏になる。最後に、Aは注意（attention）で、私たちは一番注意を払うものを一番よく覚える。こうしたすべての理由で、一日の大半を音楽に使う人は、サウンドマインドに磨きをかけて、言語スキルを上達させていくというのは頷《うなず》ける。

言語もまた音楽に影響を与える。話し言葉の英語とフランス語では主要なリズムパターンが異なる（英語はアクセントに、フランス語は音の長さに強勢が置かれる）。イギリスの作曲家エルガーも、フランスの作曲家ドビュッシーも、母語のリズムパターンに従っている。作曲家が話す言語はその人の楽曲に足跡を残す。

言語と音楽にある小さな構成単位（音素／音符）は、情報を運ぶもっと長いまとまり（単語・文／曲のフレーズ・歌）を形成する。言語でも音楽でも、小さな単位がどのように組み合わされて長い単位を形成するのかは、構文論と意味論の規則に支配されている。子供が正式な訓練を受けずに話を理解して、話すようになるのと同じように、私たちは訓練しなくても、曲を覚えて演奏し、音楽に合わせて踊り、リズムを刻み、音楽がもたらす情動を感じるようになる。言語の決まりの違反に気づくのと同じくらい容易に、間違った音や音楽構成の決まりの違反に気づく。音楽を学ぶとこうしたスキルは向上する。音楽をするには、出したい音を正しい時間で奏でる必要があり、サウンドマインドを発達させて正しい演奏と間違った演奏を区別できなければならないのだ。

話し言葉と音楽の基底には、同じような音要素がある。話し言葉の音を特徴づけるのは、周波数（たとえば「ee」と「oo」の違い）と、時間（billとpillの違い）と、時間と周波数の相互作用（ballとgallの違い）だ。音韻認識という、言語の音についての知識は、文字を読むための基盤だ。音韻認識のテストは、「please」という言葉を、lを発音しないで言ってください」というように行なう。このような、言語の音を操作する課題をする能力は、音楽をする子のほうがしない同年齢の子よりも高く、メロディ

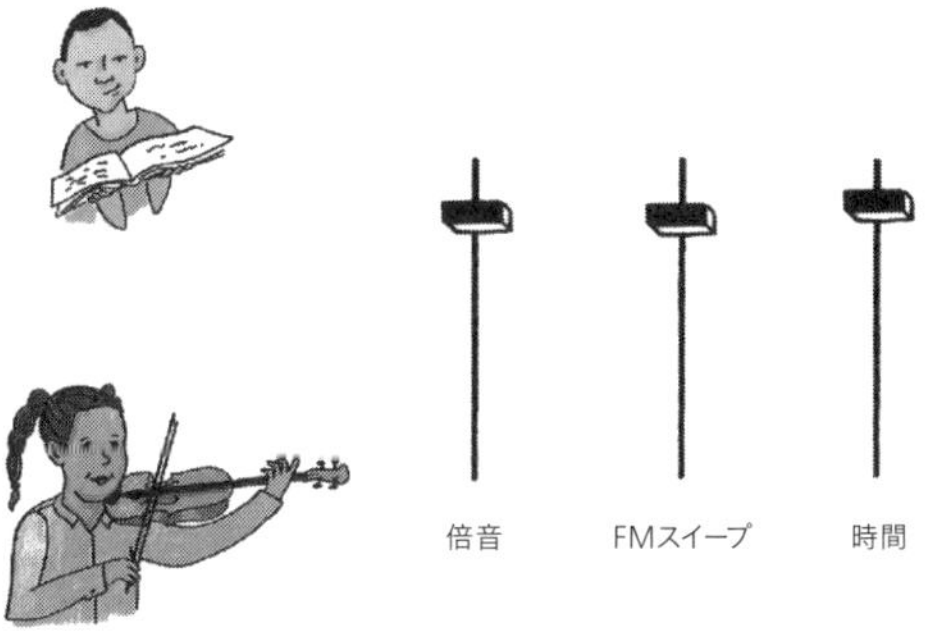

図8.1 言語と音楽の特徴は重なる。

を聞き分ける能力と強い相関関係がある。[3]

ミキシングボードと音要素の話に戻ろう。「da」を用いて音楽家の脳を探ると、言語にとって重要な音要素への反応が強くなっていることがわかる（図8・1を参照のこと）。こうした要素の一つである倍音は、同じ音を演奏している二つの楽器の音を聞き分けるのにも、話し言葉の音節を聞き分けるのにも役立つ。他の重要な要素である、時間と、子音から母音へ母音から子音へと移行するときの周波数の速い変化（FMスイープ）は、言語の音を理解する音楽家の能力を高めている。

読字と音楽家の脳

音楽は音要素の処理を強化するのだから、音楽をする子は同年齢の音楽をしない子よりも言語スキルが高くても不思議はない。そのうえ、音楽は、読み書きの能力を高めるのに重要な役割を果たす。演奏にも読字にも音と意味の結びつきを作ることが必要だからだ。私たちは無意識にすらすらと読めるようになる前に、「声を出して読む」ことに多くの時間を費やす。TやRはどんな音になるだろうか。二つのEは簡単だ。これらを合わせれば「tree」という単語になる。こうやって私たちは、どの文字の組み合わせが意味を成し、どれが意味を成さないかを学ぶ。fghtやcaughtのような「-ght」で終わる言葉の「gh」は、音としては無視してもいいといったパターンや秘訣を学ぶ。「im-」か「in-」かの選択は次の子音次第だと、暗黙のうちにではあるが学ぶ。難解な本は印象的（impressive）で教示的（inscrutable）かもしれないが、それはけっして inpressive でも imscrutable でもない。音楽にも同じような規則がある。音楽家は音符をピッチと時間に対応させることを学ぶ。五線譜上の音符の高さ（height だが heig-hit とは発音しない）はピッチの高低に対応し、休止時間は、休符の黒い長方形が線の上にあるか下にぶら下がっているかで異なる。同じように私たちは、半円が縦線の左側にあるのは、b ではなく、d だと学ぶ。同様に、音楽家は経験から、特定のコード進行や倍音関係は、inpressive と同じように「ありえない」と学ぶ。

言葉を読むことと楽譜を読むことには、音と文字、音と音符という正書法のような類似があることに加えて、話し言葉にもリズムがある。キング牧師記念日には、夫と私は「I Have a Dream（私には夢がある）」の演説を聴く。さて、もし私がこの演説を朗誦していたら、あなたは苛々して、早く終わってくれと思うだろう……なんといっても、この演説のインパクトはキング牧師が話すリズムによるところが大きいからだ。音楽にはリズムが伴い、音楽をするとリズム能力が高まるが、[4] これは言語にとっても読字にとっても重要だ。[5] [6] 音楽のレッスンやリズムに基づいたトレーニングを受ける前と後で子供を評価すると、音韻認識、[7] 読字、話し言葉の音の神経処理の向上が見られた。[8] 言語において最も聞き分けが難しいのは、ba／ga や ba／pa などの子音のペアのような、時間に基づく音の違いだ。だから音楽をする（音楽に同調した）脳は、子供の言語発達の仕方と本の読み方に違いをもたらすのだ。

聴覚の情景分析——騒音下での話の聞き取りと音楽家の脳

私たちが住む世界は騒々しい。静かな場所で話をするよりも、列車や飛行機や、レストラン、教室、運動場などで相手の話をなんとか理解しようとするほうが多いかもしれない。私たちの脳は、不適切な音から適切な音を取り出すのに長けている。このスキルは「聴覚の情景分析」という、聴覚系の働きに分類される。この聴覚の情景分析によって、サウンドマインドはサウンドスケープをいくつかの意味ある部分に分ける。会話の相手が出す音を一つの統合された対象としてグループ分けすることによって、パーティーで他の人たちの会話が周囲に飛び交っていても、相手の声に焦点を合わせられる。この能力に優れている人もいればそうでない人もいるが、全体として音楽家は、この難題をとりわけうまくこなす。[9]

聞くことにおける優位性は、高度な訓練を受けた音楽家に限らない。初心者も音楽をすることの恩恵にあずかれる。ブレインボルツは、音楽を習い始めたばかりの小学生の、騒音下での話の聞き取りについて調査する機会を得た。そして、彼らが騒音下で聞く能力を、音楽の訓練を始める前と、一年後、さらにその一年後に評価した。一年後はほんのわずかな改善の兆しが見られただけだったが、定期的な音楽のレッスンを二年間続けたあとには、子供たちは背景雑音が大きくなっても我慢できる

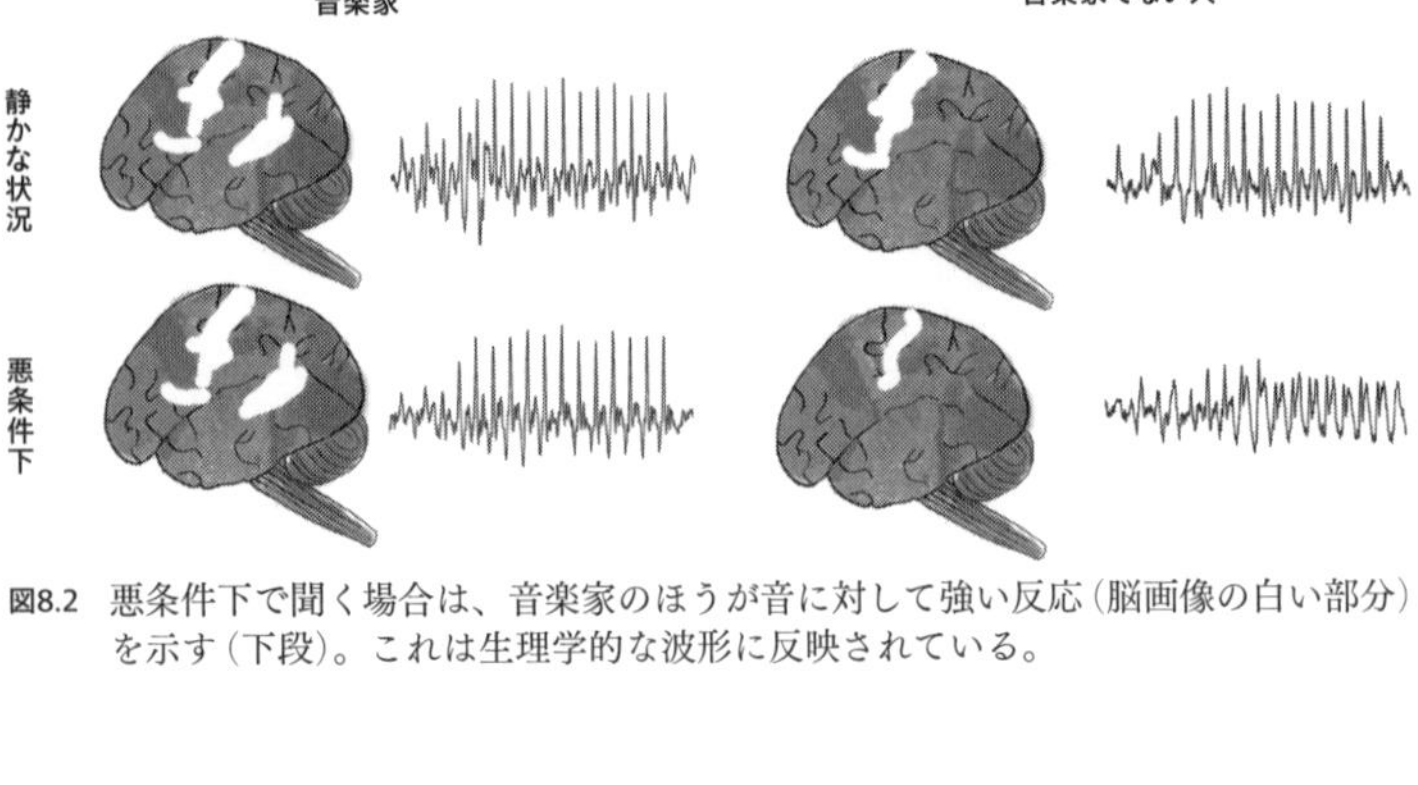

図8.2　悪条件下で聞く場合は、音楽家のほうが音に対して強い反応（脳画像の白い部分）を示す（下段）。これは生理学的な波形に反映されている。

ようになり、騒音下でも文章を正確に繰り返すことができた[10]。

静かな状況であれば、音楽家と音楽家でない人はそれほど差がない。好ましい条件下で話を聞くと、音楽家でもそうでない人でも脳は同じように「発火」する。だが、騒音下では、音楽家のほうが優位に立つ[11]（図8・2）。同様のパターンは、音に対する脳の生理学的反応にも見られる[12]。悪条件下で聞くと、音楽をしない人の脳は、脳画像においても生理学的な波形においても、反応が小さくなる。

なぜ音楽家のサウンドマインドは、騒音下で話をうまく聞き取れるのか？　OPERA仮説が手がかりを与えてくれる。私はさらに、音楽家にとって欠かせないスキルであるリズム（rhythm）とワーキングメモリー（working memory）の二つを、重要な要素として付け加えたい（頭文字もひねり出さなければ。OPERRAW仮説では、生焼けのようだ）。

話し言葉にリズムがあると、騒音下で隙間を埋めるのに役立つ。騒音によって話が聞き取りにくくても、根底にあるリズムによって、理解できない単語を予測しやすくなる。だからこそドラマーは、騒音下で話を聞くのにとりわけ長けているのだろう[13]。

音楽家であろうとなかろうと、会話をたどるのに欠かせないワーキングメモリーが優れていれば、騒音下でもよく聞き取ることができる[14]。音楽は、記憶スキルを高めるのにも役立つ[15]。音を理解するには考える能力も要求される。サックス吹きはワーキングメモリーに優れているので、どんな課題に対しても処理能力を発揮する。音楽家はピッチの高低[16]と音パターン[17]の変化をたどるのに長けているので、騒音下でも意味が複雑で長い文を聞き取ることができる。

見解の相違はあるだろうが[18]、音楽家は自分のサウンドマインドを磨いて聴覚の情景分析を効率よくすることができるという証拠が集まっている、というのが私の見立てだ。それは、脳内の音処理や、リズム感や、ワーキングメモリーの能力が高いからかもしれないし、まだ発見されていない理由があるのかもしれない。

音楽家の中で見ると、練習時間が長いほど、音楽を始めた年齢が低いほど、騒音下で聞く能力は高くなる。つまり、経験によって恩恵は蓄積し続けるのだ。

年を取ると、やりたい気持ちはあっても音楽をやめてしまうことが多い。それでも、音楽が与える[19]良い影響は、たとえ音楽を続けていなくても、少なくともある程度は続く。音楽をするのは、青年期や、数十年後においてさえ、[20]十分に報われる投資だ。脳は音と意味との強い結びつきをいったん作り上げると、このスキルを自動的に高め続ける。

音楽による神経教育学

音楽をする子供は学業成績がいいと、教師たちは口を揃えて言う。日々それを目の当たりにしているので、こんなに明白なのに他の人たちが認めないことに不満を感じると話す。彼らは、「脳の中で何が起きているのですか?」と私に訊ねる。一〇年ほど前に私は、ロサンゼルスのハーモニー・プロジェクトの創設者であるマーガレット・マーティンから連絡を受けた。このプロジェクトは、公的サービスが行き届かない子供たちに楽器を手渡して最上の音楽指導をする、非営利のプログラムだ。公衆衛生の博士号を持つマーガレットは、生徒の成績を入念に調べ、音楽は学業の向上にとても役立つとじかに知った。彼女は、「ニーナ、音楽は、学校をドロップアウトしそうな若者を救ってくれる。家族の中で初めての、カレッジ進学だって夢じゃないのよ。ニーナの助けがあれば、私たちはこの理由を探り当てることができるし、それを公表することもできるわ」と言った。そして私たちの共同研究が始まった。

ときを同じくして、ロサンゼルスよりもブレインボルツにほど近い「シカゴ公立学校」団体で音楽指導をしている、ケイト・ジョンストンとも同じような会話をした。彼女が教えている学校では、英語や歴史や数学と同じくらい、音楽指導を重要視していた。こうして、ほぼ同時期にブレインボルツは、音楽経験がサウンドマインドに与える影響についての、大きく、複雑で長期的な二つの神経教育学的プロジェクトに乗り出した。*

自然な場面における音楽

私たちは二つの研究をどうしても引き受けたかった。両方とも、音楽経験が神経系に与える影響を、自然な場面で探るための貴重な機会になったからだ。自然というのは、科学者が作った人工的なプログラムではなく、実際に行なわれ長期的に成功を収めている音楽プログラムのことだ。これは、音楽、

＊＝神経教育学（ニューロエデュケーション）とは、神経科学を用いて、学習が脳においてどのように生じるかを理解し、指導方法の改善と学業成績の向上を目指すものだ。

学習、学業成績が相互作用する生物学的な根拠について、実社会においてサウンドマインドのレンズを通して学ぶチャンスだった。[*1]

ハーモニー・プロジェクトの子供たちは二年生で、音楽を習うのはこのときが初めてだった。プロジェクトのリーダーは当時大学院生だったダナ・ストレイトで、彼女は四つのチームを率いて、この研究を物置部屋（ジョークではなく、本当に物置だった！）で行なった。チームは三年間にわたって、モップや掃除機、ダンボール、壊れたコンピューターのモニターや楽器を片付けては、そこを実験室にした。この音響的・電気的に遮蔽されているとは言い難い場所で、生徒に三時間のセッションを行ない、騒音下で聞く能力、読字と認知のスキル、音に対する脳の反応についてテストした。

シカゴの高校のプロジェクトのほうが近場だったが、実験計画の範囲は四倍大きかった。シカゴ公立学校の生徒たちは、高校に入学するときから卒業まで実験に参加した。ほとんどの生徒は、それまで音楽指導を受けたことがなかった。テストの大半はブレインボルツの施設で行なわれた。また、ジェニファー・クリズマン[*2]の主導によって、研究に協力してくれる学校で定期的に「テストフェア」も開催した。これは研究室総出の催しで、ブレインボルツの一〇人ほどの学生とスタッフは、コンピューターと山のようなテスト資料、神経生理学の機器一式、みなが丸一日休みなしでデータ収集をするのに十分な食べ物を持って、シカゴ近隣に隊を組んで出かけた。私たちはこれを五年間続け、二〇〇人にのぼるユニークな参加者たちを多様なセッションにおいて毎年テストした。

二つのプロジェクトのために（同時期に行なっていたと話しただろうか？）私たちはどうにかしてチームと備品をあちこちにやりくりして、年によって大きな差が出ないようにした。その間、ジェニファーとダナは、他の関係者すべて（教師、両親、担当者、用務員……）が毎年毎年また喜んでテストに協力してくれるように力を尽くした。

音楽家になるのか、音楽家に生まれつくのか？

「音楽家の優位性」に対する大きな批判に、因果関係に関するものがある。相関関係は因果関係を意味しない。二〇年間ピアノを弾いているジョディが、楽器に触ったこともないピートよりも脳の白質が多いのなら、ジョディの脳は音楽をしたから白質が発達したのか？　それとも、生まれつきそうだったのか？　そもそも、脳の白質の何らかの働きによってジョディが音楽に興味を持ち、ピアノの前に座るようになったのかもしれない。では四歳のフレッドは、右の運動皮質がとりわけ大きいという生物学的特性のために、両親を弦楽器職人のところまで引っ張っていかなければならないと思ったのか？

音楽に惹かれる人に関して、「生まれ」の面がないとは言えないだろう。音楽に向いている脳と体というものは、たしかにある。だが、何十年間も音楽を教えてきた夫の意見では、最も進歩する人は

＊1＝多くの制約があるために、科学者が教育現場で研究をするのは難しい。私たちが得た機会は貴重なものだった。教育プログラムのほうから私たちを求めてくれたからだ。

＊2＝ジェニファーは高校生の参加者と親しくなり、彼らにたびたび電話やメールをして（ティーンエイジャーに最後まで実験参加してもらうのは難しい）、たくさんの電話番号を携帯に登録した。彼らの卒業式には必ず出席し、多くの推薦状を書いた。

最も演奏したがる人だ。自分が好きなことを学ぶと、サウンドマインドは磨かれる。それゆえ私たちの研究では、生まれか育ちかの「育ち」の面に焦点を当てる。育ちに対しては、私たちは何かをすることができるからだ。

因果関係、あるいは、生まれか育ちかという問題は、長期的な調査を見ることによってほぼ決着がつく。参加者をその人自身と比較することができるからだ。長期的な研究は、生まれはどうであれ、音楽教育という「育ち」がサウンドマインドを再形成できるという強力な証拠を示している。比較したグループは通常、音楽以外の健康的な活動に音楽家と同じだけ従事している人たちだ（図8・3）。

音楽がもたらすもの

音楽をする子供のサウンドマインドが音をうまく処理できるようになると、学業成績と聴くスキルが向上

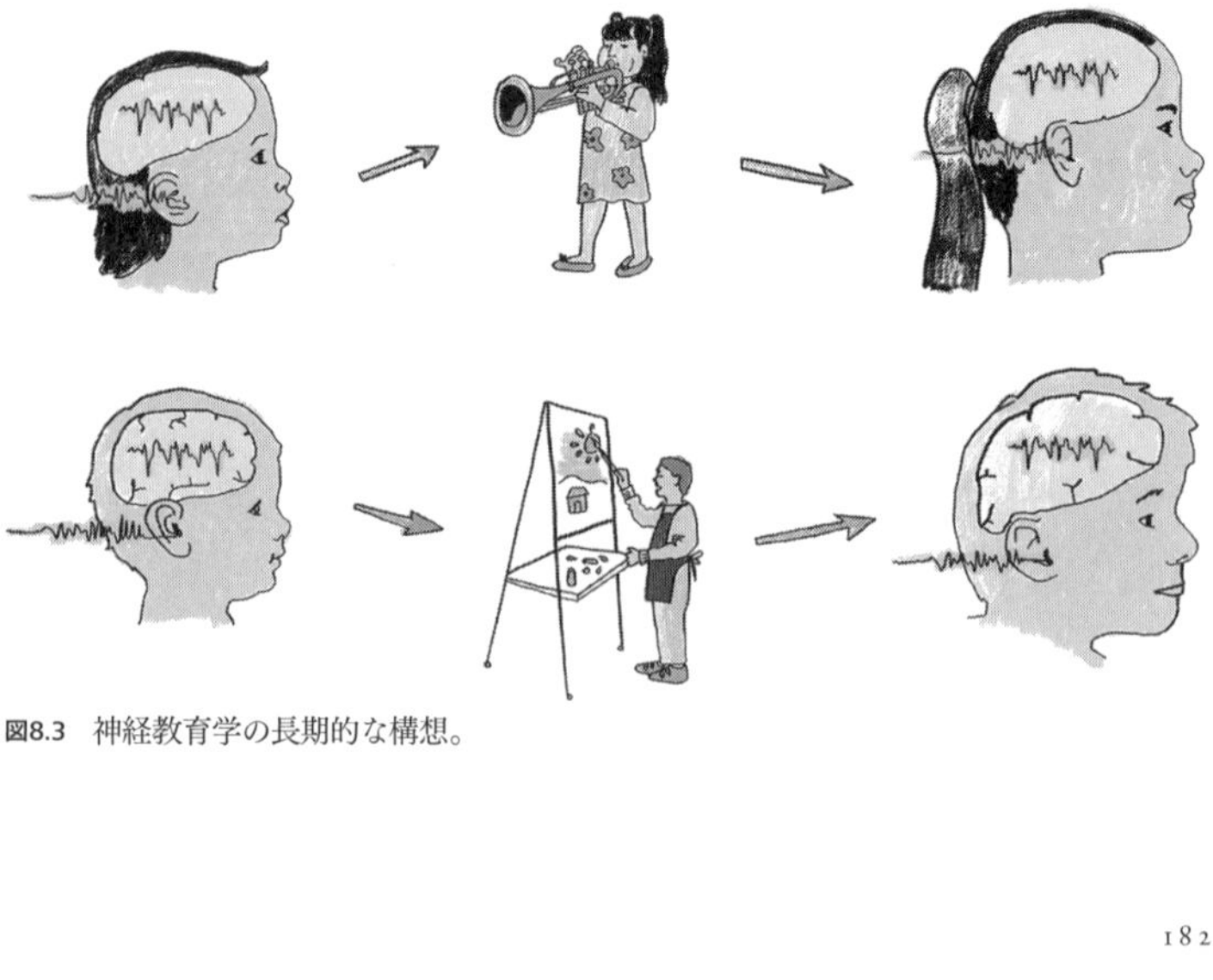

図8.3　神経教育学の長期的な構想。

する。[21] ロサンゼルスの小学生でもシカゴの高校生でも、音楽をする子供だけが、脳における特定の音要素の処理が向上していた。その音要素とはまさに、読字と言語の発達に必要とされるものだった[22]（一七三頁の図8・1）。脳は、話し声の音を区別するのに用いる倍音に良く同調するようになり、時間の手がかりと、子音から母音へそしてその逆への移行を示すFMスイープを、うまくたどるようになった。さらにこうした効果は、私たちが研究した、音楽の訓練が高校生という子供時代の終わり頃に始まったときでさえ起こった。聴覚学習にとっての脳の柔軟性が立証されたのだ。

音楽が脳と言語スキルに与える影響について長期的研究をするグループは、ブレインボルツ以前からある。フランスのミレイユ・ベッソンのグループによると、八歳から一〇歳の子に音楽の訓練を一年間したところ、話し言葉におけるタイミングと持続時間の手がかりの処理が向上したという[23]（ピッチは含まれなかった）。脳内での音処理がうまくできるにつれて、言語知能や、[24] 読字や、[25] 認知的スキルも向上する。[26] これは、[27] 美術の訓練を同じ時間した統制群では見られなかった。注意と記憶、聴覚処理、第二言語の学習、[28] 語彙、[29] 責任と規律、[30] 不適切な音を遮断する能力において顕著な向上を見出した研究グループもある。複数の長期的調査が、私たちが観察した脳の成長を強く支持している。[31] オウムのスノーボールで有名なジョン・イヴェルセンは、サンディエゴのシンフォニー・プロジェクトを主導して、音楽をする子供の脳の発達を調査している。

音楽は貧国による神経のしるしを相殺する

貧困は人々を多くの健康被害のリスクにさらす。サウンドマインドへの悪影響もその一つだ。[32] シカゴとロサンゼルスにおける私たちの音楽プロジェクトでは、子供たちは低所得地域に住み、通っていた学校では八五パーセント以上の家庭が昼食の補助金をもらっていた。

この実験に参加した子供たちは、話し言葉においてカギとなる音要素に対する反応が弱かった。たとえば、倍音への反応が小さく、子音から母音への移行（FMスイープ）に対する神経発火のタイミングが遅く、神経の安定性（一貫性）が保たれていなかった。[33] 話し言葉の処理をさらに難しくしているのは、脳の雑音だとも考えられる神経ノイズが過剰なことだ。貧困による神経のしるしは、図8・4に示されるようにミキシングボードのフェーダーが音要素では下がっているが、神経ノイズは大きくなっている。信号の減少と過剰なノイズは、図8・5で示されるように、音の処理の障害になる。

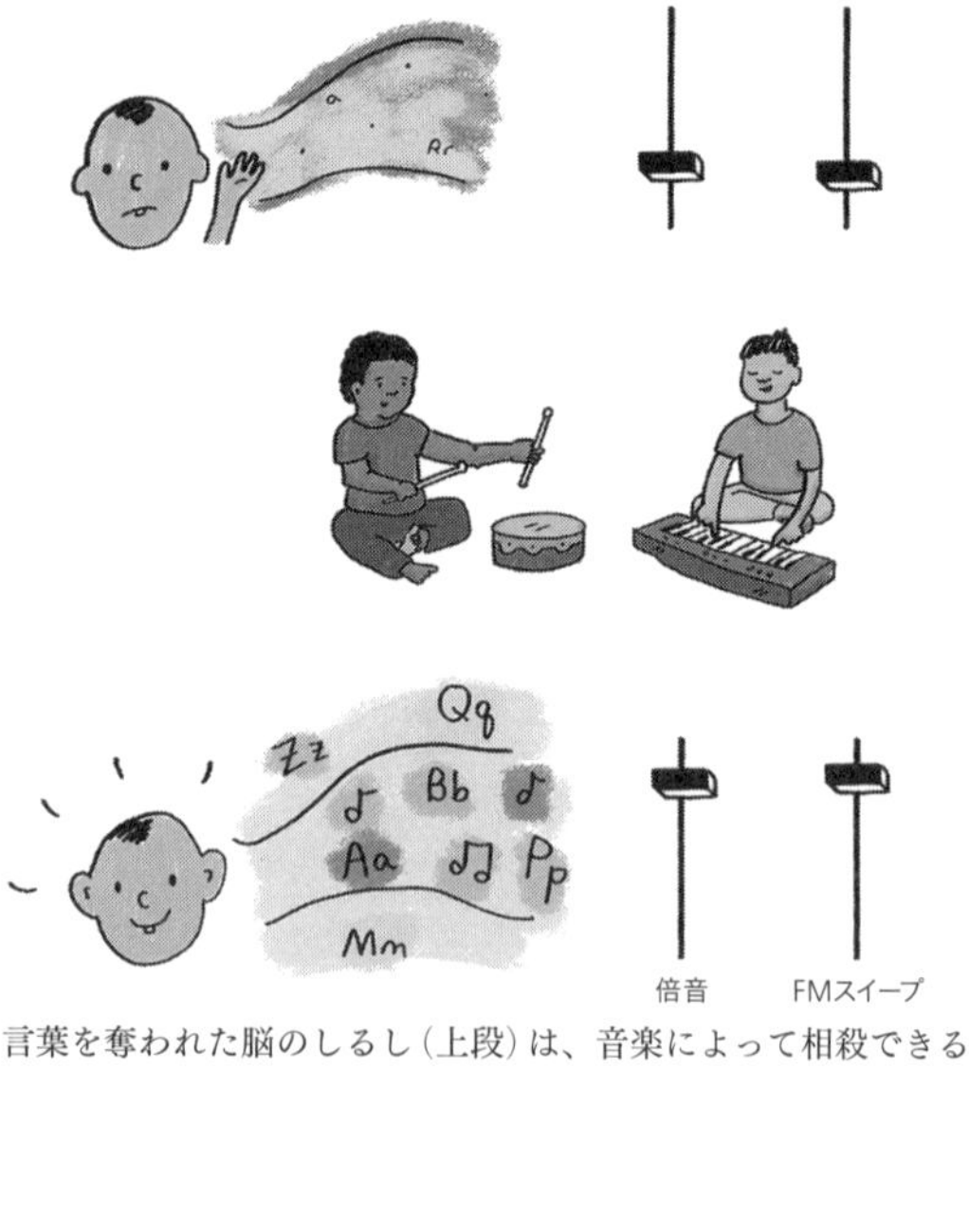

図8.4　言葉を奪われた脳のしるし（上段）は、音楽によって相殺できる（下段）。

音楽家はカギとなる音要素を効果的に処理するので、音は鮮明になり、大きく聞こえる。つまり、音楽をすると、倍音や時間の重要な手がかりに対する脳の反応が強くなるために、貧困のしるしがある程度相殺される。ただし、一貫性は強化されない。貧困による神経のしるしを相殺する方法は他にもあり、バイリンガルだと一貫性やピッチへの反応が強化されるし、スポーツをすると脳のノイズを下げることができる。サウンドマインドが音要素をどのように処理するかを調べれば、音楽家とバイリンガルとアスリートが呼びさます、それぞれ異なり、かつ相補的な音処理のメカニズムを解明できるだろう。

成績の格差を埋める

低所得地域出身の子供たちは、恵まれた子供たちよりも、読字などの学業スキルの成績が悪いことが多い[34]。この成績の格差は成長するにつれてさらに広がる[35]。ロサンゼルスでは、低所得家庭の子は二年生になると読字スコアが低くなる。これは残念なことに典型的な経過だが、ハーモニー・プロジェクトの子供たちは読字スキルを維持していた[36]。

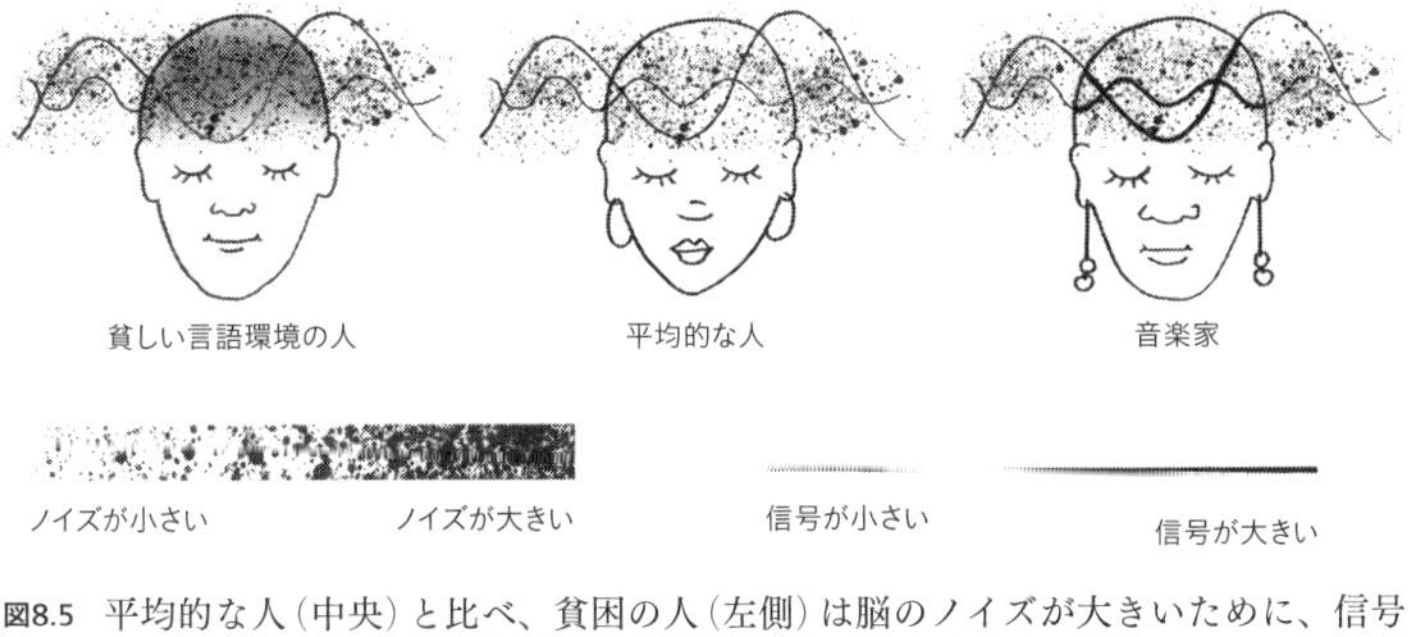

図8.5 平均的な人(中央)と比べ、貧困の人(左側)は脳のノイズが大きいために、信号が小さくなる。一方、音楽をする人は信号が大きくなる(右側)。

スポーツを観戦しても健康にはならない

音楽を聴くことは、リラクゼーション、ストレス軽減、気分の調整に有効で、[37]注意や記憶、動きの同期、判断スキルにおいて一時的な恩恵をもたらすこともある。[38]これは、心地良い音楽を聴くことによって分泌されるドーパミンの増加によるものかもしれない[39]——気分が良い状態だと思考能力も上がるのだ。[40]そのうえ、音楽を聴くことは、認知症やパーキンソン病のような神経学的症状の治療と、脳卒中からの回復にも役立つ。[41]ところが赤ん坊の場合は、ゆりかごの中や子宮の中にいるときでさえクラシック音楽を流すと良いと言われてはいるものの、音楽を聴くだけでサウンドマインドに永続的な影響を与えるという証拠は、これまでのところまったくない。

ハーモニー・プロジェクトで明らかになったように、音楽への能動的な関与が、脳における音要素の処理を変化させるのは間違いない。プロジェクトではまず、演奏するのではなく、音楽を注意深く指示に従って聴くといった音楽の基礎訓練を行なった。脳の変化が明らかになったのは、子供が演奏を体験する段階になってからだ。[42]音に対するデフォルト反応に変化をもたらすためには、実際に演奏しなければならない。訓練と、繰り返しと、練習があってこそ、脳が音を処理する方法に永続的な変化が起こるのだ。

脳を変化させるには時間がかかる

履歴書や大学院への願書を見るのは私の仕事の一つだ。年々、志願者が記す経験は多様になってきており、みなたくさんのことに少しずつ時間を費やしている。まるで、エクアドルに五分間滞在し、キャンプカウンセラーとして五分間ボランティアを行ない、陶芸に五分間勤しみ……というように。だが経験上、最も高評価されるのは、一つ二つの活動を長い間粘り強く続けてきた学生だ。

シカゴとロサンゼルスでの長期的な研究では、音楽指導を一年間受けたあとでは、脳内の音処理に明らかな変化は見られなかった。サウンドマインドが言語に必須の音要素を処理する方法に根本的な変化が観察されたのは、演奏を始めた二年後からだった。[43] このことから、音楽教育が脳に与える効果はすぐに得られるものでも、次から次へとさまざまな活動をすることによって得られるものでもないことがわかる（たとえそうした活動がどれほど有益であっても）。変化のペースが緩いのは悪いことのように思えるかもしれないが、良い面もある。もし私たちの脳がころころと根本的に変化してしまったら、どれほど混乱するか想像してほしい。長く粘り強いかかわりによって、私たちの生物としてのありようは変わっていくのだ。

教育と音楽

音楽教育の利点を支持する生物学的証拠について知りたい教師や両親や医療従事者らに、五分で伝えるとしたら、次のようになる。

・サウンドマインドの働きは幅広く、私たちの思考や感情や動きにかかわっている。そして音楽は、サウンドマインド全体に非常にうまくかかわる。音楽のかかわりによって、音の処理を強化するための脳のネットワークが形成される。
・音楽をすることによって向上するスキルと脳活動の多くは、言語と読字に必要なものと同じだ。
・音楽は学業成績を向上させる。
・音楽は富裕層と貧困層との学業成績の格差を埋めるのに役立つ。
・音楽をすると、明らかな脳のしるしが生じる。それは次のことは問わない。
－演奏する楽器（もちろん声も含まれる）
－演奏する音楽のジャンル
－指導のタイプ（グループか、個人か）
－指導の形式（教室か、個人レッスンか）
－指導者（公立学校の先生か、教員免許のない音楽家か）
・音楽を能動的にすることで、脳内の音処理が変化する。受動的に聴くだけでは十分ではない。
－音楽をすることの効果は子供時代を過ぎても続く。

－音楽をすると脳内の音処理は強化される。この効果は音楽をやめたあとも、高齢になってさえ、長く続く。
・音楽は特効薬ではない。脳を変えるには時間と粘り強さが必要だ。
・音楽は仲間意識を強めるのに非常に役立つ。
－音楽は、一人ひとりを大きな全体の中に引き入れて、一緒に取り組もうという気持ちにさせることによって、集団内に社会的結束と目的意識を生む。

―音楽はあらゆる文化の伝統を持つ、普遍的な言語だ。音楽の音は、私たちの感情系と認知系を動かすからだ。

―同期して動くと、私たちは協力しようという気持ちになる。

・科学的な証拠のみならず、経済性の観点もある。＊音楽教育は子供を問題から遠ざけるのに役立ち、その費用は薬物治療や刑務所に比べれば微々たるものだ。[44]

音楽教育を支持する主張には漠としたものがあり、音楽教育の大きな恩恵は数値化するのが難しい。[45] おおまかに言って、音楽は子供の発達を促す。友情を育み、何年間もの定期的な練習が集中力と自制心を養い、合奏で人とのかかわりを培い、ステージでの演奏によって自信が生まれる。音楽の授業は、他の学科では見られない新たな次元の教育を子供たちに与える。楽器を演奏する動きは、非言語的な形の思考と知識だ。より高次で完全な意識を持ち、自分の感情を理解し、芸術的感性を高めるための手段なのだ。[46] 教育者のベネット・リーマーは、「音楽は基礎教育に属する。基本的な人間性が育まれなければならないものだとすれば、音楽経験はあらゆる人にとって必要だからだ」と述べる。[47] こうした漠として捉えどころのないものは、実際にあるにもかかわらず、認知スキルや言語スキルのように

＊＝アメリカでは、一人を拘留しておくのにかかる年間費用は三万五〇〇〇ドルだ。裁判費用、警備、仮釈放、保釈も含めた収監にかかわる総額は、年に推定一八〇〇億ドルを超える。これに社会的費用を含めると、拘禁にかかわる財政負担は年に推定一兆ドルという膨大な額になる。それに比べ、注意にかかわる問題に取り組むための医療費は、年に二〇六億ドルだ。

簡単に測定することはできない。このわかりやすいとは言えない恩恵に音楽が寄与するかどうかを判断するための、臨床試験は行なわれそうもない。それどころか、音楽の訓練に関する統制された実験は、音楽を音楽たらしめる捉えどころのなさを、しばしば覆い隠してしまう。

私は科学者であるにもかかわらず、科学的調査を用いた手段ではあらゆる問いに答えられないと確信している。音楽をすることのはかりしれない恩恵は現実的かつ重要で、科学ではかれるものに劣らない。そして私は、この捉えどころのないものが、私たちのはかりしれるものにとって役立つのではないかと期待している。

サウンドマインドの観点から見た音楽教育

音楽を教育の基礎にするためのリソースがすべて揃っていたとしたら、理想的な音楽教育とはどのようなものだろうか? 最もシンプルな形の音楽教育は、高価な楽器も設備も必要としない。子供が持つ最初の楽器は、声だ。実際に、人類が初めて持った楽器は歌う声だった。それは最古の楽器に何千年も先立つ[48]。リズムを取るには、両手か、鍋とフライパンと木製のスプーンがあればいい。音楽を始めるのに早すぎることはない。

心理学者のイザベル・ペレッツは、音楽の神経認知について――音楽の天才から歌が下手な人までを――三〇年あまり研究してきて、人間はみな誰もが音楽を表現することができると主張する。正規分布の片端の二・五パーセントの人は音楽の才能があると考えられ、片端の二・五パーセントの人は音楽に向かないかもしれない。「重要なのは、大多数の人は十分な練習時間を費やせば、プロのレベルに到達できると気づくことだ」とイザベルは述べた。[49]

音楽を教えることは、その社会の文化を学び、仲間意識と帰属意識を生み出すのに役立つ。優れたカリキュラムは優れた教師だ。[50] 優れた音楽教師に賞を与える教育制度があるべきだと私は思う。

私たちは実験の参加者に、「耳で」覚えて演奏するのか楽譜を見るのかの程度を、きまって訊ねる。*ほとんどの人がどちらかのグループに分かれると知って驚く。なぜ両方のアプローチを一緒に教えないのだろうか？　子供は真似るのが大好きだ。まず、曲を演奏してみて、子供に真似させる。それから、その曲の譜面を見せて、二つを結びつけさせる。私はこれを「音楽バイリンガル」と呼ぶ。模倣し、楽譜を読み、即興によって演奏できると、音楽をする幅と状況が広がる。どちらか一つの音楽的アプローチでも、サウンドマインドを良い方向へ変化させられるが、音楽バイリンガルの人は特別に良く同調した「聞く脳」を持つようだ。[51] 楽譜を読むことで、共通言語が得られる。実際に、楽譜を読むことと言葉を読むことは、完全に重なってはいないが類似する脳のリソースを共有する働きで、一方をすると他方も強化される。[52] 私は自分のピアノ教師に感謝している。私がロックとジャズのコードや和声を練習する手助けをし、即興演奏の指導をし、ベートーヴェンも教えてくれるのだから。

驚くことに、大学教育や演奏活動から、音楽教育や医療へと進むように促す仕組みはあまりない。

＊＝「耳で」という表現はあまり好きではない。「聴いて真似する」と呼ぼう。いや、「真似する」で十分だ。私たちはたいていのこと（たとえば、話す言語）を、そうやって学ぶ。

教育や医療分野における安定した仕事があれば、演奏家の人生を後押しすることもできるのに。音楽家と、研究者と、音楽療法士と、臨床家とを隔てる壁がある。こうした専門家たちはみな、言語障害のある子供や脳卒中から回復しつつある大人などの治療に何かをもたらしてくれる。早期の優れた音楽教育（模倣し、楽譜を読み、即興するように教えること）を施して、幅広い音楽ジャンルを取り入れれば、多様な専門家グループを一つにするのに役立つはずだ。科学は領域横断的であるべきだという考えを、私は音楽教育に対しても持っている。

音楽をすると、サウンドマインドはより良く変化する。私は科学者として、教育においても医療においても、音楽は重視されるべきだと声を大にして言いたい。

第9章 バイリンガル脳

「フランス人は、卵は一個で十分《イナフ》〔卵〕だ」というジョークがある。
だが、言語は一つで十分だろうか？

私が何か一つ、ものすごい能力《スーパーパワー》を選べるのなら、どんな言語でも話せる能力がほしい。

『トレバー・ノア――生まれたことが犯罪!?』（英治出版、二〇一八年）の著者でコメディアンのノアは、高校時代に肌の色が異なるグループの間を、二つの言語によって渡り歩くことができたと語る。南アフリカではアパルトヘイトによる人種間の緊張によって言語環境は分極化され、白人はアフリカ語を話す一方、黒人は公式な場以外は自分の部族の言語に固執した。混血《ミックス》のノアは、アフリカ語とコサ語を話すことで、高校では白人の中にもコサ族の中にも入っていけた。言語によって、どんな肌の色のクラスメイトにも仲間として受け容れられたし、白人社会でも黒人社会でも動くことができる少数の人の一人になったのだ。自分が出会うすべての人の言語を話せたら、どんなにいいだろうか。そうすれば彼らと、共通の言語を通してのみ得られる深いレベルで結びつくことができる。こうした帰属意識は、同じ言語の音に同調した、共通のサウンドマインドの回路があればこそ生まれるものだ。

全世界の半数を超える人たちが、複数の言語を話す。[1]ところがアメリカでは様相が異なり、複数の言語を話すのは五人のうちたった一人だ。[2]バイリンガルの脳はモノリンガルの脳と違うのだろうか？第二言語を話すことによって語彙が増え、文法規則が追加され、言語の音や物の見方のレパートリーが増えたら、私たちは他の何かを手放すのだろうか？こうしたことは長年にわたって問われてきた。

経済的な悪影響を懸念するためか、安全が脅かされる恐怖のためか、人類は有史以来、「他者」を悪者として描いてきた。「未開人《バーバリアン》」という言葉は、「bar-bar-bar」という音から生まれた。ギリシア人はよそ者が話す言葉を、よそ者は正しい言語を話すほどの知性を持っていないという侮蔑の意味も込めて、こう表したのだ。二〇世紀半ばのアメリカでは、外国語を話す人は、たとえ英語をうまく話せても、ネイティブの英語話者よりも知能が劣っているという見解が科学的にも主流だった。[3]「二か国語が話される環境で育った子供は、言語の発達において間違いなくハンディキャップを持つ」と、一九五二年の児童心理学のテキストには書かれていた。[4]バイリンガル反対論者が持つ偏見の大半は、移民の増加に対する否定的な見方からきていた。一九〇七年に召集された連邦議会のディリングハム委員会は、南欧と東欧からの移民はアメリカ社会にとって深刻な脅威だと結論づけた。英語の語彙と英語を中心とした知識についての調査結果に基づいて、当時ヨーロッパからエリス島へと移民した人たちは、四〇年先に到着して定住し、同化していたアングロサクソン系や北欧系の移民たちよりも「頭が弱い」とされたのだ。[5]移民に対し読み書きのテストや受け入れ数の割り当てが行なわれるようになり、移民流入は全般的に抑制され、アジアからの移民は数年にわたってほぼ停止された。

その後年月が経ち、態度は軟化している。現在では一般的に、バイリンガルは有利な面も不利な面もあると考えられている。一世紀前のディリングハム委員会は、移民のアメリカでの居住年数など考慮していなかったのだ。

では、バイリンガルであることを、サウンドマインドのレンズを通して見ていこう。それは言語が持つ絶大な力《スーパーパワー》について、何を教えてくれるだろうか。

サウンドマインドはどのように言語に同調するのか

誰もがみな、どんな言語でも話すことができる——話すことにかかわる解剖学的構造は万国共通だ。ところが、大人にとって新たな言語の音を取り入れるのは難しい。どんな組み合わせの二つの言語にも、いくつかの両立しない音がある。音の時間要素を例に取ろう。両唇が離れてから声帯が振動するまでの「有声開始時間」が、「bill」と「pill」を区別する。声帯がすぐに振動を始めると「b」になり、ほんの少し待つと「p」になる。さらに、先行して声帯振動する音を特徴とする言語がある。唇を開く前に声帯は実際には振動し始めるのだが、この音を英語話者はほぼ知覚することができず、やはり「b」のように聞こえる。ところが、たとえばヒンディー語では、子音に先行する声帯振動はれっきとした種類の音で、他の音と簡単に区別できる。[6] 英語ではこの区別は役に立たないので、英語話者のサウンドマインドはわざわざ区別をしない。[7]

言語の音を知覚のカテゴリーに分ける原理は、驚くなかれ、「カテゴリー知覚」と呼ばれる。[8] 英語では、「bill」に五〇ミリ秒の無音を加えると「pill」になる。では、二五ミリ秒の無音を加えたら何が起こるだろうか？　billとpillが合わさったような音が聞こえるのだろうか？　徹底的に研究されてきた疑問だが、その答えは、基本的にノーだ。無音の隙間の長さを、たとえば〇〜五〇ミリ秒まで五ミリ秒ごとに増やしていくと、三〇ミリ秒あたりで、知覚は「b」から「p」へとがらりと変わる。〇〜二五ミリ秒まではすべてが「b」で、三〇〜五〇ミリ秒まではすべてが「p」だ（図9・1）。「有声開始時間」がどの長さでも、billとpillが合わさったあいまいな音は生まれない。典型的な英語話者に二つの音が「同じか、異なるか」を聞く課題をさせると、隙間が二〇ミリ秒と三〇ミリ秒のペアの場合は「異なる」を迷うことなく選ぶだろう。「b」か「p」かのカテゴリーの境界が、二音の間にあるためだ。だが、同じ一〇ミリ秒の差でも、三〇ミリ秒と四〇ミリ秒のペアの場合は「同じ」だと認識される。英語話者が聞いてきた言語では、どちらの音も「pill」のカテゴリーに入るので、聞き分けられないのだ。

ネイティブの英語話者が、ヒンディー語の子音に先行する声帯振動の音を聞き取れないのは、その音を入れるカテゴリーを発達させてこなかったからだ。英語話者にとっては、「有声音」も「先行する声帯振動の音」も、元々は「有声音の」カテゴリーに入っているが、訓練によって区別できるようになる。ブレインボルツの卒業生ケリー・トレンブレイは、ヒンディ

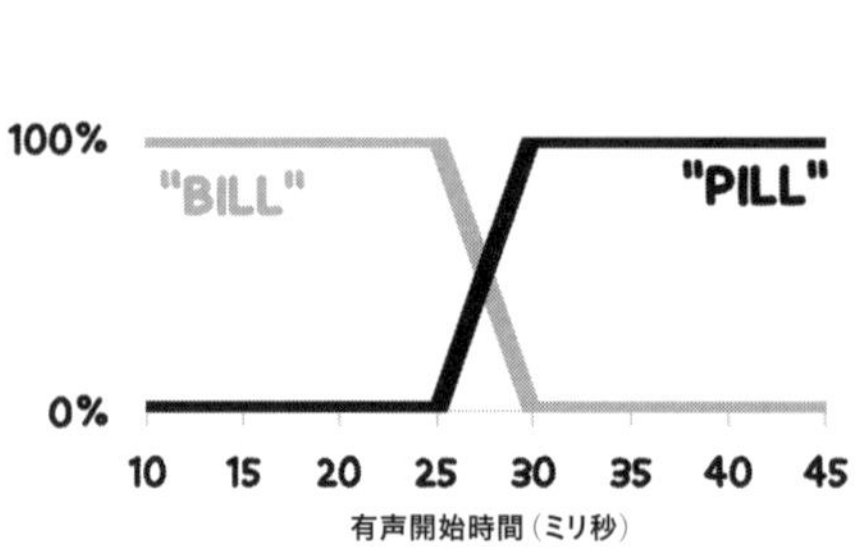

図9.1
カテゴリー知覚。有声開始時間が長くなっても、被験者には100パーセント「bill」（灰色の線）と聞こえていたが、時間の手がかりが30ミリ秒になると、「bill」の知覚はいっぺんにゼロになり、それ以降は100パーセント「pill」（黒い線）とはっきり聞こえた。

ー語話者なら認識できる、先行する声帯振動の音を聞けるように、英語話者をトレーニングした。[9]十分なトレーニングをすると、彼らは聞き分けられるようになり、聴覚脳の反応はそれに応じて変化した。音を知覚できると、音を生成できるようになる。日本語話者を、英語の「r」と「l」を聞き分けられるようにトレーニングすると、これらの音の発音に役立つ。高度に相互接続したサウンドマインドが働いているのだ。[10]聞くことと話すことという、聴覚と運動の相互作用を、私自身はアメリカとイタリアを行き来するときに経験する。イタリアに着いたばかりのときは、ビー玉を口いっぱい詰め込んだかのように不自由に感じ、イタリア語をうまく話せない。けれど数日間イタリア語に浸かっていると、口がなめらかに動くようになる。アメリカに戻ったときにも同じように、英語が流暢に出てくるまでに少し時間がかかる。

音の規則正しい連続に変化があると、脳はミスマッチ陰性電位（MMN）を引き起こす。音のペアが音響的に異なれば異なるほど、それだけMMNは大きくなる。前述したように、話し声の音のスペクトルにおける隆起の相対的な大きさは、どの音が話されているかを決める音響的な要素だ。エストニア語（図9・2上）にある四つの母音/o/、/õ/、/ö/、/e/は、スペクトルの隆起の中心がそれぞれ、八五〇、一三〇〇、一五〇〇、二〇〇〇ヘルツあたりにある。エストニア人のサウンドマインドは、こうした母音を体系的に区別する。音響的に違いが大きいペア（たとえば/o/と/e/）は、音響的に近いペア（/ö/と/e/）よりも大きなMMNを引き起こす。

ところが、言語の経験はこの原理を崩す。エストニア語とフィンランド語は地理的に近く多くの類似点があり、/o/、/ö/、/e/の音は共通してある。だがフィンランド語（図9・2下）には、/õ/はない。

英語話者が/e/を/ö/、/õ/、/o/とそれぞれ比べるときには、音響的な差が大きいほどMMNは大きくなる。エストニア人にとっても同様だ。ところが、これはフィンランド人には当てはまらない。フィンランド人が/e/を/õ/と比べたときの反応は、より音響的に近い/ö/と比べたときの反応よりも大きくない。いや、むしろ小さい。つまり、母音の音が音響的にどれだけ異なるかだけではなく、母音の音がサウンドマインドに拠り所を持っているかどうかが問われるのだ。脳は自分の言語にない音よりも、自分の言語の音のほうに同調する。[11]同様に、英語と違って中国語には声調があるので、声のピッチはアメリカ人よりも中国人において、強いMMNを引き起こす。[12]

言語が聴覚の処理にこうした影響を及

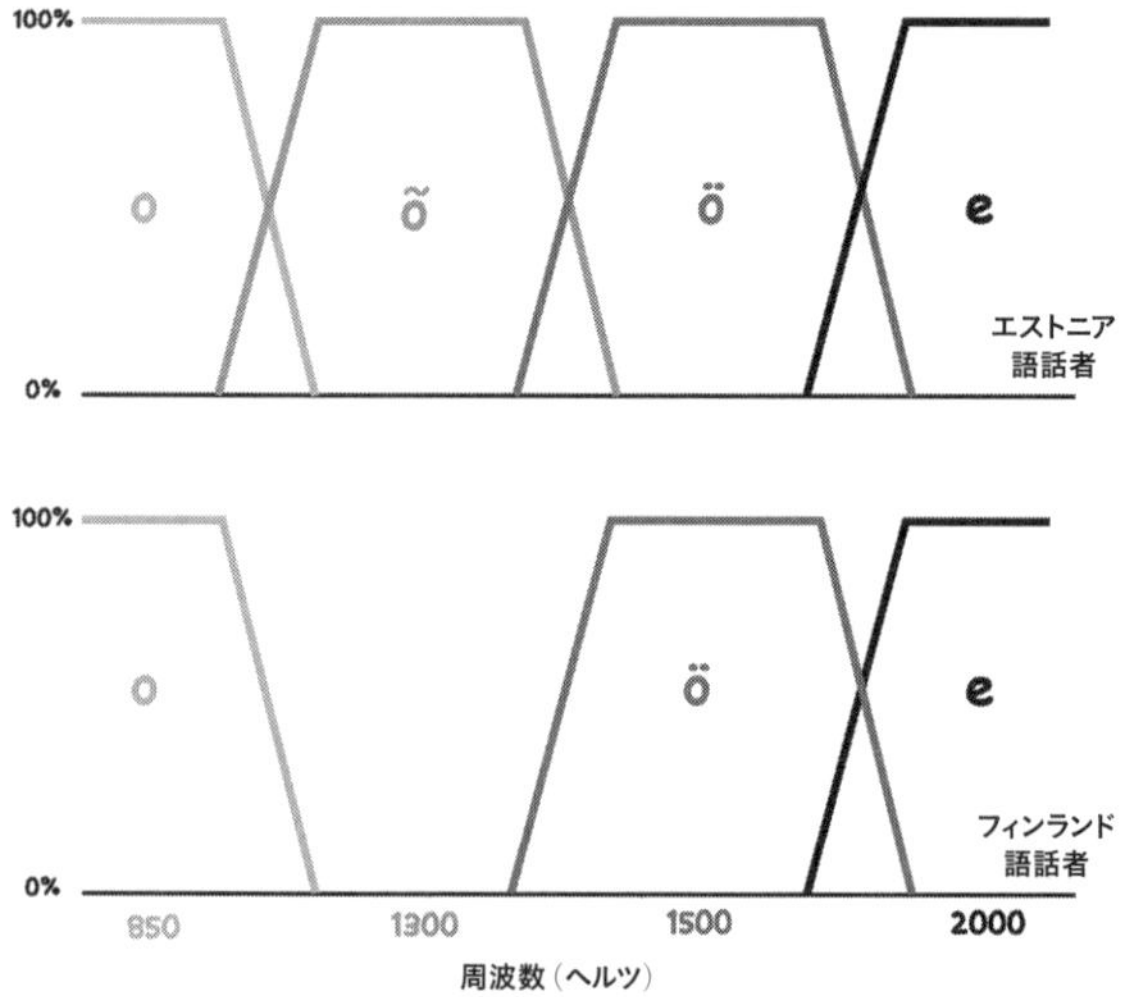

図9.2 4つの母音/o/、/õ/、/ö/、/e/の周波数帯域の中心は、それぞれおよそ850、1300、1500、2000ヘルツだ。1300ヘルツの山を持つ語音を、エストニア人なら100パーセント/õ/と知覚するだろう。ところが、フィンランド語（下段）には/õ/はない。

ぼすようになるのは、何歳ぐらいからだろうか？　この疑問に答えるためにリスト・ナーテネンのグループは、フィンランドとエストニアの幼児において、同じ母音の音に対するMMNを調べる研究を行なった。生後六か月では、フィンランド人とエストニア人の子の脳は、/õ/を同じように処理した。ところが、一歳までには、大人と同様のパターンが生じていた。[13] 他の言語でもほぼ同じ結果が得られている。たとえば、アメリカ人と日本人の乳児は、六か月から八か月では「r」と「l」を同じように聞き分ける。だが、一歳までには、アメリカの子の聞き分けはずっと上達しているのに対し、日本の一歳児の聞き分け能力は出発点よりも悪くなっている。[14] 言語に特有な音は、人生の早い時期にサウンドマインドにおいて作られているのだ。[15]

これは、なぜ幼いうちに第二言語を学び始めるのがいいのかを説明するのに、おおいに役立つ。新たな音を学んでそれを入れるカテゴリーを作るのは、若い脳のほうが容易だ。幼いときに第二言語を学ぶと、大人になってから学ぶよりも、たいてい訛りが少ない。母語の強固なカテゴリーが作られてしまう前に、学ぶ言語の音の微細な区別を習得できるからだ。[16] 幼いときから別の言語を話すと、長い時間をかけて音と意味の結びつきを作って、サウンドマインドを変化させられる。音楽家においてもそうだが、第二言語の場合も、何歳で獲得してどれだけ長い期間話すのかが重要なのだ。

バイリンガルの脳≠モノリンガルの脳の二つ分

バイリンガルの人は、一方の言語で会話をするときには他方の言語のスイッチを完全に切るのだろうか？　切ることができるという意見もあるが、完全にオフにすることはできないという証拠があがってきている。[17] たとえ一方だけが用いられている状況でも、バイリンガルの人にとって両方の言語が常に「利用可能」な状態のままだ。

コンピューター画面に並ぶ、五〇個ほどの画像を見せられたとしよう。どれもよく見る物や動物などだ。あなたは単語を聞いて、それが示す画像をどれだけ速く選べるかをテストされる。さあ、最初の単語は、「cah……」。単語が言い終わらないうちに、あなたは画面に目を走らせて、coffin か、coffee か、cobweb に選択肢を絞っている。最初の「cah」の音を聞くだけで、脳はその音で始まるいくつかに目を向けさせるのだ。だが、英語とスペイン語のバイリンガルだったら、「cah」の音はあなたが持つスペイン語の語彙も活性化させる。すると、モノリンガルの英語話者なら一瞬も悩むことはない horse（caballo）、truck（camión）、puppy（cachorro）、box（caja）の画像を、すぐに排除できない。それでも間違えずに課題を成し遂げられるが、多少努力を要し、いくぶん時間もかかるだろう。最初に選択肢を絞るときに、三個だけではなく七個の競合相手が残るからだ。これと同じように設計されたアイトラッキング〔視線追跡〕を用いる実験では、バイリンガルの話者は、テストされていない言語にスペルと音の類似性がある物を、実際に長く見ることが確かめられている。[18]

異なる言語間で生じる干渉を、生物学的に見ることができる。脳は予測された連続における変化に気づくのにとりわけ長けていることを、思い出してほしい。N４００（音の開始の四〇〇ミリ秒後に生じる負の方向の脳波）と呼ばれる脳反応がある。音響的な不調和を伝えるＭＭＮとは異なり、意味の不調和を伝えるものだ。「飛行機が空港に着いた」という文を聞いてもＮ４００は生じない。意味上の妨げがないからだ。ところが、「飛行機がグレープフルーツに着いた」という文はN400の引き金を引く。意味上の予測を妨げるからだ。ある優れた研究では、研究者はこの神経反応を利用して言語間の干渉を調べた。彼らは中国語と英語のバイリンガルの人に、英単語のペアが意味的に関連するか（たとえば「妻／夫」）、関連しないか（たとえば「列車／ハム」）を訊ねた。提示される単語のペアは工夫されていて、英単語を表す中国語に、文字と音韻が似ているものが意図的に含まれていた。列車（train）の中国語「火车」も、ハム（ham）の中国語「火腿」も、同じ文字と同じ発音（huo に近い）で始まるので、この中国語の類似性が、N400の反応に影響を与えた。脳はその英単語と同じ意味の中国語に、無意識のうちにアクセスしたのだ。英語では関連しないが中国語では類似性がある単語のペアは、どちらの言語でも音も意味も関連しない[19]「りんご（apple）／テーブル（table）」（苹果／桌子）といった単語のペアよりも、N400の反応が小さく、中国語の知識がサウンドマインドに影響することはなかった。

つまり、バイリンガルの人は一方の言語だけが要求される状況でも、他方の言語を完全に「消す」ことはない。だが、それでどうだと言うのだろうか。語彙の候補が加わって単語に対する反応が遅くなるからといって、それは「悪い」ことではない。反応時間の速さを競っているわけではないのだから。こういった言語によって起こりうることが、考えたり、想起したり、音と意味の結びつきをもたらす連想をしたりするための、豊かな基盤を提供してくれるかもしれない。バイリンガルの脳は、二つのモノリンガルの脳の合計ではない。バイリンガルの脳にある二つの言語は、互いに作用しあい、有利になることもあれば問題になることもある。複数の言語を話すことは、音を聞いて私たちがどのように感じ、考え、動くかに影響を与える。

悪い面——バイリンガルは何を手放すのか？

バイリンガルはモノリンガルよりも一つの言語を話す時間が少なくなるために、どちらの言語の語彙もたいてい少ない。[20] これは問題になることもある。語彙が少ないと、言語障害だと間違ってみなされかねないからだ。言葉を選ぶのにも困難が生じ、バイリンガルの人のほうが、言いたい言葉を素早く思いつくのが難しくなる。[21] 他方の言語の干渉によるものだろう。[22]

騒音下で話を理解するのにも、バイリンガルはモノリンガルよりも苦労するようだ。[23] 背景雑音が人の話し声の場合を考えてみよう。あなたがスペイン語と英語のバイリンガルで、騒がしいレストランで英語を話す友人と夕食を食べているなら、あなたは二重に不利だ。信号も知識も不完全なのだから。[24] あな

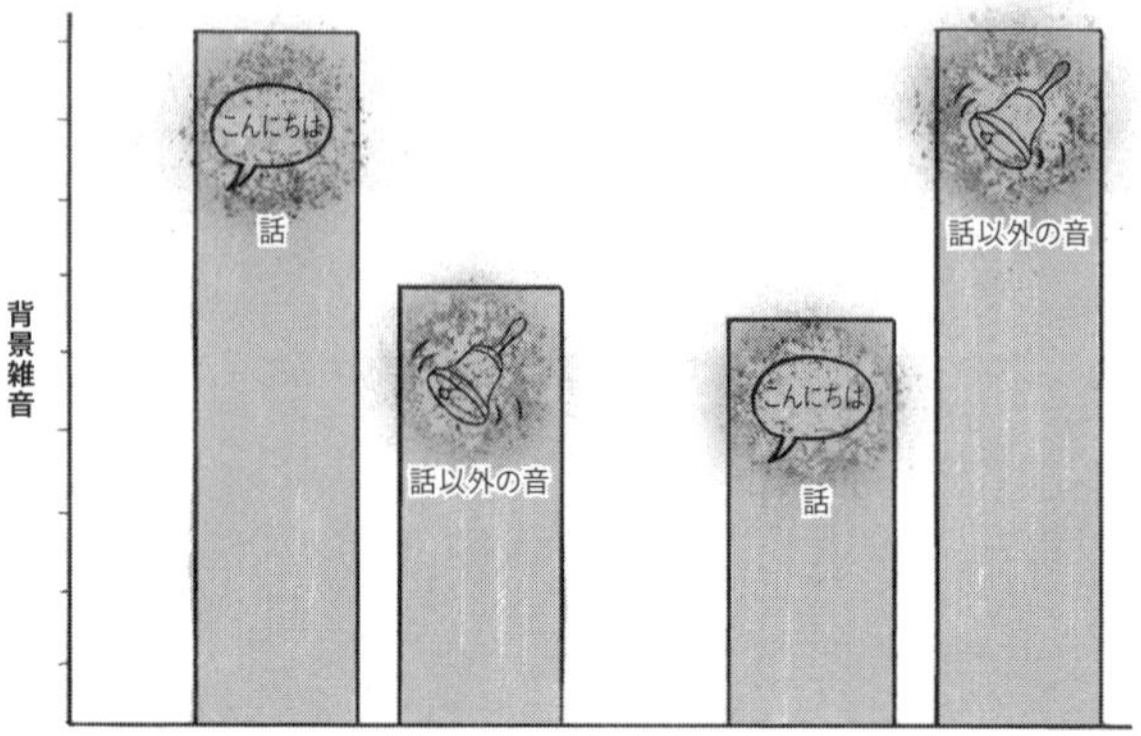

図9.3 騒音下では、バイリンガルの人はモノリンガルの人よりも話以外の音の聞き取りに優れているが、話を聞く能力は低い。縦軸は、耐えられる背景雑音のレベルを示す。

たは英語の語彙は少ないかもしれないが、総合的な——両方の言語を合わせた——語彙は多い[25]。二人はホラー映画について話していて、友人が「ミザリーを見た（seen Misery）」と言ったとする。あなたは、なぜ友人が急に、iPhoneのアシスタントにアクセスできないと言い出したのかと思うだろう（sin mi Siri「私のシリなしに」）。まあ、この例は少々わざとらしいが、わかっていただけたと思う。バイリンガルだとその言語（この場合は英語）に曝される時間が減り、騒音下で聞くときに隙間を埋めてくれる言語的な手がかりを知る機会も少なくなる。その言語の知識が少ないうえに、より多くの選択肢が活性化するので、騒音下で話を聞き取りにくくなるのだ（図9・3）。

ところが面白いことに、言語ではない音の場合は、バイリンガルは騒音下で聞くのが得意だ。騒音課題——騒音によって聞き取りにくくした音を感知する課題——において言語でない音の聞き取りをした英語とスペイン語のバイリンガルのティーンエイジャーは、同年齢のモノリンガルの子たちよりも優れていた[26]（図9・3）。つまり、バイリンガルだと言語にあるたくさんの音を聞いてきているので、騒音下での聴覚処理が強化されるのだ。ただし、言語の場合は、言語間の干渉によって音をうまく処理できなくなるので、これには当てはまらない。

良い面——バイリンガルにはどのような利点があるか?

バイリンガルはモノリンガルよりも、たくさんの人と話ができる（ヒーロー映画のテーマ曲が聞こえてくるようだ）というメリットがあり、多くの人が第二言語を学ぶ動機となる。だが、二言語を話すことにはもっと別の利点もある。どういうことか？　第二言語を学ぶには、注意と記憶を働かせ、音の処理をうまく行ない、神経回路を発火させるといった、音楽をするときと同じ多くのことが要求される。第二言語を話すと、音楽をするのと同じように、付随的な恩恵がもたらされる。

　サウンドマインドは、私たちの思考、感覚、動き、感情と協調して機能する。では、バイリンガルの利点について、思考から見ていこう。認知には、注意、ワーキングメモリー、計画立案、系統立てて考えるスキル、思考の柔軟性、自己監視、不適切な情報を無視する能力が含まれるが、別の言語を話すとこうした能力が向上し、より良く考えられるようになる。バイリンガルの人の認知に関しては、さまざまな側面に焦点を当てた研究が相反する観点から行なわれてきたが[27]、その中でも最も注目すべきは、注意の能力だ。

　二か国語を話す人は、衝動性を抑えるのに優れている。この、気をそらさずに重要なものに注意を払うためのカギとなるスキルは「抑制機能」と呼ばれる。このスキルを測定するためによく行なわれるのは「次元変化カード分類課題」だ。長たらしい名前だが、課題はシンプルだ。色と形がそれぞれ異なる図形が描かれた、たくさんのカードがある。それを形によって分類していく。菱形で一山、正方形でもう一山というように。色は関係ない。次に、もう一度分類するように求められるが、今度は色によって分ける。青色のカード、緑色のカードというようにまとめていって、形は無視する。抑制機能を扱うこうした課題において、バイリンガルの人はモノリンガルの人よりも優れている。バイリンガルの子はモノリンガルの子よりも、その課題を低年齢でできるようになる[28]。バイリンガルの人は、一方の言語で話したり書いたりしているときには他方の言語の語彙と構文を抑制しなければならないことを考えると、この結果には頷ける。[29]

バイリンガルの人のサウンドマインドは音パターンを操るのにも優れている。人工言語のパターンを見つけるのに必要なスキルは、バイリンガルで育てられた幼児でも[30]大人でも[31]高くなっている。つまり、第二言語をいったん学ぶと、さらに別の言語を学ぶのが容易になるのだ。[32]「聴覚の足場仮説[33]」とは、音を聞く経験、とりわけ言語を聞く経験が、認知が築かれるための基盤になるというものだ。耳が聞こえない子供は注意のスキルに問題を抱え、明らかに視覚的な注意のスキルにさえそれが表れることは、この仮説を支持する。[34]また、年を取っても、数か国語を話していると、認知スキルを高めて認知の低下を防ぐことができる。[35]

ブレインボルツはバイリンガルであることの生物学的マーカーを、子供と青年のサウンドマインドにおいて探った。ジェニファー・クリズマン（当時は学生で、現在はノースウェスタン大学教授）がこのバイリンガルの研究を主導して、新たな取り組みに五年間ほど注力した。ジェニファーは、音楽のレッスンはサウンドマインドを豊かにするための手段としては多くの家庭にとって法外な費用がかかり、とりわけ移民の人たちには負担が大きいと考えた。だが、移民の多くは二か国語を話すので、第二言語を話すことによってアメリカにおけるバイリンガルであることのスティグマを相殺するだけの恩恵を受けられるかを見出そうとした。音楽にお金をかけられなくても、バイリンガルだとサウンドマインドが強化されるだろうか。バイリンガルの脳は、特定の音要素を明瞭に処理するだろうか。

バイリンガルの脳のしるしでは、基本周波数に対する感覚処理の強化と[36]、音への反応の一貫性が見出される[37]（図9・4）。話し言葉では、基本周波数――声のピッチ――は言語の強力なマーカーだ。ピッチの高低は言語によってたいてい異なり、[38] 二か国語を話す人は一方の言語を他方の言語よりも高いピッチで話すことが多い。[39] つまり、バイリンガルにとってピッチは重要なのだ。基本周波数は、私たちが一つの「聴覚対象」（デイヴィッドの声、車の往来の轟音、サラの声）を、別の対象と区別する手助けにもなる。聴覚対象を他の対象から区別するのは、視覚対象を区別するよりも難しい。一台の車がどこで停止して別の車がどこで走り出すかは、目で見てはっきりと判断できる（大きな衝突事故があったなら別だが）。二台の車を音で区別するには、エンジンや、排気装置や、タイヤが車道に接する音のピッチを聞き分けることになる。前述した、騒音によって聞こえにくくした音の場合のように、こうした聴覚対象の区別はバイリンガルのほうが得意だ。一貫性に関しては、十分に同調した聴覚脳なら一つの音に常に同じ反応を示すだろうし、反応がそのつど異なるなら一貫性に欠けると言える。皮質下（中脳）と皮質の聴覚領域から生じる脳活動で見ると、バイリンガルの人のほうが同じ音に対して一貫した反応を示している。基本周波数への反応が強く、処理の一貫性が強いという結果は、注意・抑制機能・言語能力の成績と直接関係する。

　バイリンガルだと、サウンドマインドにおける貧困のしるしにどう影響するのか？　貧困家庭で育った子供は、いくつかの音要素（倍音、ＦＭスイープ、

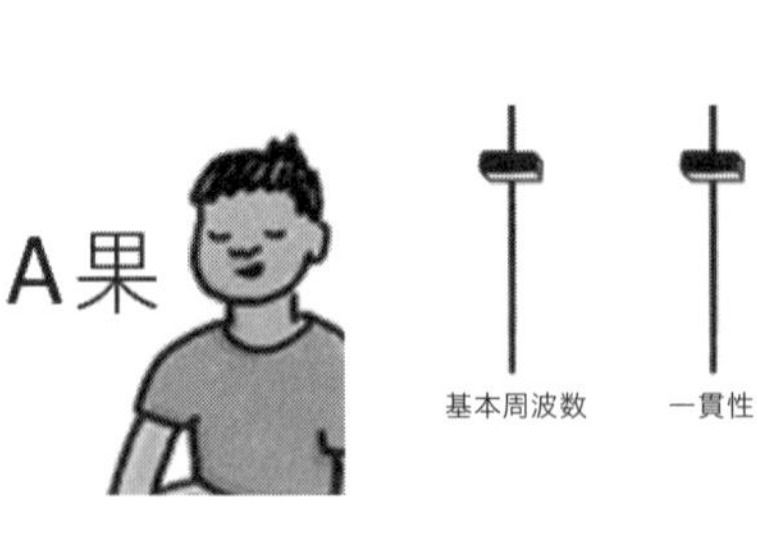

図9.4
バイリンガルだと、音処理の一貫性と基本周波数（ピッチの手がかり）への反応が強化されている。

一貫性など）の処理がうまくできないことがある。シカゴとロサンゼルスの公立学校の生徒で取ったデータセットを、第二言語の経験に目を向けて掘り下げると、バイリンガルの生徒のほうが、貧困であることの特徴的な脳のしるしは顕著ではなかった。モノリンガルの場合は、社会経済的地位が高い家庭の子は低所得の家庭の子よりも、音に対する神経の反応が一貫していた。ところが、その差はバイリンガルではほとんど見られなかった。それどころか、低所得のバイリンガルの子は、高所得のモノリンガルの子に負けないほどの一貫性を示した[40]（図9・5）。バイリンガルの人がサウンドマインドの処理に優れているのは、モノリンガルの人よりも多くの音素——言語の音——を経験しているからかもしれない。脳のより多くのリソースが、言語のより豊かな音を処理することに使われているため、サウンドマインドの処理が強められているのだ。低所得のバイリンガルの人は認知（注意と抑制機能）テストにおいても、

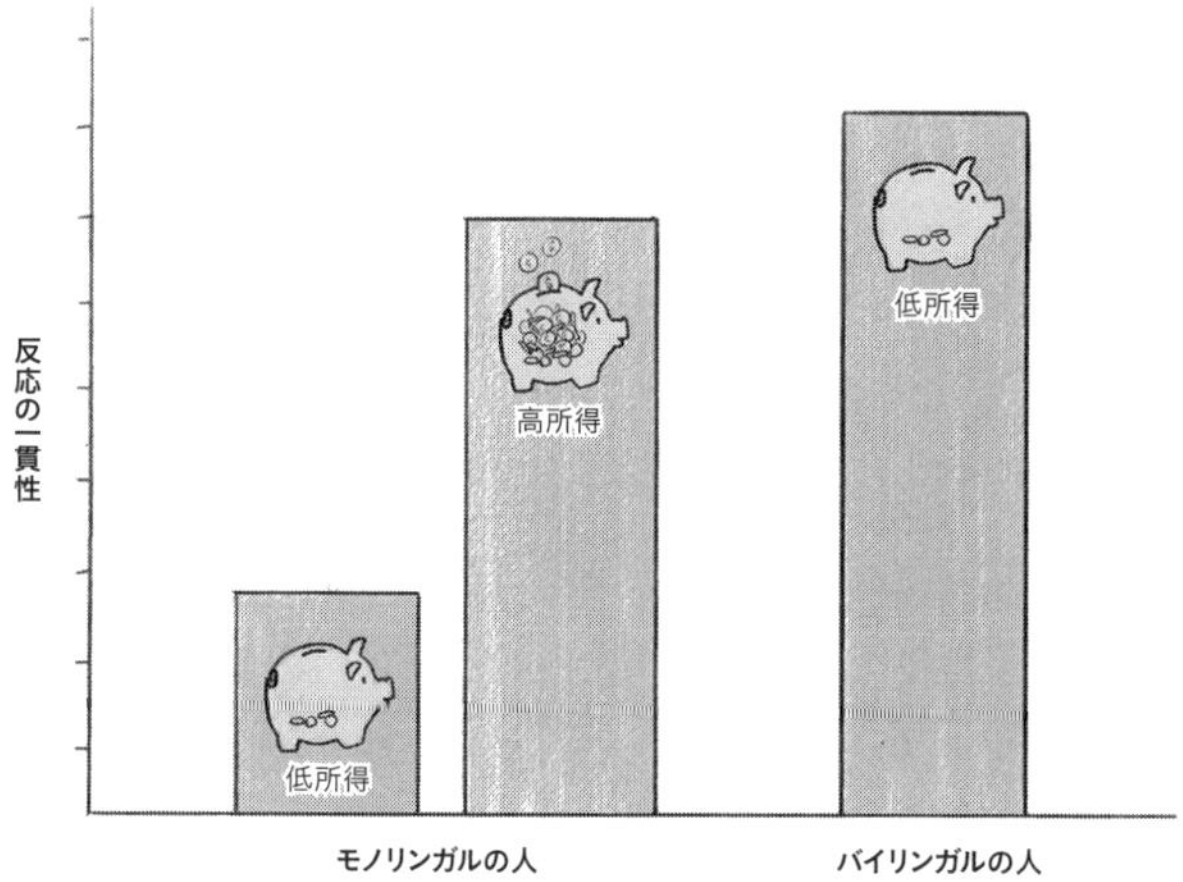

図9.5 バイリンガルだと、社会経済的地位の低さを補って、反応の一貫性が高くなるようだ。

他のテストと同様に、高所得のモノリンガルを上回った。[41] つまり、別の言語を話すことによって、貧困であることの神経と認知のしるしを相殺できるのだ――これぞスーパーパワーだ。音に対して一貫した反応ができるようになっているからこその利点だ。

バイリンガルであることは、認知と感覚の面でサウンドマインドに恩恵を与える。では、動きと感情についてはどうだろうか？

私たちは話すときに動く。私は、演台にじっと立ったままスピーチをすることはできない。ドイツでの会議で講演をしながら壇上を最も長く歩いたということで、賞品（ねじ回しのウサギのおもちゃ）をもらったこともある。ポッドキャストを録音するときには、マイクロホンから一定の距離をなかなか保てない。自由に動くことができなければ、話すこともできない。おそらくこれは、私がイタリア語で話すことを学んだためだろう。イタリア語は身振りがとても豊かだ。じつに豊かなので、イタリアに行くときには「イタリア語の身振り辞典」がお勧めだ。

身振りは言語によって異なる意味を持つ。アメリカ出身の人にとってはごく当たり前な、人差し指を立てて「一杯」を示す合図でも、ヨーロッパの地域によってはバーでビールが二杯出てくるかもしれない。何気ない身振りでトラブルを招かないようにと、旅行者に向けたアドバイスはたくさんある。

身振りを伴う割合は、言語によって基本的に異なっている。たとえば、中国語話者は英語話者よりもたいてい身振りが少ない。ところが中国語と英語のバイリンガルは、中国語を話すときにも身振りが増える。一方の言語の身振りの割合が他方に影響を与えるのだ。[42] どの単語を身振りで示すかは、言語によって違いがある。私は英語話者として、「外へ行く」と言うときには前置詞「外へ」を示す身振りをするが、スペイン語話者は動詞「行く」を示す身振りをつけることが多い。スペイン語話者で英語も話す人は、英語を話すときも動詞「行く」に身振りをつけようとする。[43] 一般に、話す言葉よりも身振りのほうが「抜けない」ようだ。[44]

バイリンガルの人は二つの言語において、どのように感情を表現し、感じるのだろうか？ 感情は、言語によって異なるものに重きが置かれて表現される。たとえば顔の表情と一致していない声を聞くと、日本人は声に基づいて感情を判断するが、ドイツ人は顔の表情を重視する。[45] おおまかに言って感情は、バイリンガルの人では二つの言語で感じ方に違いがある。[46] 第二言語で話すときのほうが感情を強く感じないというのが、大方の意見だ。だからこそバイリンガルは理性的な判断をする必要があるときには、感情をあまり感じなくてすむ第二言語に、意図的に切り替えるのかもしれない。[47]

バイリンガルであることは、私たちの思考や感覚に

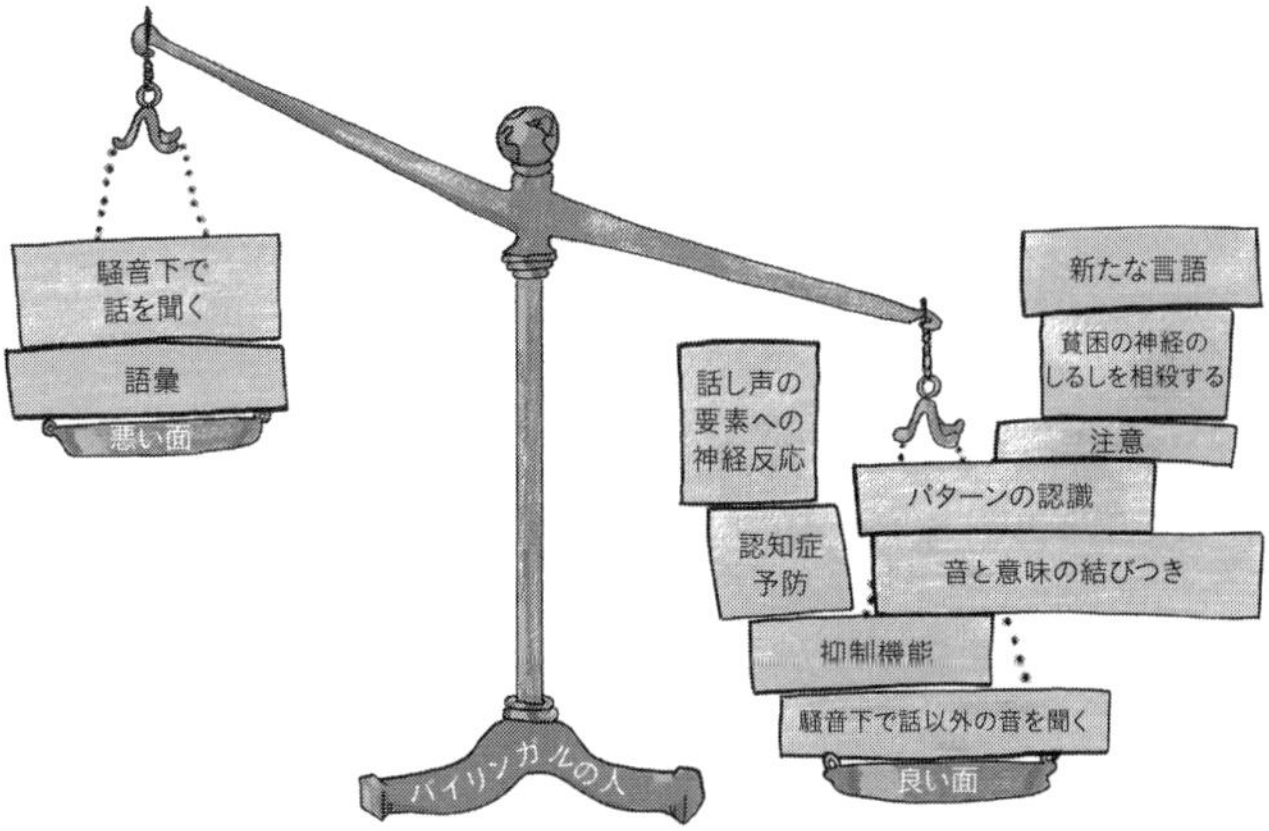

図9.6 二か国語を話すことの恩恵は、不利益を上回る。

生物学的な影響を与える。感情の表現や理解を特徴づけ、話すときの動きに影響を及ぼす。複数の言語を話すと、私たちが聞いて発声する音にとっての、言語や認知や身振りの可能性が広がる。バイリンガルのサウンドマインドはモノリンガルのサウンドマインドとは異なり、それは、音とのかかわりが私たちの人となりを形作るという、私のテーマと一致する。

つまるところ、二か国語を話すことの幅広くときとして重大な利点は、不利な点を補って余りある（図9・6）。まさにスーパーパワーだ。

第10章 鳥の歌

オウムがあらんかぎりの声でしていることは、人間が音楽を一緒に奏でるときにすることと同じかもしれない。集団の結束を高めようとしているのだろう。声によるこの表現が言語よりも古いものならば、芸術は言葉に先んじていたのかもしれない。芸術が言葉よりも古いのなら、それこそが、世界が美しい表現で満ちている理由ではないだろうか。こうした鳥はみな芸術家なのだ。オウムという芸術の名匠が、ジャムセッションをしているのだろう。

――カール・サフィナ

鳥のさえずりは、私たち人類と、この惑星にともに棲む生物について、多くのことを教えてくれる。[1] キツツキが木をつつく音や、コオロギの鳴き声や、猫がにゃーにゃー鳴く声や、さらに言えば、小川のせせらぎや、往来の騒音といった他の環境音ではなく、私が鳥の歌を取り上げるのを、あなたは訝《いぶか》しく思うかもしれない。

鳥の歌は取り上げるべき価値がある。それにはいくつかの理由がある。第一に、歴史上、そしておそらくは有史以前にも、人類は鳥の声を実生活に役立てるために聴いてきた。鳥の鳴き声と歌――人間のちょうど可聴域に収まる――は、その地域が実り多いことを祖先に教えてくれた。健康な鳥の群れが棲む環境は定住に適していると私たちは学んだ。鳥の歌を聴くことが、人類の住む地理を形作ってきたのだ。

第二に、生物学的に見ると、鳴鳥《めいちょう》の発声器官は人間のものと似ている。歌の生成と処理にかかわる鳥の脳の構造は、皮質から視床、中脳までフィードバックする遠心系の経路を含めた人間の脳の構造と、ほぼ同じだ。

第三に、鳴鳥は人間と同じように発声学習をすることができる。これは言語とコミュニケーションの中心にある、貴重な模倣能力だ。

第四に、鳥の歌には、まるで人間の言語かと思うような、発達過程、音要素、文法さえある。

第五に、多くの人間の歌と同じように、鳥の歌はすべて、いや少なくともほとんどは、求愛のためのものだ。

最後に、鳥の歌は美しい。

これらすべての理由から、鳴鳥とその歌は、サウンドマインドを理解するのに役立つ。

歌う鳥、歌わない鳥

ほとんどの鳥は何らかの音を発する。ところが、すべての鳥が鳴鳥ではなく、すべての鳥が歌うのでもない。ニワトリやアヒル、キツツキやヤツガシラ、フクロウやハト、ウズラやツルは、さまざまな鳴き声を出す。だが、それは歌ではないし、その鳴き声を出す鳥は鳴鳥ではない。鳴鳥には、ミソサザイ、コマツグミ、ショウジョウコウカンチョウ、スズメ、ヒバリ、ツバメ、コウライウグイス、フィンチなど、およそ四〇〇〇種が含まれる。

歌は主に、オスの鳴鳥が求愛したり、縄張りを誇示したりするために用いられる（森のご自慢の領土に、つがい相手を惹きつけようとするのだ）。歌は鳴き声よりもたいてい長くなる。将来つがう相手にとって、長い歌のほうが魅力的だからだ。これは、長く歌えるオス鳥は、歌を作り上げていく幼鳥のときに、栄養状態が悪いといったストレスにさらされながらも健康に育ったことを示すからだとも考えられる。[2] 対照的に鳴き声は、歌よりもたいてい短くて単純だ。「ピーピー」「ガーガー」といったものが多く、相手を惹きつけるものではない。警告だったり、群れのメンバーで位置情報を確認したりするために用いられるのかもしれない。幼鳥では「エサをちょうだい！」という場合もある。歌と鳴き声の重要な差異はもう一つある。歌は学習されなければならないのだ。

鳥はどのようにして歌うのか？

鳴鳥の発声器官は人間のものと名前は異なるが、共通する特徴が多くある。人間の発声器官は喉頭《こうとう》（larynx）で、鳥の発声器官は鳴管《めいかん》（syrinx）だ。英語だと韻を踏むような名称だが、動物界のさまざまなところで（たとえば、コウモリ、鳥、昆虫）飛ぶ力が別個に生じたように、[3] 喉頭と鳴管は別々に進化した。[4] 鳴管は、鳴鳥の祖先に備わっていた特性や構造から進化したのではなく、新たに発生したもののようだ。喉頭が気管の上部〔気管支が交わる場所よりもずっと上〕に位置しているのとは異なり、鳴管は気管の下部〔二つの肺から出た気管支が気管につながるところ〕に位置する。だが鳴管は、喉頭と同じように、肺から通り抜ける呼気で襞《ひだ》が振動して、音を生成する。その襞の張り方によって、振動数、そして音のピッチが変わる。

ところが、鳥は人間よりも一枚上手だ。鳴管が二本の気管支の分岐部に位置するおかげで、両肺から送られる呼気によって動かされる声帯襞が二組ある。二組の襞は一緒に動くことが多いが、鳥は襞を別々に、片方ずつ順番にも、同時にも、動かすことができる。鳴管の一方にある声帯から高い音が、もう一方にある声帯から低い音が出る。鳴鳥はそれを境目なく切り替えることができる。たとえばシヨウジョウコウカンチョウは、右側から始まっていつのまにか左の流れに切り替わる、高い周波数から低い周波数へのスイープ音を出す。鳴鳥は左右両側から異なる音を同時に出して、自分とデュエットをすることさえできる。[5]

これで思い起こすのは、二つ以上のピッチが同時に響く、心に残るトゥバ族の喉歌〔特殊な発声で同時に二つの音を出す歌唱法〕のメロディだ。ところが仕組みはまったく異なる。トゥバ族の喉歌の歌手が出す基本周波数は一つだけで、声道の口と舌と唇を見事にコントロールして、倍音の一部を選択的に強調し、他の倍音をほぼ完全に抑える。話し言葉では、私たちは出したい母音を出すために、舌や唇といった調音器官を用いて、必要な倍音の中から一握りの倍音だけを強調して周波数帯域を作るが、トゥバ族の喉歌の歌手はこの原理を一一もの倍音に向ける。聞き取れる範囲の倍音をすべてコントロールできるので、基音である基本周波数は同じまま、ずっと広い範囲の倍音を強調したり抑えたりして高い音を出す。

鳥の歌は大音量にもなる。ナイチンゲール〔サヨナキドリ〕の歌は九五デシベルに達することもあり、仕事場ならば、難聴にならないよう耳栓をつけなければいけないレベルだ。

鳥の歌のもう一つの特性は、音から音へと素早く移ることができるというもので、この音の反復はトリルのように聞こえる。このトリルのような速いさえずりは、鳴管の筋肉を四〜一〇ミリ秒という超速で動かすことによって生じる。[6] こんなに速く筋肉が動くのは、動物界においては、たとえばガラガラヘビがガラガラ音を立てるときぐらいのものだ。速いと言えば、鳴鳥は「短い息」もして、何分間も途切れなく歌い続けることができる。[7] 鳴鳥の肺気量と通常の呼吸数〔毎秒一〜二・五呼吸〕では、そんなに長く続けることはできないが、この一〇〇分の四秒ほどのごく短い呼吸に合わせて音を出し、歌い続けることができるので、[8] ナイチンゲールが休みなしに二三時間歌ったという記録もあるほどだ。鳴鳥の歌は、「神々の黄昏」〔ワーグナーの楽劇《ニーベルングの指環》最終部〕でブリュンヒルデが歌う、二〇分にも及ぶ独唱《アリア》の長ささえはるかに超える。

鳥の歌は「言語」か？

発声の仕組みの他にも、鳥の歌と話し言葉には音響的な類似がある。どちらも、音の規則正しい連続が、短い無音の間隔によって区切られている。鳥の歌の一音は、話し言葉の最小単位である音素におおよそ相当する。これを土台にして、音〔音素〕はつなぎ合わされてモチーフ〔言葉〕になり〔その数は、モリヒバリでは一〇〇、[9] ナイチンゲールでは一八〇[10]にもなる)、モチーフ（言葉）はつなぎ合わされて歌（文）になり、モチーフの連なりは常に変化する。つまり、話し言葉と同じように鳥の歌には、数十ミリ秒の音から、数百ミリ秒のモチーフ、構成規則に従う数秒や数分の歌までの、多様な時間尺度の情報が含まれる。

話し言葉と同じように、鳥の歌にも方言があり、同じ「言語」を話す鳴鳥も、訛りがある。[11] 同じ種でも棲む地域が異なると、いくぶん異なる歌をさえずる。こうした方言は、メス鳥にとって非常に重要だ。メス鳥は、別の地域からの訪問者の「訛りのある」歌よりも、自分と同じ地域の方言を持つオスの歌のほうに、ずっと多くの興味を持つのだ。[12]

鳥の歌における、基本周波数、倍音の強化と抑制、しばしば信じられないほど速い変化は、スペクトログラムを見るとよくわかる。スペクトログラムは音の専門家だけでなく、野鳥愛好家にも重宝されており、鳥類識別の本に、何年も前から写真と並んで載っている。一枚綴りの楽譜を読むのと同じように、スペクトログラムを読むと、音の持続時間や周波数、進行が一目でわかるので、バードウォッチャーは新たな「小さな茶色のスズメ目の鳥」を野鳥観察記録に加えるかどうか

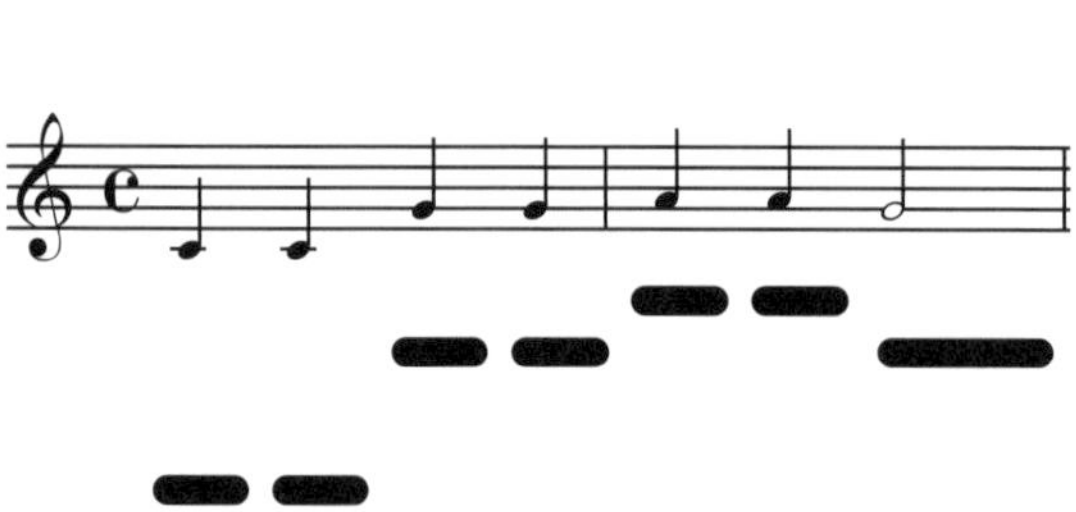

図10.1 楽譜（上段）をスペクトログラム（下段）に表したもの。縦軸はピッチ、横軸は時間を示す。この「きらきら星」の例では描かれていないが、強弱はスペクトログラムでは線の太さによって表される。

を決めるときに、鳴き声で鳥の種を素早く判断ができる。簡略化したスペクトログラムの例として、図10・1で、人間の音楽のメロディに対応させたものを楽譜の下に示す。

鳥の歌は、はっきりとした口笛のような音や、唸るような音や、数えられないほど速く繰り返される（毎秒一〇回を超える）トリルなどから成ることもある。こうした要素が、上昇したり下降したりするFMスイープや、ほぼ同じ高さの音の連続において組み合わされていて、二つ以上の連続が一つの歌を構成することもある。速くて落ち着きがないように聞こえる歌もあれば、ゆったりとした歌もある。

図10・2の歌は、イエミソサザイのレパートリーの一部だ。種によって、一羽の鳥が持つレパートリーは、たった一つの歌だったり（たとえば、キンカチョウやミヤマシトド）、一〇〇〇を超える歌だったりする（たとえば、チャイロツグミモドキ）かもしれない。人間の話し言葉と異なるのは、一つの種のレパートリーがどれほど多かったとしても、明らかに柔軟性には欠けているところだ。人間の言語には、意味を伝えるために適応し、整理し直し、進化する、無限の力がある。鳥の歌は、状況（求愛、縄張り所有の誇示、つがいの維持など）によって異なりはするものの、ほぼ機械的な反復だ。人間の話し言葉にある意味の豊かさと

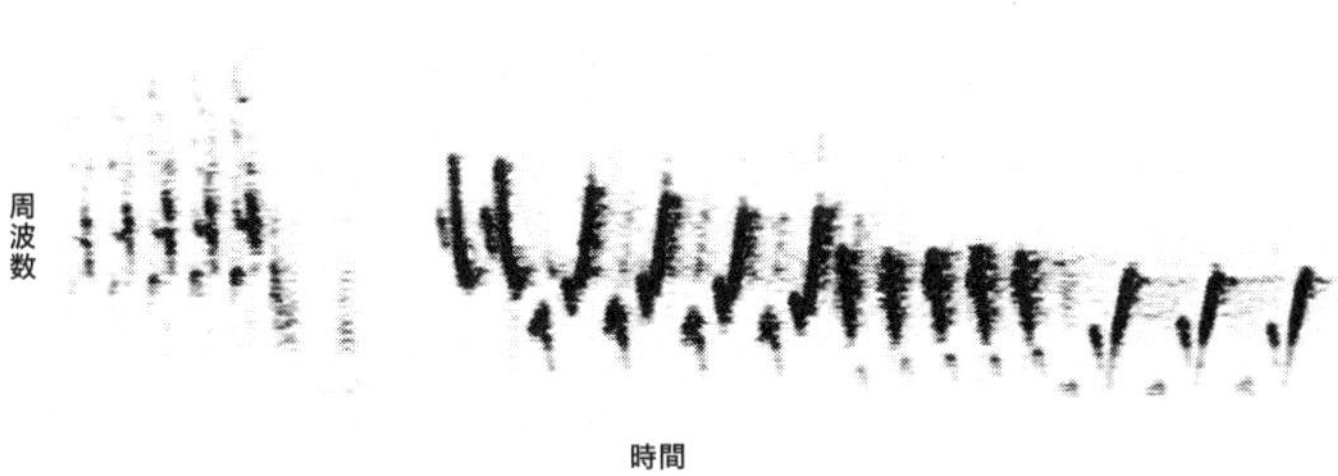

図10.2 イエミソサザイが歌う、全部で2.5秒間の歌。 http://www.floridamuseum.ufl.edu/birds/florida-bird-sounds/ からダウンロードしたオーディオサンプルに基づいて作成されたスペクトログラム。

無限の柔軟性はない。

こうした理由で、人間の話し言葉と音響的・解剖学的に多くの類似があるにもかかわらず、鳥の歌はコミュニケーションではあるが、通常は言語だとみなされない。

鳥の歌は「音楽」か?

鳥の歌が言語ではないのなら、それは音楽なのだろうか? 鳥の歌という名前からするとその通りだ。では、(人間の)音楽を定義するものは何だろうか? 鳥の歌と共通するものは何だろうか? 音楽を定義する要素は明確ではない。ウェブ上では、音楽を構成する要素として、六個から一二個ぐらい項目を挙げているサイトが見つかるだろう。サイトにより数と用語は異なっても、それらはすべて基本的に、メロディ(ピッチ)、リズム(時間)、ハーモニー(音色)といった、おなじみの音要素に落ち着く。加えて、強弱があり、通常は歌詞、フレーズが挙げられる。フレーズは、どのようにまとめられるかという、構造や、テクスチュアや、形式を表すもので、ここでは構成と呼ぼう。さて、こうした要素が鳥の歌にもあるだろうか?

ピッチ

鳥の歌やモチーフの中のピッチは、再現性がある。完全四度やオクターブジャンプのような協和音に聞こえる音程でさえずるようだ。チャイロコツグミは倍音でさえずり、基音を(直接歌わずに)暗示する。[13] さまざまな種の歌のピッチに音楽性があることについては、多くの研究がある。ノドジロシトドとルビーキクイタダキは協和音程を作る、[14] チャイロコツグミとムナジロミソサザイの歌はそれぞれ五音音階と半音階に一致する、と言われている。[15]＊ もっとも、こうした主張を支持するための音響的な分析は、実際にはほとんどなされていない。[16] それどころか、キタナキミソサザイの歌を十分に調査したところ、鳥は人間が作る音階（全音、五音、半音など）にあたる音をとても生成できないことが示された。[17] それでも、図10・3にあるような、鳥の歌を楽譜に表したものを見るのは、興味深く、示唆に富む。鳥の歌のメロディは、ヴィヴァルディ、ハイドン、ヴォーン・ウィリアムズ、バルトーク、ベートーヴェン、モーツァルト、フレスコバルディ、シューベルト、メシアンら数々の作曲家にインスピレーションを与え、重要な役割を果たしている。[18] レスピーギは、ナイチンゲールのさえずりを実際に録音したものを、交響詩《ローマの松》の第三曲に取り入れた。

＊＝全音階は半音と全音が混ざった七音で、おなじみの「ド・レ・ミ・ファ・ソ・ラ・シ・［ド］」となる。五音音階は、「ド・レ・ミ・ソ・ラ・［ド］」などの五音から成る。全音階の全音の隙間を埋めると、一二音の半音階になる。

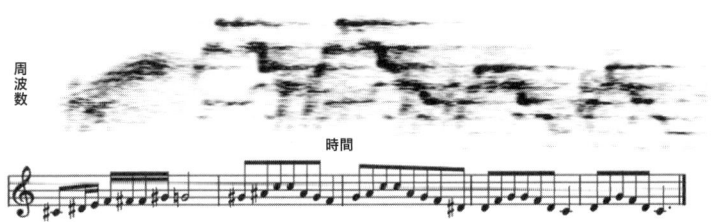

図10.3 トニー・フィリップスがビリーチャツグミの歌を楽譜に表したもの。https://www.math.stonybrook.edu/~tony/birds/より。

音色、時間、強さ

鳥は厳密にコントロールしていないだろうが、鳥の歌には幅広い音色が聞き取れる。鳥の歌と音楽の関連を研究してきたバプティスタとケイスターは、多くの鳥と楽器の音色の類似性に注目し、オオキンカチョウ（ダイヤモンドフィンチ）の歌はオーボエに、ハイイロタチヨタカの歌はファゴットに、ベニスズメの歌はフルートに似ていると述べている。[19] 彼らは、次第に速く《アッチェレランド》と次第にゆっくり《リタルダンド》（時間）、次第に強く《クレッシエンド》と次第に弱く《ディミヌエンド》（強弱）が、多くの種の歌にあることも認めている。また、鳥の歌には人間の音楽と似たようなリズムパターンもある。

構成

鳥の歌には、最後の華やかな歌い方や、カデンツ（終止形）や、間奏、ピアノのグリッサンドに似た下降（FMスイープ）があると記している人たちがいる。[20] 多くのレパートリーを持つ鳥はそれらを組み合わせて、ときとして主題と変奏を思い起こさせるような進行をする。ソコロマネシツグミ、ミソサザイのように、一対（あるいはそれ以上）の鳥が、呼びかけと応答の輪唱曲を歌うこともある。

鳥の歌を音楽だと考えるかどうか。ブレインボルツの卒業生アダム・ティアニーは、私が覚えているかぎりではこの議論に加わったことはないが、人間の歌についての仮説を鳥の歌を用いて検証した。人間の歌では、（1）隣りあう音符の音高《ピッチ》の近接、（2）下向かA型の（上昇やV型ではない）音調曲線、（3）フレーズの終わりが長い音になる傾向、という三つの特徴が際立つ。アダムは、こうした特徴は運動制約によるもので、生得的なものでも文化的嗜好によるものでもないという仮説を立て、この特徴が鳥の歌にどの程度見られるかを探ろうとした。鳥と人間では、歌に関与する解剖学的構造が似ているために、同じような運動制約があるからだ。彼は鳥の歌を録音した大量のデータを分析したのちに、鳥の歌には人間の歌と同じ三つの特徴があることを発見し、人間の歌の形態の生理学的基盤を示した。[21]

それでも、鳥の歌は「音楽」なのかという問いに対する答えは、人によって異なるだろう。作曲家であり、動物音楽学者のエミリー・ドリトルは、鳥の歌が人間の音楽に似ていない点についてのリストを作ったという。[22] リストには「包括的な構造の欠如」「さまざまなモチーフ間の倍音関係の欠如」「音と無音の恣意的な交替」といった項目があった。彼女がそのリストを、仲間の作曲家ルイ・アンドリーセンに見せると、彼は「ストラヴィンスキーだ！」と述べたという。まさに、現代音楽だ。

発声学習

発声学習は聴覚学習と区別される。あなたの犬は聴覚学習者で、「お座り」や「歩け」をきちんと理解するが、その言葉の発声を学習することは絶対にない。この二つの区別には、もっと多くの意味がある。犬などの多くの動物は、聴覚学習によって適切に発声することを学ぶ。たとえば、ある生得的な鳴き声を使ってよいのは警告を伝えるときだけだということを、学ばなければならない。間違って使うと、仲間のメンバーを無意味に怖がらせてしまう。だが、犬は、警告を伝える鳴き声（吠える、唸る、くんくん鳴く……）を、仲間の鳴き声を手本にして学んだのではなく、どのように吠え、唸り、哀れっぽく鳴くのかを、本能的に知っている。対照的に鳴鳥は、発声するための能力を生来持っているものの、歌うようになるためには、別の鳥の歌を手本にして、練習によって発声を歌に変えていかなくてはならない。この過程こそが発声学習だ。

発声学習は、聴覚と記憶と模倣を頼りにして、多くの非発声学習者にはない発声器官を動かす筋肉の動きをうまくコントロールしなければならない。人間の学習の大半は模倣から生じる。そして話すことに限っては、「大半」どころか「すべて」だ。人間と他の一握りの発声学習者と同じように、鳴鳥における歌学習の過程には、模倣、聴覚－運動のフィードバック、感受性期、脳機能の局在化という四つの特徴がある。

模倣

どの鳴鳥にも、その種を象徴する歌がある（特徴的な歌を複数持つ場合もある）。たとえばコマツグミは「元気よく、元気出して（cheerily, cheer-up, cheerily）」、オウゴンヒワは「ポテトチップ」、英語名がボブホワイトのコリンウズラは「ボブ、ホワイト」と歌っているように聞こえる。[23] オスの若鳥（鳥の歌に関する研究は従来オスに焦点が当てられてきたが、これは変わりつつある）は、まず自分が発声し、手本とする教師の歌とどれだけ異なるかを認識し、教師の歌い方に近づけていく。この間に教師は、繰り返しを付け加えたりモチーフ間の休止を増やしたりして、自分の歌を調整するかもしれない。人間の親が、自分の話し方を子供に合わせるのと同じようなものだ。[24] 若鳥は、歌の教師にもなる父鳥や他のオスから離されると、自種に特徴的な歌を学ばない。[25] 幼鳥のときから隔離されて育てられたズアオアトリは、種に固有のモチーフがあるにもかかわらず、おかしな歌をさえずるようになる。[26]

鳴鳥は自種の歌を学ぶための素地を持っているが、それよりもずっと必要なのは生きた教師だ。歌を学習していない若鳥でも、他種ではなく自種の歌を聞くと、心拍数が増加して[27]聴覚系が活性化し、[28]その歌に応じて鳴き声を出す。[29]こうした素地のある鳴鳥では課題をやらせるときに、報酬として録音した自種の歌を聞かせると訓練がうまくいくが、報酬が他種の歌では動機付けにならない。[30]ところが[31]若鳥は、自種の歌を録音された歌から学ぶことはできず、他種の生きた鳥を模倣するほうがうまくいく。つまり、人間の赤ん坊が幼いときに両親が話す言語の音を好むようになり、[32]テレビや録音されたものからはうまく言語を学べない[33]のと同じように、社会的な相互作用の要素が強いのだ。

人間は、ピッチ（基本周波数）が移調されたメロディを容易に認識できる。だから私たちは一緒に歌える。同じ理由で、オオカミは遠吠えに他のオオカミが加わると、ピッチを合わせる。[34]だが、鳥は移調されたメロディを認識しない。[35]その代わりに鳥は、倍音、つまりスペクトルの形に頼ってメロディを認識する。私たちがどの単語が話されたのかを、話す声のピッチではなく、倍音のエネルギー帯域から認識するのと同じだ[36]（三〇頁の図1・6を覚えているだろうか？）。人間やオオカミやネズミとは異なり、[37]鳴鳥は通常、他の鳥と一緒には歌わずに、他の鳥に向かってさえずる。

模倣という鳥の歌学習において、何よりも重要なのは聴覚系だ。では、鳥の聴覚系が歌の生成において果たす役割を探っていこう。

聴覚―運動のフィードバック

鳴鳥において、教師の歌を聞いて歌の生成を学習することにかかわるのは、ずばり、「歌回路（song system）」だ。歌回路には、脳の聴覚領域と運動領域を伴う経路と、最終的に鳴管をコントロールする筋肉とが含まれる。重要なことに、聴覚系内と、聴覚系と鳴管の間にあるこうした皮質と皮質下の結びつきのいくつかは、非発声学習者（鳴鳥ではない鳥の種さえ含む）には見られない。「音の認識」器官がしっかりと含まれている歌回路の一部が損傷すると、鳥は歌を学習して生成する能力を失う。人間の皮質における特定の聴覚領域が（たとえば脳卒中によって）損傷すると、失語症などの症状をきたし、流暢に話す能力が失われるのとまったく同じだ。[38]

人間と同じように鳴鳥の聴覚皮質のニューロンは、最初はどんな音にも反応するが、経験によって教師の歌の音に同調していく。[39] 聴覚系と運動系の交差位置にある「比較」回路は、学習する歌を修正し続けて、自分の歌と教師の歌との差がほぼなくなると、[40] 学習が完了する。発声練習の段階の前に耳を聞こえなくすると、この比較ができなくなり、おかしな歌をさえずるようになる。[41]

たいていの鳥は自種の歌に固執するが、マネシツグミは他種の歌を模倣するのがうまい鳥としてよく知られている。コトドリも模倣の名人だ。* 運動系と聴覚系が強く結びついていることは、新型コロナウイルス感染症拡大によるロックダウンによって人間が出す音が激減したときにはっきりと示された。この期間中、鳥は技術的にも筋肉運動的にも難しい歌をさえずるようになった。[42]

感受性期

鳴鳥は、発達の臨界期に自分の歌を作り上げる。まず、教師の歌を聴いて記憶し[43]、それから手本の歌に自分の歌を一致させていく。人間の赤ん坊と同じように、鳴鳥にも「ぐぜり（サブソング）」と呼ばれる喃語《なんご》の時期がある。聴覚のフィードバックを用いて、鳴鳥はぐぜりを歌に変えていく。この習得途中の可塑的な歌の段階では、練習に加えて選り分けも行なわれる。さま

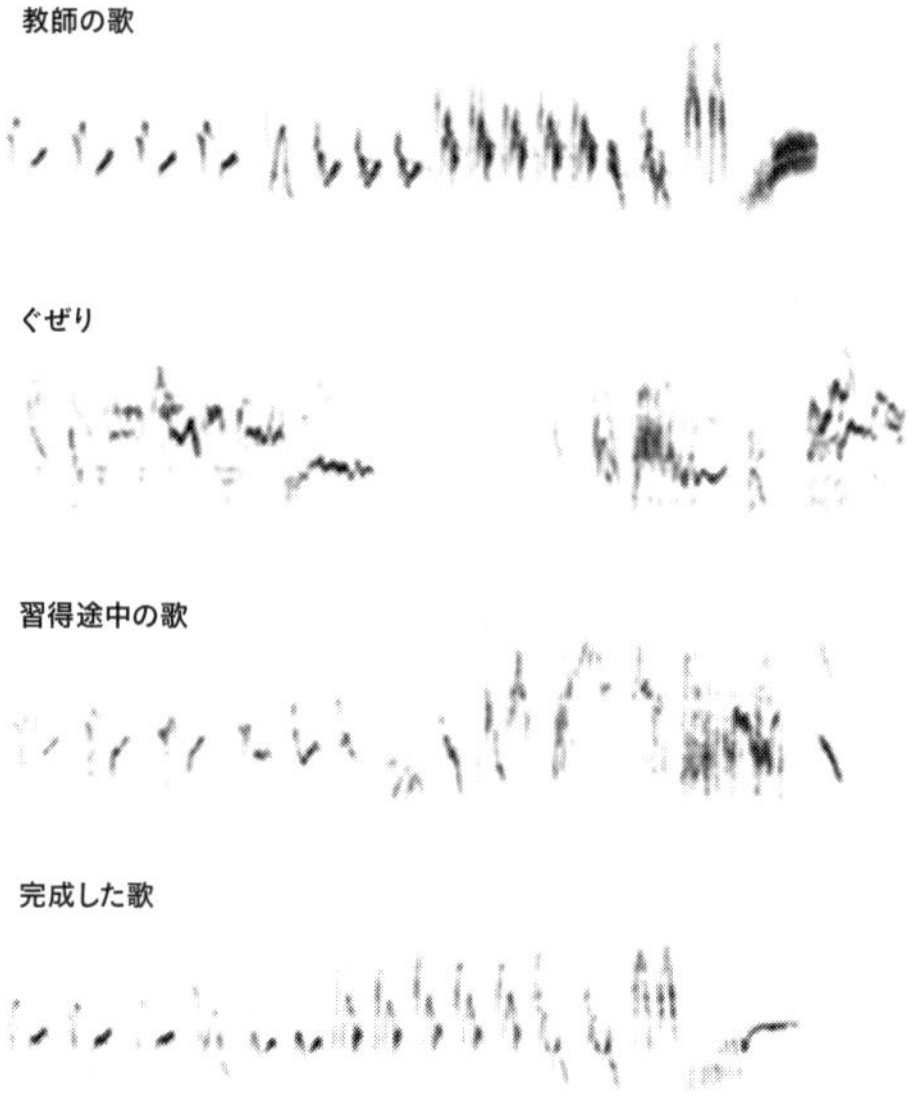

図10.4
若いズアオアトリは、最終的に教師の歌（最上段）と同じ歌をさえずるようになる。 M. Naguib and K. Riebel, "Singing in Space and Time: The Biology of Birdsong," in *Biocommunication of Animals,* ed. G. Witzany, 233–247 (Dordrecht: Springer Science+Business, 2014) より。

＊＝動物学者デイヴィッド・アッテンボローのナレーションによる、BBCスタジオズの素晴らしい動画を視聴してほしい。コトドリが車のクラクションや、チェーンソーや、カメラのシャッター（フィルム自動巻き上げ装置を備えた！）の音を真似ている。

ざまな教師の多くの歌を試してみて、ときとして何万もの練習曲を長い時間をかけて歌ってみたあとに、最終的に成鳥の完成した歌を習得する[44]（図10・4）。ここまでくればもう十分だ。いったん歌が完成すると、そのあとにどんな歌をどれだけ聴こうと、成鳥の間ずっと同じ歌のままだ。* 通常は聴いて記憶する段階が生後数か月の間からあり、繁殖期が始まる時期に声を出し、改良し、歌を完成させていく。この重要な学習段階で、教師から離されたり、耳を聞こえなくされたり、自然のプロセスが阻害されたりすると、教師の歌とは異なる歌になる。バリエーションが少ない歌や、まとまりのない音要素が連続した歌かもしれない。[45] 隔離されて——教師から離されて——育てられたとしても、ともかくも歌をさえずるようになることから、鳥の歌には生得的な要素と学習される要素があることがわかる。

右脳と左脳で異なる機能

なぜ局在化している脳機能があるのだろうか。それは、同じ仕事を異なる視点で見る人たちが必要なことに似ている。[46] 左の視覚脳が食料を探すことに焦点を合わせている間に、右の視覚脳は捕食者を監視することができる。人間では、左右の大脳半球は言語において異なる役割を果たす。鳴鳥では、鳥の歌を聴いているときに左右の脳半球で差が見られ、たとえばキンカチョウでは、右の前脳のほうが自種の歌に強い反応を示す。[47] 鳴鳥でも、左右の半球が音を異なって処理するのだ。

性差とさえずり

ほとんどの場合、オス鳥は歌い、メス鳥は自分の好みの歌をさえずるオスをつがい相手に選ぶ。違いのわかる聴き手でいるために、メスの聴覚脳はオスと異なる調整をされるのだろうか？ オスの歌はメスからの視覚的な信号によって影響を受ける。オスが歌を変えていき、メスはその中で気に入った歌があると、そのことを伝えるために、羽を体から離して素早く動かすといった視覚的な誇示行動《ディスプレイ》をする。オスはこれを承認の合図だとみなして、気に入られた歌を繰り返し、しばしば交尾に至る。[48] メス鳥はどのような音要素に性的魅力を感じるのかを、私はもっと知りたい。メスが好む音要素が、どのような子孫を作り、やがては種全体の進化をどのように促すのだろうか？[49] オス鳥とメス鳥における音処理の差違は、人間の男女における音処理の差違と異なるのだろうか？

歌っているときに活性化する脳領域は、状況によって異なる。オスのキンカチョウは、歌うときに聴かせる相手がいないと歌学習と自己監視にかかわる領域が活性化しているが、メスが聴いているとそうした脳領域は静かだ。人間と同じように鳥は、練習と実演を区別しているようだ。[50] 人間が楽譜どおりに弾いているときと即興演奏のときとでは異なる脳領域を使うのと同じように、鳥も状況に応じた脳の使い方をしている。

＊＝これにはむろん例外がある。たとえばカナリアは、成鳥になってもこの学習プロセスを何回も繰り返し、春になるたびに新たな歌をさえずる。

歌の生成における毎日の、そして季節ごとの変化は、主にホルモンによってコントロールされている。去勢されたオスは歌うことができなくなるし、テストステロンを注入されたメスは歌うようになる。[51]

メスがオスとデュエットする種もあれば、[52] ホオグロスズメモドキのような、メスがオスよりもうまく歌う種もある。[53] 一〇〇〇を超える鳴鳥の調査では、そのうちの六四パーセントではメスが歌うことがわかった。[54] もっとも、メスだけが歌う種はいなかった。メスが歌う種は、鮮やかな色の羽毛を持つことが多い。メスは最もメロディが良くて美しいつがい相手を求める。鮮やかな羽毛と歌に相関があることから、こうした特徴は一緒に進化してきたのだと考えられる。海島専門家のカール・サフィナによれば、「美は、ただ美だけのための、力強く根本的な進化の力だ[55]」。

第11章

騒音——大騒ぎしないで、脳が壊れるから

ちょっと静かにしてもらえないかしら?

私がイタリアで拠点とするトリエステは、ドロミーティ山地の近くにあり、私はよく山登りをした。数年前の春、いとこのルチオと私は数時間かけて登ったあとに、世界の頂上に腰をおろし、周囲の頂と谷を眺めながら耳を澄ましていた。私は草の上に寝転び、一〇分ほどじっとしていてから、ルチオに話しかけた。静寂を破った私の声は、うるさく耳障りに響いた。騒音がないために、聴き方を調整し直さなければならなかった。

サウンドマインドは空気の動きを知覚に変え、音を意味に変えるというきわめて困難な仕事を日常的に成し遂げている。だが、聴きたい音から意味を引き出すのを妨げる音については、どうしているのだろう? 私たちのよく調整された聴覚系に障害——それも、大きな障害——となるものに、騒音がある。これは通常の意味での騒音、頭の外にある、望まぬ音のことだ。だが私は、サウンドマインドが役目をうまく果たすのを妨げる、頭の中の騒音《ノイズ》についても話したい。それに対処するために、もしできるとしたら、何ができるだろうか。

「騒音」とは何か?

英語の noise は興味深い語源を持ち、喧嘩や論争という意味の古フランス語に由来する。船酔いを意味するラテン語 nausea とも同じ語根で、これは文字通り何か悪いものに対する内臓の反応だ。騒音とは望まぬ音、害を及ぼすかもしれない悪い音なのだ。

古来より、音は破壊的な力だとみなされてきた。エリコの壁は大音量によって崩れ落ちたという。セイレンの歌は美しくはあるが、船人を誘惑して死に至らしめた。現代でも、音は力としても使用される。たとえば雑踏警備のための指向性超音波や、たむろするティーンエイジャーや動物を追い払うために公共スペースや私有地に送りこまれるピッチが高い耳障りなノイズだ。通常の大人にはこうした高周波の音は聞こえないが、それでも聴覚に損傷を与えたりしないのだろうか? 人類は予期せぬ音に反応するように進化してきた。私たちの祖先が食べられずにすんだのは、捕食者がいることを音が警告してくれたおかげだ。予期せぬ音は今でも私たちを驚かせるものの、生死にかかわる問題を伝えることはめったにない。電話の着信音、ドアの掛け金の音、トイレの水音、犬が吠える声、アラームが鳴る音、窓から聞こえてくる叫び声。すべて、とくに望まれていないという意味では雑音《ノイズ》かもしれないが、私がここで話すのはこうしたノイズではない。

また、耳の中に三万個ほどある特化した有毛細胞に明らかな損傷を与えるような、大きな騒音についてでもない。耳の有毛細胞が、騒音レベルが高い音に曝されて損傷を受けることは十分に立証されている。米国国立労働安全衛生研究所(NIOSH)は、人が曝されてもよい最大騒音量のガイドラインを発表しており（図11・1）、たとえば周囲の騒音レベルが一〇〇デシベルならば*、安全な曝露量はたった一五分間だ。その時間を超えて曝露すると、聴力を永久に失う可能性が高くなる。こうした指針があるにもかかわらず、騒音によって生じる聴力損失は、依然としてアメリカにおける最も一般的な職業病だ。[1]

NIOSHが憂慮しているような大音量は、耳に聴力損失を引き起こす。だが、私がこの章で焦点を当てるのは、中程度の騒音――耳そのものに損傷を与えるとは思われていないために、通常は「安全」だとみなされている騒音、つまり、耳に害を与えるのではなく、脳に害を与える騒音だ。

NIOSHが示す許容可能な騒音

騒音レベル（dB）	曝露時間
82	16時間
85	8時間
88	4時間
91	2時間
94	1時間
97	30分
100	15分
103	7.5分
106	3.75分
109	＜2分
112	～1分
115	30秒

図11.1 騒音曝露時間のガイドライン。

＊＝デシベルの記号はdB。騒音レベルが一〇〇デシベルになるのは、たとえばハンドドリルを使う、オートバイに乗る、地下鉄に乗る、落ち葉掃き機を使うときなどだ。ゴミ収集車の圧縮機の音も、上空約三〇〇メートルの低空を飛ぶジェット機の音も、およそ一〇〇デシベルになる。楽器を（増幅されていないものでも）演奏したり、コンサートに行ったり、携帯音楽プレーヤーで大音量の音楽を聴いたりしても、この大きさの音に曝されることがある。あなたはこうした行ないのどれかを、一日に一五分以上、毎日のように続けていないだろうか？

「危険な」騒音がもたらす生物学的影響――耳に与える損傷

「耳」の聴力損失とは、どういう意味だろうか？　「聴力損失」も、聴覚障害も、難聴も、問題となるのは閾値だ。閾値は、「ビーという音が聞こえたら手を挙げてください」というおなじみの検査で測定される。聴覚の専門家が、話し言葉を聞くのに必要とされる周波数の範囲で音の聞き取り能力を検査して、最小可聴値である聴覚閾値を算出する。通常は基準値に対し、二〇デシベルくらいで聞こえれば「正常」だとみなされる。閾値が高く（悪く）なるごとに、中等度、高度、重度の難聴と呼ばれる。聴力損失は「フラット型」（どの周波数でも同じ閾値）や、「漸傾型」（低い周波数よりも高い周波数で閾値が悪い）や、一般的でない形になることもある。こうして測定される聴力損失は、耳が機能しているかどうかの評価だ。

騒音に曝されることによって聴覚閾値が高くなると、個人の生活や仕事に影響を及ぼす。息子が最近、車を修理店に持っていった。変速機から出ているのではないかと思われる、わずかな音が気になったからだ。整備士はテストドライブをし、気がかりな音は何も聞こえなかったので心配ないと請け合って、息子を帰した。一週間後、変速機は壊れた。整備士は騒音の多い修理工場で長年働いてきたために、聴力が損なわれたのかもしれない。

聴覚の保護は、製造業や工場や建設現場で働く多くの人たちにとって重要だ。音楽家にとっても必須になりうるが、見過ごされることが多い。交響楽団の演奏会では音量が、騒音レベルにするとしばしば一〇〇デシベルにも達し、金管楽器と打楽器は大音量の楽節のときはこの値をはるかに超える。

バイオリンはきわめて大きな音というわけではないが、音を響かせる役目をするf字孔は左耳からほんの数センチメートルしか離れていない。バイオリニストは、きまって左耳のほうが右耳よりも聴覚閾値が悪い。騒音性の難聴を防ぐための聴覚保護具のほとんどは、高い周波数だけを不釣り合いに弱めてしまうが、周波数スペクトル全体で音レベルを均等に下げるような、新たな技術も出てきている。音楽家の聴覚の保護に関しては『音楽を聞く──音楽家の聴力低下を防ぐ（*Hear the Music: Hearing Loss Prevention for Musicians*）』という本で詳しく扱われている。[2]

大音量に曝されると聴覚閾値は高くなる。これは重要な問題だが、本書ではこれ以上取り上げないので、興味を持った読者は、米国疾病予防管理センター（CDC）や、国立聴覚・コミュニケーション障害研究所（NIDCD）のウェブサイトで、耳に損傷を与える騒音に関するトピックをぜひご覧いただきたい。

「安全な」騒音がもたらす生物学的影響──脳に与える損傷

私たちはこの騒々しい世界で、自分を取り囲む毎日の騒がしさに無頓着であってはならない。日常にある騒音は「危険だ」とみなされる閾値に達しないし、超えてもいない。目新しくもなければ警戒させるものでもなく、むしろいつもそこにあって、時間が経っても音響的な性質は変化しないがゆえ、たいした情報は伝えない。いわゆる「背景雑音《バックグラウンドノイズ》」を私たちは無視しがちだし、聞かないようにしている。だが私たちは、本当にその音を聞いていないのだろうか、それとも本当は、常に警戒態勢で暮らしているだけなのだろうか？　音が消えて初めてその音があったことに気づいたという経験が、誰にでもあるだろう。たとえば、エアコンのサイクルがオフになったり、アイドリングしているトラックのエンジンが止まったりすると、突然、静寂が「聞こえる」。そして、ほっとしてため息をつく。いっときの平和を味わうも、その音がまた始まったり、別の音が聴覚を悩ませたりするまでの間だ。耳が損傷を受けず、その音をほぼ聞かないようにすることができるからといって、こうした騒音の影響を無視していいのだろうか？　本当はその影響に気づいて、脳のために気遣うべきだということを、科学は教えてくれる。

正常な聴覚閾値を持つ人であっても、中程度の騒音に曝されたあとでは、騒音下で話を理解しづらいことがある。さらに、騒がしい環境は、聴覚そのものとはほとんど関係ない、一般に認識されていない多くの悪影響を及ぼす。たとえば、空港近くに住んでいる人が経験するような騒音への慢性的な曝露は、味わう人生の質を全体的に低下させる。ストレスを感じるとストレスホルモンのコルチゾール値が増加し、記憶と学習に問題が生じ、難しい課題をするのが困難になり、動脈硬化などの心血管疾患になることさえある。[3]　世界保健機関（ＷＨＯ）によると、騒音への曝露と、その結果として生じる過度の緊張状態や認知能力の低下などは、病気や障害や早死にで驚くべき年数を失う原因になるとみなされている。[4]

騒音は学習と集中力を阻害する。ニューヨーク市の公立学校に通う生徒たちは、教室が交通量の多い高架鉄道線に面しているか、列車の騒音が聞こえない側にあるかどうかによって、読字の成績が著しく異なった。[5]　騒音の多い側の生徒は、読字において同級生に三〜一一か月遅れをとったのだ。この結果を受けて、ニューヨーク交通局は学校近くの鉄道線路にゴムパッドを取り付け、教育局は騒音が最もひどい教室に騒音軽減素材を用いたところ、騒音レベルは六〜八デシベルほど下がった。読字レベルの差はまもなく消えた[6]。

騒音が影響を及ぼすのは、読字のような言語課題や聴覚課題に限らない。ある実験で参加者は、コンピューター画面上の動くボールをマウスでたどる視覚課題に取り組んだ。画面上では他のボールもあちこち動いていた。仕事で長期間騒音に曝されていた参加者のほうが、この課題にてこずった。課題にランダムな騒音が伴うときは、とくにうまくいかず、時間がかかり、ボールの動きを素早くたどることができなかった。

カリフォルニア大学バークレー校の睡眠科学者マシュー・ウォーカーは『睡眠こそ最強の解決策である』[7]（SBクリエイティブ、二〇一八年）において、適切な睡眠の欠如は「私たちが二一世紀で直面する最大の公衆衛生問題」だと述べる。睡眠は、心血管系や免疫系や思考能力に影響を与えるので、健康のためにますます重要視されるようになっている。騒音は安眠を妨げる元凶だ。ごく小さい音であっても、睡眠の質と量に悪影響を与える。騒音があるとなかなか寝つけず、早く目覚めてしまう。睡眠中も、周囲の騒音によって睡眠の質が悪くなり、体が動き、目が覚めてしまい、心拍数が増す。車の騒音が聞こえると、夢を見ているとされるレム睡眠と、徐波睡眠という深い眠りのサイクルが短くなるために、眠って疲れが取れたと感じにくくなる[8]。

起きている間は、「安全な」騒音がサウンドマインドに与える損傷が、とりわけ子供にとっては有害になりかねない。子供は言語学習の名人で、両親は、我が子が最初の言葉を発したかと思うと、あっというまに完全な文を話すようになることに驚く。音と意味の結びつきは急速に形成される。子供たちは自分が曝される言語を──たとえ複数の言語でも──学ばざるをえない。だが、子供がこの重要な年齢で、意味のない音に曝されたとしたら、どうなるのだろう?

現実社会において騒音レベルを適切に制御するのは不可能なので、こうした問題を人間で確認するのは難しいが、動物実験なら可能だ。曝される音の持続期間、強さ、質を統制して、脳の電気信号──神経系を流れる電流──が受ける影響を直接見ることができるのだ。「安全な」騒音に曝されると、サウンドマインドに何が起こるのか? こうした影響は一時的なものなのか、永続するものなのか?

げっ歯類の聴覚皮質は、通常は成体になるまでに周波数ごとに配列されるが、生まれたばかりの頃は、低い音も高い音も、皮質の収まるべき場所に配置されていない。成長途中のげっ歯類を、騒音レベルが常に七〇デシベルになる環境で育てると(参考までに言うと、NIOSHのガイドラインでは、七〇デシベルは問題にされていない数値で、「安全な」レベルの騒音だとみなされている)、成熟期になっ

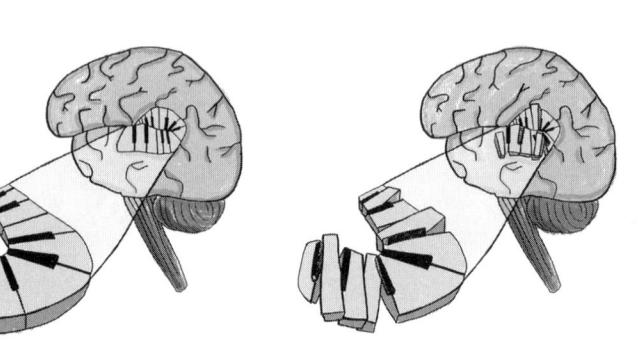

図11.2 「安全な」騒音によって感覚地図の配置は崩れる。

ても聴覚皮質は、低い周波数から高い周波数までの音に同調する規則正しい配列が形成されていなかった[9]（図11・2）。

では、人間の赤ん坊が、うるさいかもしれないが「害になるほど」の騒音ではないとみなされる環境に置かれる場合はどうなのだろう。たとえば新生児集中治療室（ＮＩＣＵ）で[10]、医療監視システムや人工呼吸器やポケットベルがビービー、カタカタいう音を聞いている未熟児の聴覚皮質は、どのように配列されるのか？　月満ちるまでお腹の中にいれば、母親のリズミカルな心臓の鼓動や、消化する音や、くぐもった声といった、子宮内の典型的な音で満たされていただろうに。早産児は、言語や認知も含めた発達上の多くの問題を抱えることがあるが、生まれてすぐに騒音に曝されることによって、問題が悪化するのかもしれない[11]。

科学者は、ＮＩＣＵの騒々しさを軽減するための手段を講じてきた[12]。ある研究では、母親の心拍音と声を保育器の中に送ったところ、悪い音と一緒にこうした良い音に曝された赤ん坊は、悪い音だけを聞いた子よりも聴覚皮質が十分に発達した[13]。また、ＮＩＣＵで生演奏すると、赤ん坊の心拍が安定し、ストレスが軽減し、よく眠るようになった[14]。

皮質地図の配列が混乱しても、それは永続するとはかぎらない。げっ歯類では[15]、騒音によって周波数地図が乱れても、騒音が取り除かれると皮質の周波数地図は再配置し始めた。同様に、騒音によって損傷を受けたあとでも、豊かな聴覚環境に置かれると皮質地図の乱れは最小限にとどめられる[16]。これは、ＮＩＣＵの赤ん坊が豊かな音によって良い影響を受けたことを彷彿《ほうふつ》とさせる。サウンドマインドは絶えず新しく作り直される。

聴覚脳は成長とともに、「安全な」騒音から影響を受けにくくなるだろうか? 成体の動物を「安全な」、やはり騒音レベルが六〇~七〇デシベルほどの環境に数週間置いたところ、聴覚閾値に変化は見られなかったが、音に対する聴覚皮質の反応は変化し、周波数ごとにピッチを処理する仕組みに混乱がもたらされた。[17] その騒音にある周波数が、他の周波数のものだった脳領域を乗っ取ったのだ。つまり「安全な」騒音がもたらす損傷は、発達段階の感受性期に限らず、大人にも十分に影響を与えうる。

「安全な」騒音による生物学的損傷についての知見を考えると、ノイズ発生機器の使用を、とりわけ発達段階の脳に対しては控えるべきだと思う。意図的にノイズを出す機器は、生活音をかき消して安眠できるようにと(大人のみならず赤ん坊にも)、八時間以上連続して使われることも多く、これはサウンドマインドを鈍らせかねないし、音から意味を効果的に引き出す能力に長期的な影響を与えるかもしれない。

頭の中の騒音

私たちは頭の外の騒音と同じように、頭の中の騒音《ノイズ》にも関心を払うべきだ。音はまっさらな状態のところに届くのではない。ラジオのダイアルを野球の試合や音楽番組に合わせるときに、局の間に雑音が入るのと同じように、脳はけっして静かではない。常に一定の背景活動——アイドリングしている神経発火——があり、サウンドマインドはそれに同調しなければならない。音を認識するには、音に対する神経の反応が背景の電気活動を上回る必要があるので、アイドリングの活動は強すぎないほうがいい。この背景の脳活動の大きさと言語の発達との間に予期せぬ関連があることを、私たちは発見した。母親の教育レベルは、子供が経験するだろう言語刺激の程度としばしば一定の関係があり、社会経済的な地位を判断する指標としても幅広く用いられている。[18] 母親の教育レベルに基づいて見ると、高度な教育を受けた母親の子供は背景活動の値が低い、つまり脳のノイズが少ない。こうした子供は、音要素の処理も正確だった[19]（図11・3）。すなわち、音と意味との効果的な結びつきが作られると、信号が明瞭になり、背景の神経活動が静まり、音を効果的に正確に処理できるようになるのだ。

社会経済的地位が低い家族は、[20] 豊かでない言語的環境に曝される危険があり、さらに、

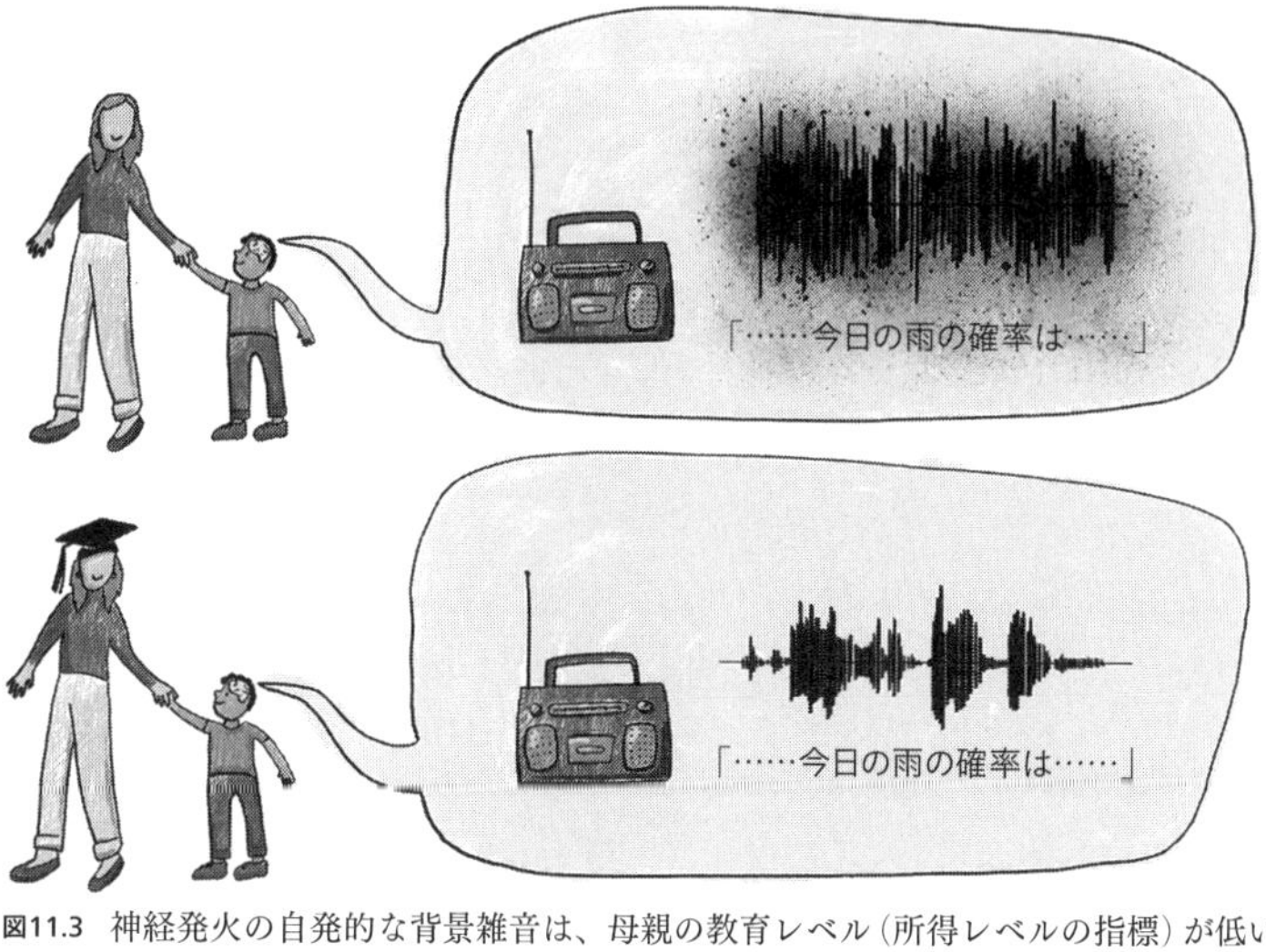

図11.3 神経発火の自発的な背景雑音は、母親の教育レベル（所得レベルの指標）が低い人のほうが大きい。

騒がしい地域に住む傾向がある。低所得だと、車や列車の騒音に長期的に曝されたり、工業用地の傍や密集した住宅地に住んだりすることが多いために、脳の背景雑音が大きくなっているのかもしれない。[21]この解釈を支持する動物実験によれば、騒音に曝されると、脳の自発的なノイズ――脳の一種の過活動――が聴覚の中脳と皮質において増加した。[22]つまり、脳の中のノイズは、脳の外の騒音によって生じることもあるのだ。高い基準値を示す脳内のノイズは、話し言葉のような重要な音と「頭の中の余地」をめぐって争っている。騒音に曝され、言語的な刺激が少ない中で過ごすと、それが悪循環となり、音を理解する能力が損なわれてしまう。

耳鳴りも「頭の中のノイズ」の一例だ。「耳の中で音が響いている」とよく表現されるが、シュー、あるいはジー、ブーンという音がするとも言われる。だが、その音は外の音源からでなく、内部で生じている。大音量のコンサートに行ったあとなどに耳鳴りが一時的に起こることもあるが、慢性的なものもあり、これはストレスや鬱、疲労、集中力低下などを引き起こす。慢性的な耳鳴りにはさまざまな理由が考えられるが、まだ十分に解明されていない。[23]聴力低下に伴うことも多く、とりわけ騒音によって生じる聴力低下は耳鳴りの元凶だ。ということは、頭の外の騒音と頭の中のノイズとの直接的なつながりを見るために、耳鳴りを調べればいいのだ。

聴力が低下しているときでも、耳鳴りの発生源は脳にある。耳鳴りは、通常はその人が聞き取れなくなった周波数に一致して起こる。（閾値が高くなって）二〇〇〇ヘルツで聞こえなくなるのなら、耳鳴りは二〇〇〇ヘルツあたりで生じる。手足を切断された人が失った手や足に痛みを感じるという、幻肢の症状の聴覚版だ。耳からの入力がないにもかかわらず、聴覚ニューロンがランダムに発火しているのかもしれない。聴覚脳は常に刺激を求めていて、音がないと脳は音を勝手に作り上げる。おそらくこれが、言葉を奪われた子供の神経ノイズが増している理由でもあるだろう。

耳鳴りの患者が望まない耳鳴りの音から気をそらすために、ホワイトノイズ発生機器が用いられることがある。だが、ホワイトノイズは耳鳴りの一因だった脳中枢の異常な働きを強めてしまい、実際には耳鳴りを悪化させかねない。[24] 耳鳴りを軽減するために音を療法的に用いるとしたら、変化のないノイズよりも、音楽や波や風の音といった、意味のある音を用いるほうが効果的だろう。

聴覚過敏と音嫌悪症《ミソフォニア》は、中程度の音に対する過敏症だ。この症状は耳鳴りと一緒に生じることも多いが、ただ音に対する過敏や苦痛があるだけの場合もある。耳鳴りや、聴覚過敏や、ミソフォニアといった症状が起こるのは、聴覚系が私たちの情動とやりとりしている証拠だ。望まぬ音に注意を払い、ネガティブな感情やストレスが生じると、それがフィードバックになって悪循環を生んでしまう。[25] だが、改善する希望はある。情動を表出する辺縁系を治療的に刺激して、サウンドマインドを混乱させないように脳に教えればいいのだ。[26] 耳鳴りや、聴覚過敏や、ミソフォニアが生じるのは、遠心系のフィードバックシステムが抑制機能を果たせずに、聴覚の中脳と皮質が過活動になったからだと考えられている。[27]

環境の騒音が生物にもたらす影響

音の特性の一つは、離れたところからも聞こえることだ。昔からイヌイット族とトリンギット族の船乗りは、船体の下にいるクジラの音を、彼らの聴力によって聞き取ってきた。ツチ族とフツ族の人たちは、ゾウが行なう低周波音のやりとりを聞くことができる。[28] だが、こうした能力は、音の細部にしっかりと耳を傾けることを学んでこなかった大半の人たちには持てないものだ。

私たちが注意深く聴くことができない理由、そしてこうした視覚優先の社会になってきた理由に、騒音がある。音響生態学者のゴードン・ヘンプトンは著書『静寂の一平方インチ（*One Square Inch of Silence*）』で、ワシントンまで一五〇マイル（約二四〇キロメートル）を歩いたときに、首都に近づくにつれて飛行機の騒音が絶え間なく聞こえるようになり、自分の注意が聴覚から視覚へと移っていったと述べている。[29] ヘンプトンが数えたところによると、世界には静寂を一五分間続けて経験できる場所が一二か所しかない。誤解がないように言うと、「静寂」とは音がないことではない。木の葉がかさかさいう音や、小川のせせらぎや、鳥のさえずりは、ヘンプトンによれば静寂だとみなされる。そうした音ではなく、車の往来や、飛行機、農業機械、落ち葉掃き機などの人間が出す騒音は、度を超して累積しているので、地殻変動や地震を検知するための地震計が反応してしまうほどだ。[30]

騒音は動物に対してはどんな影響をもたらすだろうか？ 鳥やカエルや、クジラでさえ、周囲に騒音が多くなると鳴き声を大きくしたり、鳴く頻度や音質を変えたりする。[31] 都会のウタスズメは、周辺の都市騒音（高くて二〇〇〇ヘルツ）の中でも聞こえるように、鳴き声を一〇〇〇ヘルツから二〇〇〇ヘルツほどにまで上げる。[32] 二〇二〇年、新型コロナウイルス感染症のパンデミックによって人間が出す騒音が激減したとき、多くの人は鳥の鳴き声や歌が大きくなったと感じた。ところがこの時期、人間の活動による騒音が減少したのに応じて、鳥は実際にはさえずる音量を下げていて、それでも鳥の声は二倍の距離にまで届いた。また、騒音の少ない中で、鳥はより複雑な歌をさえずるようにもなっていた[33]。クジラは周囲が騒音であふれると黙り込んでしまう。* さらに、クジラがナビゲーションに用いる反響定位は、船の水中音波探知機によってかき消されることがあり、これがクジラの座礁の一因だと考えられている[34]。

アメリカは幸運なことに、一〇〇年以上前に、自然環境保護について先見の明がある大統領を持った。セオドア・ルーズベルトは、五つの国立公園と、一八の国定記念物、合わせて二〇〇を超える国有林と国立の鳥獣保護区・禁猟区を指定したのだ。ドキュメンタリー映画監督のケン・バーンズは自身の作品で、国立公園は「アメリカ史上最高のアイデア」だとしている。野生の動植物とその棲まう土地を未来の世代のために保護することの重要性を認識していたルーズベルトは、「我が国にこれから起こりうるすべての問題の中で、大戦争における国そのものの存続を除けば、この土地をさらに良い土地にすることが、私たち自身よりも私たちの子孫のために、何よりも重要な課題だ[35]」と述べた。

聴覚は視覚よりもしばしば過小評価される。私たちは景観や森林の保全という大義の下には寄り集まるものの、騒音が動物のコミュニケーションや、繁殖や、生存そのものにもたらす破壊的な影響には、残念ながら気づかない。静寂が失われ、それによって人間や動物たちが影響を受けていることを、

＊＝空気と同じように、水は音を伝えるための媒質だ。水の動きによって伝わる音にも、人間が出す騒音は影響を与える。この本では扱わないが、さまざまな媒質における音の伝播は興味深いトピックだ。ヘリウムガスを吸ったときのドナルドダック効果はわかりやすい。ヘリウムガスは密度が低いために音が速く進むので、ヘリウムガスの中を通る声は高く聞こえるのだ。ポッドキャスト *Twenty Thousand Hertz*（https://www.20k.org）の、二〇一七年のエピソードに、それぞれ異なる大気を持つ太陽系の各惑星で聞こえる音について、推測している回がある。

私たちは嘆くべきだ。

騒音について何ができるだろうか？

ジャーナリストのビアンカ・ボスカーは『アトランティック』誌に、アリゾナに住む一人の男について書いている。その男は自宅にいるときに、唸り音が絶えず聞こえていることに気づいた[36]。最初はどこかのプールポンプかカーペットクリーナーの音かと思ったが、どこにいても音から逃れられず、窓を閉めたり耳栓をしたりしても、音を遮断することはできなかった。音の出所を探っていくと、自宅から八〇〇メートルほど離れたところにあるデータセンターにまで行き着いた。二一世紀の電子的な生活――インスタグラムの投稿、ATMの取引、オンラインでの買い物、この本を書くための調査――には保存されたデータへのアクセスが必要で、データセンターは膨大なサーバーと強力な冷却システムを備え、ボスカーが「我々の活動の排出」と呼ぶところの騒音を生み出し続けている。では、騒音公害について何ができるだろうか？　騒音公害がサウンドマインドに及ぼす影響を軽減するために、どうすればいいだろうか？

手始めに、耳を手で思わず塞いでしまうような大きな音でなくても、騒音は強力で有害なものだと認識することだ。騒音は基本的にサウンドマインドに警戒態勢をとらせて、私たちの健康を脅かす。生物学的に影響があるという証拠は、あまり周知も喧伝もされていない。騒音から逃れることはできないので、問題の解決は容易ではない。だが、私たちの行動や、テクノロジーや、豊かな音とのかかわりを通して、騒音を減らすことはできる。いくつかの段階を踏むが、初めはただ、今よりも音を意識するだけでいい。「安全な」騒音に曝されてダメージを受けることもあると、気づいていただろうか？

騒音測定アプリをスマートフォンにダウンロードして、家や職場や、通勤途中や、ジムにおけるサウンドスケープを意識しよう。ジムがどれだけ騒々しいか、気にしたことがあっただろうか？　館内放送の音楽、バーベルのきしむ音、グループインストラクターの大声、とてつもない音が響きわたるジムは、聴覚環境としては好ましくない。皮肉なことに、筋骨格や心臓の健康のためにジムに通っても、健康の他の側面を損なっているのではないだろうか？　たぶん、ロッカーのドアはそんなに強く閉めなくてもいいだろう。

周囲の音に今よりも敏感になると、「これは必要だろうか？」と問うことができる。世界がなろうとする姿に抵抗し、昨今の便利さをそのまま受け容れる前に、立ち止まって考えることができる。衣類乾燥機は喋らなければいけないだろうか？　鍵を開け閉めするたびに、車が喋ったり鳴ったりする必要があるだろうか？　音声を無効にする方法は説明書に書かれている——一分しかかからない。道を歩きながら、携帯をスピーカーにして大声で話す必要はあるのか？　誰もが空港の搭乗口で流れるゲーム音楽を聞かなくてはならないのか？　私はコンサートが大好きだ。ロックコンサートは大音量でなければならない。だが、セットの合間は、サウンドシステムの音量を下げてもいいのではないか？　その時間に、友人と大声を出さずに演奏について話したり、ちょっと休んだりするのも悪くはないだろう。

一〇〇年前なら、音楽を聴きたいと思うと演奏会を探し出すか、たいていは自分たちで演奏しなければならなかっただろう。そこには常に積極的なかかわりがあった。私たちは音楽のために時間を作らなければならなかったし、その時間は自分が満足する——辺縁系の報酬回路が活性化する——ことで報われた。ドーパミンが分泌されると正の強化が起こり、私たちはまたその活動をするようになる。[37] ところが今や、音楽は前景から背景へ、信号から騒音へと移り変わっている。空港でもエレベーターでも、食料品店でも、電話が保留になっているときも、私たちは音楽を押しつけられている。音楽と積極的にかかわる代わりに、音楽を無視すべき腹立たしき騒音として扱っている。求めてもいない耳障りな音の仲間になってしまったら、音楽は、積極的なかかわりを通して脳を整えたり、音の重要な情報に気づかせてくれたり、情動に豊かにかかわったりはしなくなる。私たちは音楽を無視するようになっている。そんなことをして、サウンドマインドが良くなっていくはずがない。

騒音低減技術《ノイズリダクション・テクノロジー》

騒音を低減するための簡便な方法は、音を遮断する耳栓を装着することだ。スポンジゴムでできていて、フリーサイズのデザインのものが機能的だ。もっとも私自身は、外耳道が曲がりくねっていて外れてしまうため、耳に合わない。私のお気に入りは、外耳道の形状に合わせて、うまく収まるワックス耳栓だ。とくに、ジムや、騒がしい場所で眠るときには好んで使用している。カスタム成型耳栓もある。しばしば「音楽家用耳栓《ミュージシャン・イヤプラグ》」と呼ばれるもので、全周波数にわたって音レベルを均等に下げるように設計されているので、特定の周波数の音が聞こえなくなることはない。交換可能なフィルターがついているものもあり、状況に応じて音の低減の度合いを調整できる。たとえば、地下鉄に乗っているときには八デシベルのフィルターを、ドラムを叩いているときには二五デシベルのフィルターを使うといった具合だ。オフィスの近くで何年にもわたって建設工事が行なわれていたとき、私はオーダーメイドした耳栓を毎日着けて、頭を悩ます騒音を大幅に低減することができた。

飛行機や列車のような連続する騒音を低減してくれるアクティブ・ノイズキャンセル・ヘッドホンは、不要な音と逆位相の音を同時に出すことによって、二つの相反する音を打ち消しあう。だが、音圧が高くなってしまうこともあり、私もそうだが、こうした装置をしばらく装着したあとに疲労を感じやすい人もいる。アクティブな耳栓にも、音を遮断するだけのパッシブな耳栓にも、オーディオ再生機能付きの種類があり、背景雑音を抑えつつ、音楽やオーディオブックやポッドキャストを小音量で聴くことができる。

ミュージシャンはライブのときに、演奏音がよく聞こえるように、ステージモニターというスピーカーを置くことが多い。スピーカーではなく、イヤーモニターを外耳に挿し込んで装着すれば、うまくミキシングされた音が共鳴板から耳に直接（ワイヤレスで）届く。耳の形状に合わせて作るカスタム・イヤーモニターなら、遮音性が高いために、ステージ上で生じる他の音（たとえばドラムの音）を弱めてくれる。そのうえ、動きやすくなる――ヴォーカルは、ステージモニターの近くにいる必要がなくなる。騒音低減のおかげで、楽器の音や聴衆の声に負けないほどの大声で歌わなくてすむので、歌っても動いても疲れにくくなるだろう。最後に、イヤーモニターなら、会場の環境による音響の差も最小限になる。

これまで述べてきた騒音とは異なるものの、反響音も、話の理解を妨げ、音楽を歪める。内装にクッションシートや、ラグ、タペストリーを用いると、聴きたい音の理解を妨げる反響音を減少できる。レストランやコンサート会場などの公共スペースの建築設計は、騒音対応のものになってきている。オーケストラピットやレストランの天井には、音響バッフル板がしばしば使用されている。マイクロホンが周囲の音を拾い、スピーカーで同じ音を再生して、反響音をごく小さくするものもある——サウンドキャンセリング・イヤホンの仕組みと似ている（逆に、アクティブな音響を用いて反響を強め、生き生きとした音環境にしている場所もある）。騒音測定アプリの他にも、公共スペースを騒音に配慮しているかどうかで評価するクラウド型のアプリがある。勉強に適した静かな場所や、小声で会話できる場所を探すためのものだ。音響を考慮して設計された場所を選ぶことが、可能になってきている。

デジタルの騒音低減技術を組み入れた補聴器は、会話と騒音を瞬時に区別できる。* 特定の音（たとえばパートナーの声）を強め、適切な周波数で増幅や低減を即座に行なって話し声を大きくする一方、レストランのキッチンから聞こえる皿がぶつかる音をうまく抑えるようにプログラムすることもできる。補聴器はただ聞くだけではなく、より良く聴くための道具になっている。

たしかに、最高品質のものは非常に高くつく。高遮音性のオーダーメイドのイヤホンは、既製のイヤホンより割高だし、イヤーモニターは高額だ。騒音低減機能がついた補聴器は、ただでさえ高い医療費をさらに増やす。静かなヘアードライヤーはすでにあるが、値段が通常の二倍する。だが、社会全体が騒音を気にかけるようにならない限り、こうした製品はニッチで高額であり続ける。今のところは、安価な、あるいは無料でできる対策を、自分や隣人のためにしていこう。

態度を変える

私がよく行くライブでは、ミュージシャンが「耳がちぎれるぐらい大音量でいくぞ」と得意げに言うと、聴衆が「ヤー！」と答える。破壊的なほどの大音量とうまくやっていくには、タフでなければならない。このタフな態度は、スポーツと似ていなくもない。頭を打ったアスリートがすぐ試合に戻るとき、私たちは思う——「大丈夫だ、気にするな！」。車のシートベルトやエアバッグと、スポーツにおけるプロテクターについて考えてみよう。一九七〇年代になっても、プロのホッケー選手でヘルメットを被っていたのはほんの一握りだったし、メジャーリーグの選手は出塁するやいなやヘルメットを脱ぎ捨てたものだった。今日では、ヘルメットを被らないホッケー選手など考えられないだろう。野球選手は走塁のときにもヘルメットを着用し、フェイスガード付きのものが標準になっている。脳震盪から身を守ることの重要性をみな認識している。今日、タフガイを気取る男性でさえ、きちんとシートベルトを着ける。スポーツにおける安全性に人々の視線が向けられていて、良くも悪くもコンタクトスポーツの人気に影響を与えている。同じように、みなが騒音を軽視するのをやめることを私は願う。

＊＝騒音の全体的な「形状」（周波数スペクトル）は、たいてい一定している。これにひきかえ話し声の場合、音響特性は人によって異なるが、音節の数、音量の範囲、周波数成分は、誰が話してもほぼ似通っている。

人々の態度は変わりつつある。「静かな公園イニシアチブ」を主導するゴードン・ヘンプトンなど、静寂な空間を保存するために活動している人たちがいる。[38] 新型コロナウイルス感染症拡大によるロックダウンのときに、人々は騒音の減少に気づき、その良さを認めた。パリで騒々しい生活が再開されると、騒音への不満、とりわけ、うるさいオートバイについての不満が増した。騒音を取り締まる警察隊が巡回を開始し、通りの角には騒音センサーが設置されて、許可された騒音レベルを超えるオートバイに対して罰金が自動的に科された[39]。

サウンドマインドは、音世界における私たちの選択に影響を与える。静寂を尊重せずに、私たちの脳が騒音に慣れてしまうと、世界はますます騒々しくなる。悪循環だ。だが、大丈夫、サウンドマインドを豊かにする機会はたくさんある。集中治療室の赤ん坊や、バイリンガルや音楽家で見てきたように、正しい音とのかかわりは、騒音からサウンドマインドを守る手段となる。

第12章 加齢とサウンドマインド

大声を出さないで。聞こえているけど、理解できないのよ。

私の三人の息子は年が近く、何かと競い合う。私は三人のお弁当によくメモを入れておいたものだ。たびたび登場したのは、「あなたが一番大好きよ」というメモだった。息子たちも、私が本当はえこひいきをしないことぐらいわかっていたか、一人ほくそえんだあとで、みんな同じメモをもらったのに気づいて、納得したと思う。

息子たちと同じように、これまでブレインボルツで学んだ三〇人あまりの博士課程の学生のうち誰か一人に、特別に目をかけたりはしない。だが、お弁当箱のメモをもらうに値する、特筆すべき人物は、サミラ・アンダーソンだ。ブレインボルツに入る学生の大半は二〇代だが、サミラは大学院に入ったときに、すでに「老婦人」を自称していた。それまで聴覚訓練士として、ミネソタ州の医療機関や個人のクリニックで、合わせて三〇年間も働いてきたのだ。

サミラは、ほとんどが高齢者のクライアントを診るうち、興味が湧いた。聴覚は加齢においてどのような役割を果たし、加齢は聴覚においてどのような役割を果たすのか？　ブレインボルツは、高齢者のサウンドマインドの研究を開始した。サミラはこの研究を率いるのに最適の人物だった。臨床家として何十年間も治療してきた症状を、生物学的に理解したいと切望していたし、何より実験の参加者たちに愛されていた！　サミラは、加齢によってコミュニケーションに何が起こるか、知っていることを惜しみなく教えてくれ、一緒に研究したいと望む幅広い分野の人たちと自由に知識を共有した。私たちの「加齢脳」プロジェクトが終了したあと何年間も、参加者の中にはブレインボルツに電話をしてきて、実験にまた参加できるか知りたがった人たちがいた。

　耳、とくに蝸牛に関連する加齢プロセスについては、多くのことがわかっている。年を取るにつれて、日々曝される騒音が蓄積し、中耳と内耳の器官が衰えるために、聴覚閾値に悪影響を与える。閾値――最小可聴値――は、中年の終わり頃になると特徴的な変化をする。ある研究によると、四九歳以上の人の四六パーセントが、聴力が低下していた。[1] 別の研究では、七〇歳以上の人の六三パーセントが低下していた。[2] 耳に起因するこの聴力損失は、老人性難聴（presbycusis）として知られている。ギリシア語の「老いた（presbys）」と「聴力（akousis）」とを合わせた言葉だ。サミラのような経験を積んだ聴覚訓練士だったら、聴力図を見れば、他の情報なしにその人の年齢を五年以内の誤差で推測できるだろう。だが、その人が実際に聞こえる音をどれだけよく理解できるかについては、サミラにも、誰にも、推測できなかった。じつのところ、聴覚閾値は正常でも、聞こえた音をまったく理解できない高齢者がいる。音を理解できないと、騒々しい場所で話を理解するのが難しくなる。どうしてそうなるのか？　何か打つ手はあるのか？　それを見出すことが、聴覚科学における究極の目標だ。

　加齢によって、蝸牛が衰える（通常は高い周波数が聞き取りにくくなる）だけでなく、耳からの入力が減少した結果として、脳の聴覚中枢が衰えることもある。[3] 脳は適切に機能するためには音を必要とするのだ。補聴器を着けると、記憶力と騒音下での聞き取りが向上し、特筆すべきは、音要素に対する脳の反応も改善する。[4] 補聴器を使うと「よく考える」ことができると言う人は多い。ちなみに、私は電話に出る前にコンタクトレンズをつける（よく見えると、よく考えることができるからだ）。

だが、脳の変化には聴力低下とは無関係なものも多い。[5] 実際に、年を取ると多くの生理学的変化がサウンドマインドに生じる。加齢によって、さまざまな周波数の処理を割り当てられている周波数地図が乱雑になり、周波数の選択を微調整する抑制プロセスが働かなくなることがある。[6] 加えて、神経の反応時間が遅くなり、[7] 関連する脳領域間の結びつきが減り、[8] 神経ノイズが増す。[9]

聴覚系以外でも、年を取るにつれて生理学的変化が脳全体で起こる。脳半球の活動の左右差がなくなり、血流が減り、脳が縮むこともある。[10] 速度処理や記憶にかかわる認知機能が、緩やかに衰退することもある。[11] 灰白質も白質も影響を受ける。四〇歳を過ぎると一〇年ごとにおよそ五パーセント縮み、年とともに神経の処理の仕方が系全体で変化して、音を理解する能力をさらに損ないうる。[12] ようするに、年を取ると日々の厄介事が増える。たとえば、レストランで会計のときにチップを計算したり、読んでいる小説で起こったばかりのことを思い出したりするのが、突然難しくなる。こうしたその場の問題を解決する力は二〇代がピークだが、加齢による認知機能の低下によって衰える傾向がある。対照的に、磨かれた知性——生涯にわたって学ばれて、学び直されるスキル・知識・能力——は、七〇代まで向上し続ける。[13]

認知症も加齢による脳の変化だが、これは特定の疾患を指すのではなく、いわば症状の寄せ集めだ。

記憶の喪失とともに、困惑、集中力の低下、物の置き間違え、時間や場所の混乱、しばしば人格の変化が生じる。アルツハイマー病は認知症の最も一般的な形態で、今日、世界中で推定五〇〇〇万人がその症状を抱えて生きている。認知症が前述の生理学的な脳の変化とどの程度関係するかは、明らかではない。アルツハイマー病の人とそうでない人の検死結果でも、なかなか答えは出ない。萎縮や変性の程度は、認知の衰えの有無や重症度と、ほとんど関係がないことが多い[14]。

明らかなのは、認知症によって世界との他の結びつきがなくなっても、音が私たちの記憶へのドアになってくれることだ。世界的なオペラ歌手ナンシー・グスタフソンは、自身の母親についての個人的な逸話を語っている。母親は認知症が進み、娘のこともわからず、イエスかノーでの返答しかできなくなった。ある日ナンシーは、母親の介護施設でピアノの前に座り、クリスマスキャロルを弾き始めた。すると母親は、すぐ一緒に歌い出し、しばらくの間は会話を続けることもできたという。ナンシーは、高齢者施設に入居している認知症の人に歌を勧めるプログラムを行なう「ソング・バイ・ハート」財団を設立した。音楽は、認知症の人の感情と認知の健康に働きかけることができるのだ[15]。

加齢する「聞く脳」のしるし

聴覚訓練士は、七〇歳を超えるような高齢のクライアントを診るときには、その人が話を理解するときにぶつかる困難は、聴覚閾値とあまり関係ないこともあると意識しなければならない。その困難さは耳ではなく、加齢が脳の聴覚領域と非聴覚領域とにもたらした変化から生じているのかもしれない。

サミラの指揮の下で、ブレインボルツは高齢者の聴覚脳のしるしを調べる大規模プロジェクトを始めた。周波数対応反応（FFR）を用いて、加齢による聴覚脳のしるしとは何か——音のどの要素が影響を受けるのか——を探った。そして、加齢がサウンドマインドに及ぼす影響を遅らせたり元に戻したりできるかを調べた。

「年取った」脳における音への生理的反応が「若い」脳よりも小さいと主張したとしても、その高齢者が老人性難聴を患っているとしたら説得力はない。音が耳から聴覚脳の各駅に運ばれないなら、その音に対する脳の正常な反応を期待することはできない。そこで私たちは、聴覚閾値の影響を最小限にするために、二方向のアプローチを取った。一つは、聴力図をできるだけ一致させた。前述した聴力損失の統計はなかなかに厳しいものだが、聴覚閾値が正常な六〇歳から七五歳までの人はたしかにいる。私たちは、「若い」グループで聴力損失のある人も大急ぎで集めて、尺度を釣り合わせた。二つめは、その人に合わせて音を増幅させた。参加者全員の聴覚閾値を周波数範囲において慎重に記録し、各自のプロフィールに基づいて、それぞれ個別の音を作り上げた。ジーンは周波数が高くなるにつれて聞き取りにくくなるために、一〇〇〇ヘルツから四〇〇〇ヘルツまで漸進的に増幅させた。マジョリーに聞かせる音は、全体的に均一に増幅した。こうして私たちはできる限り、どの参加者の聞く音も、耳を同等に活性化させるようにした。

可聴度を等しくしても、FFRで測定すると、高齢者はやはり音に対する脳の反応がほぼ全般的に衰えていた。[16] 細かな差はあったものの、一般的に言って高齢者のほうが、反応は小さく、遅く、安定して（一貫して）いなかった。神経活動が同期しておらず、倍音への反応が小さかった（図12・1）。最も驚くべきは反応時間だったが、これは当然だろう。加齢に伴う処理速度の遅れは、白質の衰えからも生じるからだ[17]。脳が話の音節を処理する時間に遅れが見られ、とくに、dogのような単語に含まれるFMスイープといった複雑な時間要素を持つ音節において顕著だった。FMスイープへの反応では、一ミリ秒以上もの遅れが見られた――「聞く脳」には耐用年数があるのだ。サウンドマインドは、若いときのように速く反応することができなかった。さらに、反応の減少の程度は、どのように聞こえたかという参加者の経験と関連した。騒音下でもほぼ問題なく聞き取れたと主張した参加者の反応は、衰えをあまり示さなかったが、聞き取れないと申告した参加者は、実際に脳の信号が減少していた[18]。この実験では、その人に合った増幅を用いて、みな同じ耳の信号を「聞いて」いたことを思い出してほしい。つまり、こうした自己申告から、私たちが記録した脳の信号は音の理解度を表すものだと示されたのだ。

音そのものを改善することによって、加齢による認知の衰えを軽減できるだろうか？　聴力が低下した高齢者に補聴器を六か月間着けてもらったあとに調べると、騒音下での聞き取りと認知能力が、補聴器を着け

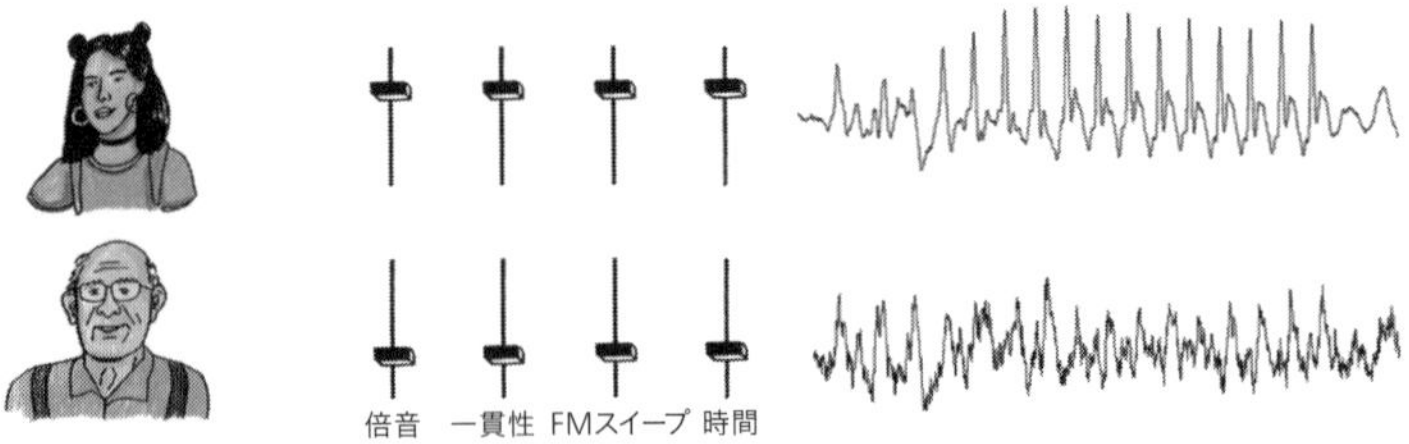

図12.1　高齢者の脳のしるしは、多くの点で衰えを示す。

ない、なっても、向上していただけでなく、サウンドマインドは再組織化の兆候を示した。[19]

聴覚脳の領域が適切に反応できなくなったのか、加齢によって衰えてしまった認知中枢からの入力がないために反応が鈍くなったのか。原因は特定できないものの、いずれにしても耳に起因するのではない、加齢するサウンドマインドの問題に関する明確な証拠を得ることができた。一流の聴覚訓練士が最高級の補聴器を処方し、調整し、プログラムしたとしても、加齢する脳は騒音下で話を理解するような課題にてこずるかもしれない。

解決策はあるのだろうか？　サミラは、高齢のクライアントが加齢によって衰え始めたサウンドマインドを回復させる方法を見出そうと決心した。

聴覚の老化を食い止める

トレーニング

パソコンとスマートフォンの普及に伴い、コンピューターによる「脳トレーニング」のアプリが人気になっている。高齢者向けのものも学齢期の子供向けのものもあり、それらは「脳を配線し直す」ことによって記憶と認知と注意を改善できると宣伝している。もっともな根拠があって科学的に裏づけられているものもあれば、金目当てで流行にのっただけではないかというものもある。神経科学者かどうかにかかわらず、科学者の間でも支持する人もいれば懐疑的な人もいる。[20]それでもサミラは、サウンドマインドへの効果を測る客観的な手段があるのだから、高齢者の脳が音に対して示す反応が、利用しやすいトレーニングによって強化できるかどうかを測定しようと考えた。もし強化できるのなら、誰にとっても、トレーニングアプリを提供する人たちにとっても、朗報だろう。

サミラは、聴覚トレーニングを強調した一つのアプリを選んだ。このトレーニングには、特定の音要素に注意を向けるドリルが含まれていた。たとえば、(FMスイープのような)特徴的な音や、音節、単語を聞き分けるもので、取り組むにつれて聞く状況が次第に複雑になるように設定されている。最初は音要素が聞き取りやすく、参加者が音の微妙な差を聞き取れるようになるにつれ、成績に基づいて徐々に状況が難しくなる。まさに、高齢のクライアントが直面する騒音下での聞き取り問題と、サミラが発見した加齢する脳のしるしに焦点が当てられた商品だった。彼女は、五五歳から七〇歳までの七九人の参加者をランダムに振り分けて、半分の人たちに脳トレーニングを、もう半分の人たちに教育番組の視聴とそれに関するテストを、八週間続けてもらった。どちらのグループも、活動は一日一時間、週に五日間行なわれた。全員が八週間のトレーニングの前と後に、記憶と、騒音下での聞き取りと、処理速度と、FFRの検査を受けた。

八週間後、脳トレーニングをした人たちは、記憶、騒音下で聞く能力、処理速度において改善が見られた。神経の反応時間も速くなり、とくに騒音下で提示された話し言葉の音節のFMスイープに対する反応において顕著に向上した。[21] こうした変化は、教育番組を見た人たちには見られなかった。比較的短期間の聴覚トレーニングによって、サウンドマインドが調整され、高齢者の主な不満の一つ――騒音下で話を聞くといった聴覚場面における困難さ――が軽減されたのだ。サミラは脳トレーニングの参加者の一人、フレッドのことを思い出す。彼は、映画の音声が信じられないほど良く聞こえるようになったと話す。「ジョークの場面で、ふいに自分が笑っているんです。それに、『この人は誰だったかな？』と考えるようなことがなくなりました。聴覚が鋭くなったおかげで、頭の働きも良くなったみたいです」別の参加者のサンディは、以前よりも幼い孫たちとの騒がしい集まりを楽しめるようになったと報告した。残念なことに、こうして得たものは永続しないかもしれないという指摘がある。[22]効果を持続させるため、追加のセッションが必要かもしれない。それでも、賢く選べば、脳トレーニングは加齢によって失われた神経の反応時間の正確さを取り戻す手段になるだろう。

だが、そもそもこの正確さを失わないための方法があるとしたらどうだろう？

健康な加齢

高齢化が進むにつれて、健康寿命の重要性が増している。米国国立老化研究所が提言する、高齢者が生産的で有意義な生活を送るための四つの要素は、適切な体重の維持、食生活への配慮、適度な運動、趣味や社会活動への参加だ。これらは、認知症のリスク低減と、長生きに結びつく。[23]

不思議なことに、米国国立衛生研究所（ＮＩＨ）のリストにはサウンドマインドが健康な加齢に果たす役割が載っていない。それでも、高齢者の生活の質は、音と聴力と密接に結びついている。他のすべてのリスク要因――年齢、性別、教育程度など――を慎重に確かめても、聴力損失は他の要因とは関係なく認知の衰えに強く関連する。[24]認知症と診断された人たちの中でも、聴覚が衰えた人は認知機能が低下する割合が高くなる。[25]ＮＩＨと英国国立衛生研究所（ＮＩＨＲ）は、聴力損失を認知症の最も軽減可能なリスク要因の一つだとしている。[26]認知症と聴覚のかかわりは、耳においてと同じように、

「聞く脳」においても存在する。騒音下で聞く能力は――信号を聞くだけでなく、信号について考える能力は――アルツハイマー病などによる記憶障害を抱える高齢者において低下している。[27]

聴覚と認知症の関連については、他にも有害な面がある。聴力の全体的な低下にせよ、とりわけ騒音下での聞き取りの困難にせよ、聴覚の問題は孤立を招くことだ。話がよく聞こえないと、友人と出かけたり、教会に通ったり、子供たちに電話したり、食料品店のレジ係とおしゃべりをしようとすることが少なくなる。ますます引きこもり、社会との結びつきがなく孤独を感じることが増え、最終的に豊かな人生を送ることができなくなる。こうした――NIHのリストにも載っている――社会的要因は、認知症と関連する。

健康な加齢に向けて、若者が今日から良い食生活と運動を始めることができるように、誰もが自分のサウンドマインドのためにできることがある。そしてそれは、きっとのちに実を結ぶだろう。健康な加齢は子供時代から始まっている。

音楽によってサウンドマインドを若く保つ

音楽のトレーニングは、高齢者が健康な生活を送るのにも役立つ。音楽をしている高齢者はしていない同年齢の人たちよりも、騒音下で話を聞き取ることができ、これは音に対する脳の反応に反映されている。[28]さらに、音楽の経験がある高齢者は経験のない人よりも、記憶と認知スキルを維持している。[29]

ブレインボルツは、中高年の音楽家における聴覚脳の機能を調べた。四五歳から六五歳までの、音楽家とそうでない人たちに協力してもらった。音楽家とは、音楽の練習を子供のときから何十年間も続けてきた人だ。通常の聴力とIQを慎重に検査して、認知能力・身体活動・社会的活動においてグループを対等にしたのちに、騒音下での聴力を調べた。すると、音楽家のほうが騒音下でよく聞き取ることができた[30]。さらに、私たちが以前発見した脳の加齢のしるしに音楽が与える影響を探ったところ、驚くべきことに中高年の音楽家においては、時間や一貫性といったすべての音要素を処理する力が、あまり低下していないか、まったく変わらなかった。彼らの脳の反応は健康な若者の反応とよく似ていた[31]（図12・2）。耳に起因する聴力損失がある高齢者でさえ、音楽をすることで恩恵を受ける――聴力損失がある高齢の音楽家は、正常な聴覚閾値を持つ音楽家でない人と比べて、たとえ倍の年齢であっても、騒音下で聞く能力は変わらず、優っていることさえある[32]。聴力損失があろうとなかろうと、音楽家の脳は高齢になっても、若者のような生き生きとした神経活動を保ち続けるのだ。

［ささやかでも長く役立つ］　母は晩年、関節炎によって手

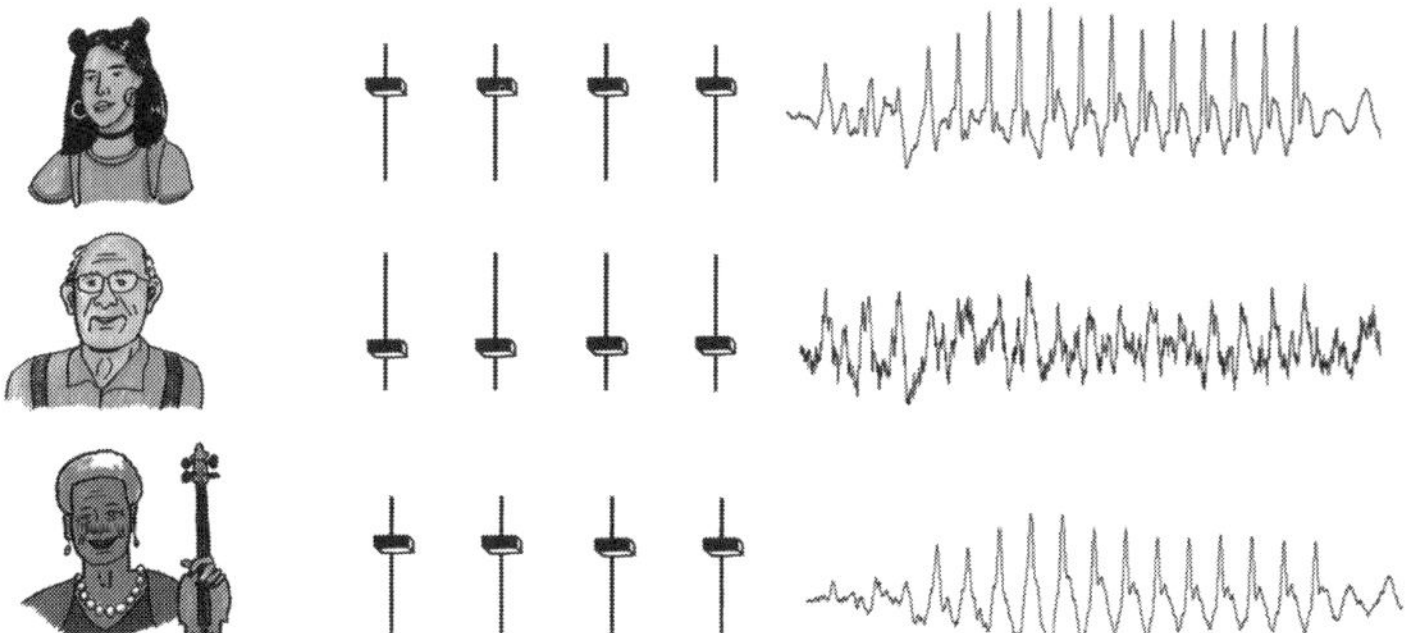

図12.2　高齢の音楽家の聴覚脳は、若い人の聴覚脳と似ている。

に力が入らなくなり、指の関節が腫れて痛むようになった。蓋を開けられなくなり、靴紐を結ぶのが難しくなった。それでも、音楽をしてきたことから生まれた聴覚－運動の記憶のおかげで、ピアノを弾くことはできた。

音楽がもたらす良い影響は、たとえ音楽を続けていなくても残っている。私は講演の聴衆によく質問をする。「これまでに音楽をしたことがある人は？」多くの手が挙がる。「今でも音楽をしている人は？」挙がった手のほとんどが下ろされる。過去に何らかの音楽トレーニングをしたことがある人は多い。若いときにほどほどの額のお金を投資すると退職してから十分に元が取れるのと同じように、人生の早い時期に音楽をすれば、何十年後であっても報われるのだろうか。音楽によって音と意味を効果的に結びつけるようになると、サウンドマインドはこのスキルを、その後も自動的に強化し続けるだろうか？

実験では、何十年も前に楽器を三年間習っただけの高齢者が、「若い」脳のしるしを示した。[33]とりわけ、話し言葉のFMスイープのような、聞き取りが難しい要素に対する反応時間は強化されていた。この結果は、発達の初期に豊かな聴覚環境にいると聴覚処理がうまくできるようになるという、動物における実験結果とも合致する。[34]ただし、この効果は音楽をずっと続けてきた高齢者におけるほどではなく、図12・2に示した音要素の処理のすべてにおいて強化されていたのは、音楽を長年続けてきた人たちだった。若いときの音楽トレーニングに関する他の調査では、音楽のトレーニングを少なくとも一〇年間続けていた高齢者は、他の点では同等だが音楽をほとんど、あるいはまったくしたことがない人たちよりも、記憶と実行機能と認知の柔軟性において優っていた。[35]

［遅すぎることはない］　あなたが高齢者で、これまで音楽をまったくしたことがなかったとしたら、どうだろう？　音楽活動を今から始めることは役に立つだろうか？

イエス！　プリズムのメガネをかけたフクロウや他の動物で見たように、[36] 私たちのサウンドマインドは高齢になっても磨かれ続ける。高齢者が今日から音楽を始めたとしても、神経処理と実生活の聞く能力において恩恵を受けられる。五〇代中頃から七〇代後半の人たちが、週に一回、二時間の合唱と発声訓練のセッションを一〇週間受けると、騒音下での聞き取りが向上し、話し言葉の基本周波数（ピッチの手がかり）への神経の反応が良くなった。[37] 年を取ってからでもピアノを習うと、騒音下での聞き取りが向上し、脳の発話－運動系の強化が見られた。[38] 音楽を聴くことと演奏することを比較した別の研究では、実際に演奏をした六〇歳から八〇歳までの人は、ワーキングメモリーと手の動きの協調において改善が見られた。[39]

フィンランドでは多くの高齢者が合唱に参加することに触発されて、カリフォルニア大学のジュレーン・ジョンソン教授が着手した大規模な調査によれば、コミュニティの合唱団に加わった高齢者は、孤独が減り、生活の質が向上した。[40] 健康状態に関する測定結果では、合唱グループに参加している高齢者は、通院回数や処方薬の量、転倒回数などが一番少なかった。[41] つまり音楽は、生活の質が向上し、記憶力が良くなり、全体的な幸福感が増すといった恩恵をもたらし、さらに、高齢者のサウンドマインドに直接的な影響を与えるのだ。[42]

別の言語を話すことでサウンドマインドを若く保つ

認知機能を健康に保つには、知的作業や、教育、食生活、身体活動、積極的な社会生活がかかわる。もう一つ、バイリンガルであることもそのリストに加えられる。バイリンガルの人は、注意や抑制機能などの認知スキルが要求される課題において、モノリンガルの人よりもたいてい優っていて、この優位性は高齢になっても保たれている。[43] アルツハイマー病になり、脳に広範な変性が見られても、バイリンガルの人のほうが課題をこなすことができる。[44] 第二言語を話すことによって認知症の始まりを四、五年遅らせることができる、と主張する報告もある。[45]

加齢を受け容れる

じつを言うと私は、年を取ることを楽しんでいる。私くらいの年の人はティーンエイジャーよりも、多くの時間をかけて多くのことをしてきた。これまでの経験——長年にわたって愛し、一緒に過ごしてきた音——が私を今の私にしてくれた。もぐりこんで聴いた母のピアノの音、イタリアの山地で聴いた静寂の音、ニューヨークの街の音、二〇代の頃に弾いたエレキギターの音、大好きな息子たちの声、六〇代になった今弾くエレキギターの音、九〇歳になったら書く予定のロックオペラ……私のサウンドマインドは進化し続ける。

加齢に関する学術会議に出席すると、「年を取る＝悪」というメッセージが主流だ。聴覚閾値、反応時間、脳の萎縮といった、測定可能な要因から、こう結論づけられている。そこには、知恵や忍耐力、思いやりや喜びといった、測定不能な要因についての研究が欠けている。年を取るにつれて私たちは、どのように聞くべきか、何が聞くに値するかを学ぶ。人生経験が作り出すものは測定不能だが、もし測定できたならば、「年を取る＝素晴らしい」というテーマの会議がもっと催されるだろう（もしかしたらこれは、認知機能が低下した私の頭から生じる、歪められた意見にすぎないかもしれないが）。

聴覚と思考と感情は結びついているということが、もっと認められるようになってほしい。タイムトラベルはまだ実現していないので、過去に戻ってサウンドマインドを築き直すことはできない。それでも、音楽を学び（学び直し）、別の言語を学び、音から意味への結びつきを強める訓練をすることによって、可能性が見えてくる。私たちのサウンドマインドは、豊かにつながりあって人生を送るための道筋となる。

第13章 音と脳の健康——アスリートと脳震盪にスポットライトを当てて

サウンドマインドを調整する方法も……損なう方法も……一つではない。

おじのハンス・クラウスは整形外科医で、スキーヤーで、ニューヨーク州のシャワンガンク山脈やイタリアのドロミーティ山地で何十通りもの初登記録を残したロッククライマーだった。子供の基礎体力の向上を奨励した人でもあり、彼の研究が学校のカリキュラムにもたらした変化は、今日なお続いている。

ハンスは一九五〇年代に、すべての子供は学校で必須科目の体育授業を受けるべきであり、体力づくりは学校代表チームでプレーをしたい一握りの人たちのものではない、と提唱した。彼は、アメリカの子供はヨーロッパの子供よりも身体能力が劣っていると発見した。[1] クラウス・ウェーバー・テストと呼ばれる、柔軟性と筋力を六つの部門で評価するテストを、アメリカ、オーストリア、イタリア、スイスの何千人もの子供に実施し、驚くような統計値を明らかにした。アメリカでは六つの項目の少なくとも一つで基準を満たすことができない子供が五八パーセントを占め、一方、ヨーロッパの子供ではたった九パーセントだった。[2]

ハンスはこの結果をアイゼンハウワー大統領に報告し、大統領は「体力づくり、スポーツ、栄養に関する大統領諮問委員会」を設置した。一九五〇年代後半と六〇年代には、公立学校における体育の授業計画は著しく進歩した。若者の体力づくりに関するハンスの見解は、音楽教育に関する私の意見と共鳴する。体力トレーニングも音楽トレーニングも、こうした活動が得意な生徒だけに与えられるものではない。すべての子供は健康であることから恩恵を受ける。体力づくりは音楽と同じように、一人ひとりの子供の成長にとって欠かせないものだ。

意外なことに、若者の体力づくりに関するハンスの立場は、当時は主流からはずれたものだった。今日では、運動は体のためにできる最善のものの一つだ。基礎体力を増進し、心臓血管の機能を改善し、認知スキルを向上させ、神経学的な健康をも促進してくれるのだ。[3]

では、ロッククライミングや体育は、サウンドマインドとどう関係するのだろうか？

スポーツの良い面——アスリートのサウンドマインド

スポーツは脳に影響を及ぼす。大人になってから新たな身体活動を始めても、脳の灰白質の量が増して、認知スキルが向上する。[4] ニューロンの絶縁体であるミエリンが増えて、ニューロン間の伝達速度が速くなり、新たなスキルを学びやすくなる。[5]

運動によって身体的システムは強化される。そこには、目立たないながらも「聞く脳」が関与している。わかりやすいもの（チームメイトの合図やコーチの指示をよく聞いてすぐに反応すること）から、捉えにくいもの（フィールド上の活動の音を聞き取って、自分の動きを合わせること）まで、音が運動のパフォーマンスにおいて役割を果たしているのだと、アスリートは教えてくれる。[6] アスリートは瞬時に反応する正確なサウンドマインドに頼らなければならない。このことが音に対する脳の反応から生理学的に裏づけられるかどうかを、ブレインボルツは探った。

私たちは、ディビジョンI（全米大学体育協会が定めるカテゴリーの最上位）に属するノースウェスタン大学の五〇〇人近くのアスリートと、アスリートでない五〇〇人の大学院生の、音に対する脳の反応を測定した。

音に対する反応が神経系に常にある背景雑音をどれだけ上回るかを、私たちは探った。無線信号にある背景雑音と同じように、ノイズを小さくするか、話し手の声を大きくすれば、音は聞き取りやすくなる。脳の話し言葉への反応と背景雑音の大きさを比較したところ、アスリートのほうがアスリートでない人よりも、ノイズに対して音の割合が大きかった。アスリートの脳は話し言葉の音の信号を大きくするのではなく、ノイズを小さくしていたのだ[7]（図13・1）。ということは、身体活動によって、脳内で音が「よりクリア」になるように処理されて、コミュニケーションがしやすくなっているのではないだろうか。

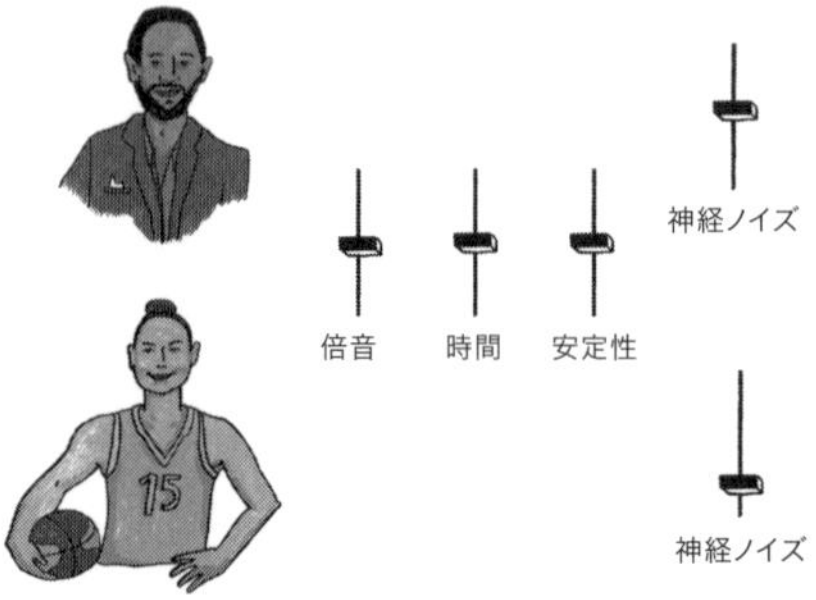

図13.1 アスリートの脳のしるしは、静かな脳だ。神経ノイズが小さいために、音に対して強い反応を示す。

音楽家もバイリンガルも、アスリートと同じようにサウンドマインドが強化されているが、アスリートとは異なり、話し手の声を大きくすることで聞こえが良くなっている。音楽家は、どの単語が話されているかを伝えるのに欠かせない音要素（時間、倍音、FMスイープ）を正確に処理する。バイリンガルは基本周波数に強く反応するので、話している人の声をたどりやすい。アスリートは神経系の背景雑音に邪魔されないので、音がはっきり聞こえる。アスリートも、バイリンガルも、音楽家も、話している人の声を良く聞き取るが、サウンドマインドがそれを成す方法は三者三様だ（図13・2）。

背景の神経活動は脳の健康状態を反映する。これは、社会経済的階層の違いによって背景雑音に差があることや、加齢や音響外傷によって神経ノイズが増していることによって明らかだ。[8] 神経ノイズは「言葉を奪われた」脳では大きくなっている。音と意味の言語的に豊かな結びつきを作る生活をしていないと、脳のノイズが過度に多くなり、重要な音に集中する準備が整わないのだ。アスリートの脳はまったく反対だ。背景の神経活動が少ないということは、アスリートでない人

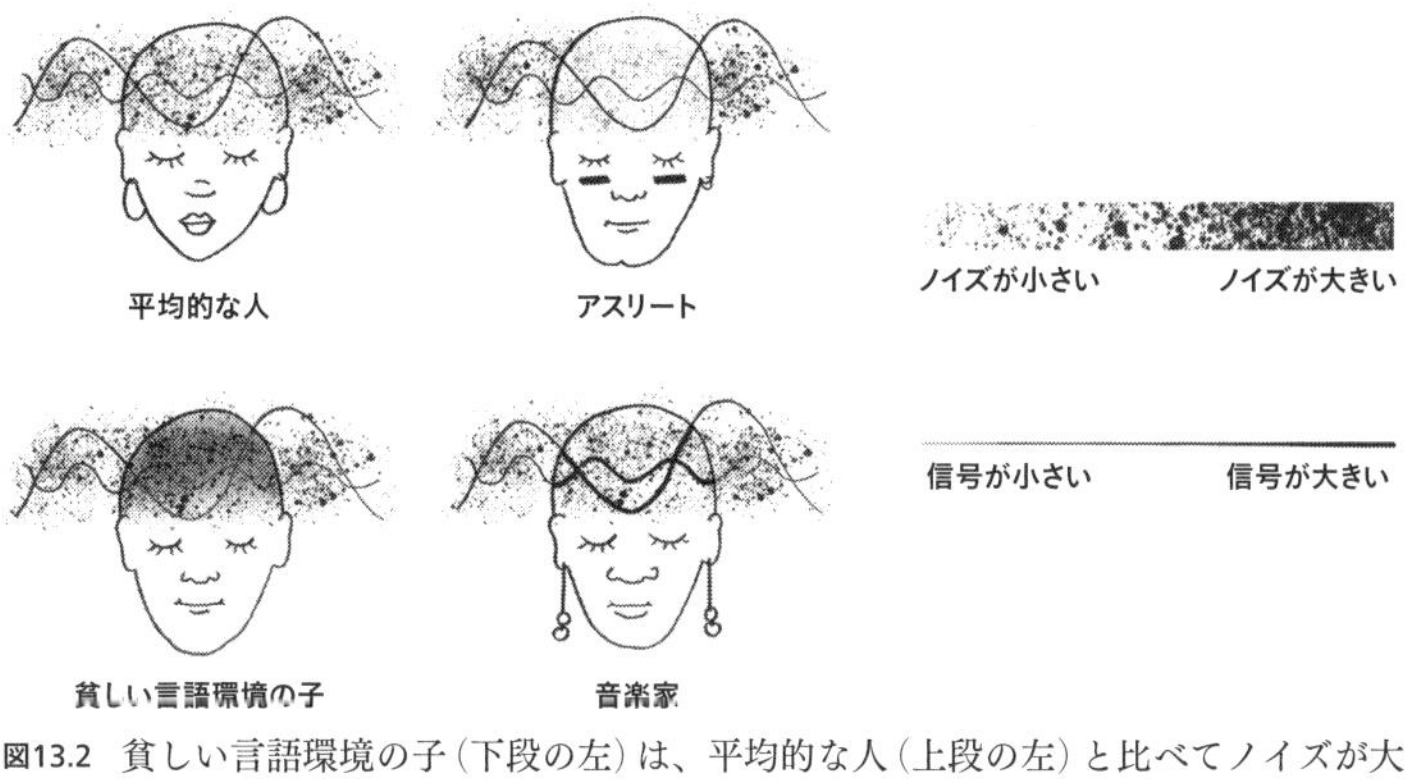

図13.2 貧しい言語環境の子（下段の左）は、平均的な人（上段の左）と比べてノイズが大きくて信号が小さいので、信号を聞き取りにくい。音楽家とバイリンガルの脳（下段の右）では信号が大きいが、アスリートの脳（上段の右）ではノイズが小さい。どちらのやり方でも信号は聞き取りやすくなる。

と比べて神経基盤のノイズが小さいので、音をはっきりと処理できる。脳が静かだと、音を理解するために効率的に働ける。サウンドマインドは感覚・認知・運動・情動系と、互恵的な結びつきを共有しているからだ[9]。アスリートの脳が強化されているのは、総じて健康だからか、音とかかわって音に反応する必要があるからか、あるいはその両方なのかは、まだ明らかになっていない。

スポーツの悪い面――脳震盪

音の理解は、脳が行なう最も困難な仕事の一つだ。それゆえ、頭を打って脳震盪を起こすと、この繊細で正確なプロセスが壊れてしまう。脳における音の処理がわかれば、脳震盪に関する生物学的な知見が得られるかもしれない。

スポーツ中に脳震盪（軽度外傷性脳損傷）を起こす人が多いことが注目されている。コンタクトスポーツはきわめて人気が高く、アメリカ人はなかでもフットボールが大好きだ。ナショナル・フットボール・リーグ（NFL）の優勝決定戦、スーパーボウルの視聴率は他のコンタクトスポーツの二倍になり、大統領がコメントを出したり、試合をめぐって討論が行なわれたりする。

二〇一二年から二〇一九年までで、NFLでは毎年平均して二四二人が脳震盪と診断された。全選手のうち七パーセントが脳震盪を起こしたことになる。脳震盪になったあとに引退したNFLの選手は数多くいる。サッカー、ラグビー、ホッケーなどでも、早期引退する人が増えている。トニー・ドーセット、ジム・マクマホンといった有名な元NFL選手は、脳震盪が引き起こす長期的な健康問題についての適切な情報を選手に与えなかったとして、リーグを訴えている。
アメリカにおける脳震盪の発症に関する別の調査では、スポーツ関連の頭部外傷で救急外来を訪れる年に二〇万人のうちの、六五パーセントを超える人たちが一八歳未満の子供だった。[10] 一四歳未満の子はタックルなどの危険なプレーを除外するルールのもとでフットボールをすべきだと、著名な元NFL選手たちが呼び掛けている。[11] コンタクトスポーツにおけるプレーの見直しを求める学校への要望は、もはや一部の人々の意見ではない。[12]
コンタクトスポーツに参加すると、脳震盪や度重なる頭部打撲だけでなく、脳への短期的・長期的ダメージのリスクがある。とくに、慢性外傷性脳症（CTE）と呼ばれる症状が、引退した何十人ものNFL選手の検死において発見されている。CTEを発症すると、記憶や処理速度や意思決定といった認知機能が衰える。CTEという言葉は一九四〇年頃に生まれたが、それ以前はパンチドランクやボクサー認知症と言われていた。一九二八年の『米国医師会』誌には、パンチドランカーになると「著しい精神荒廃によって、精神病院への収容を余儀なくされるかもしれない」と記されている。[13] 実際に、怒りや、鬱や、強迫観念などの気分の変調は、度重なる頭部外傷の長期的な影響として一般的で、元NFL選手において見られることもある。[14] 検死でCTEと診断された人たちの死因には、自殺が非常に多い。* フットボールやボクシングなどのコンタクトスポーツをする人は、「軽微な脳震盪」

＊＝現在のところ、死後に脳組織を調べることが、CTEを確定診断する唯一の方法だ。脳内に異常に蓄積しているリン酸化タウタンパク質（p-tau）が、CTEの証拠となる。アルツハイマー病でも同じような特徴が見られる。

を経験することもある。こうした外傷は急性の脳震盪を発症するほど重篤ではないが、繰り返されると脳の萎縮が進んで、CTEを発症すると考えられている。

CTEの有病率を確かめるのは難しい。一つには、CTEかどうか脳を評価される人は、複数回の脳外傷と問題行動の病歴によって、そもそもCTEの可能性が高いと思われる人たちだからだ。[15] この固有のバイアスを認めたうえで、二〇一七年の『米国医師会』誌の記事では、死後に脳を調べられた元NFL選手一一一人のうち一一〇人が何らかのCTEの証拠を示し、八六パーセントは「重篤」だとみなされたと述べている。[16]

プロかアマチュアかを問わず、あらゆるスポーツ組織は、頭部外傷を未然に防いだり最小限にしたりするために、プレーの方法を検討し直している。* そうしたルール変更とともに、頭部外傷の評価をどこでも適切なときに正確に行なえる方法が求められている。アスリートが検査に積極的に参加する必要がない客観的な健康指標があれば、便利だ。頭部外傷を受けた直後のアスリートに検査を受けさせるのは、最善ではない。それに、アスリートには忍耐とチームへの忠誠を尽くす文化があるために、症状を報告しなかったり隠したりすることもある。頭部外傷を負っても、気にしないようにして、大丈夫だからプレーに戻ると言い張るかもしれない。さらに、制度の抜け穴を悪用しようとして、基準検査のときに故意にできないふりをしかねない。たとえば、片足で一定時間立つという検査があるが、フットボールのワイドレシーバーは試合で打撃を受けそうだとわかっているポジションだから、シーズン前の基準検査で意図的にふらつくふりをするかもしれない。「コーチ、頭を打つ前からバランスをうまくとることができなかったんだ。大丈夫だから次のプレーに入るよ」と。「脳が教えてくれる」

測定法があれば、理想的なのだが。

聴覚系を見ることによって、脳震盪の診断につきもののあいまいさを減らすことができるかもしれない。現在では、脳震盪が感覚・認知・運動・情動に及ぼす影響について、ある程度わかっている。[17]こうした脳の系はどれもが、サウンドマインドと絡み合っている。

音による脳の評価——歴史を手短に

脳損傷などの神経学的症状を、音を用いて診断・管理した前例がある。神経学者のアーノルド・スター（第2章の図に彼の水彩画《神経風景》[18]を使用した）は、神経学的な健康の指標として、頭皮電極で測定した聴覚反応を用いた。これは先駆的なことだった。脳の皮質下の聴覚系は、時間の処理を受け持つ。

＊＝たとえば、フットボールにおける脳震盪の二〇パーセント以上がキックオフのときに起こるという調査結果が出たあとに、アイビーリーグはキックオフの位置を自陣三五ヤードから四〇ヤードラインにまで引き上げた。その結果、キックオフのボールがエンドゾーンを割るタッチバックの割合が二倍になり、選手たちは全速力で無謀なリターンをしようとすることが減った。脳震盪の割合は新たなルールができた年に減少した。ＮＦＬでは二〇一六年から、タッチバック後は二五ヤード地点からの攻撃開始になり、ボールがエンドゾーンに入ってレシーバーがリターンするリスクを冒すことがないようにしている。ＮＦＬはキックオフの廃止を考えている、という報告さえある。審判の判定やペナルティを厳しくすることによって、不正なブロックや、パサーやキッカーへの反則的妨害が減少している。中立的立場の医師が試合を監視して、選手を試合から外して脳震盪の評価を受けさせる権利を与えられている。他のスポーツでも、欧州サッカー連盟は頭部外傷の評価に当てる時間を増やそうとしている。ワールドラグビーでは、頭部外傷を減らすために、反則となる「ハイタックル」の高さを下げることが検討されている。

脳腫瘍、脳卒中、多発性硬化症などの神経疾患になると、音への神経の反応時間に悪影響を及ぼすことがある。

すべてがうまく機能しているとき、「聞く脳」は驚くほど時間に正確だ。脳深部の器官で生じる同期した反応が頭皮上まで進んでいき、それを電気的変動として記録できるのは、この正確さのおかげだ。時間がほんの少しずれただけでも、この小さな信号は抑えられたり、遅れたり、生じなくなったりしてしまう。神経活動の山や谷が予期されていたものより何分の一ミリ秒でも遅れると、脳で何か悪い事が起こっているのだとはっきりわかる。

従来、皮質下の時間の検査は音の開始への反応に限られていた。だが今では、脳が他の音要素（ピッチ、時間、音色など）をどう処理するかを、周波数対応反応（FFR）を用いて見ることができる。FFRは、統合失調症や、注意欠如・多動症（ADHD）、自閉症、言語障害、高ビリルビン血症、ヒト免疫不全ウイルス（HIV）感染といった、MRIでは可視化できないさまざまな状態の診断に用いられるようになっている。[19]

脳震盪と「聞く脳」

一つの検査で脳震盪の診断が下せるわけではない。MRIは迅速で、費用対効果が高く、ポータブルな検査機器があるが、だからといって脳画像だけで脳震盪の診断がつくことはめったにない。医師は、患者が訴えるときとして信頼性のない症状と、さまざまな検査の結果とを、比較考察しなければならない。さらに、症状や認知機能の衰えは一時的な場合もあるし、頭部打撲の直後に現れるとは限らない。診断のガイドラインでは、元々の健康状態や、服薬や、ドラッグの使用によっては説明できない、身体・認知・情動・行動・睡眠の領域にわたる症状を観察する。[20]それでもなお、同じ患者を評価する二人の医師が異なる結論を出しても不思議はないし、実際そうなる可能性は高い。ましてや評価する人が医師ではなく、フットボールの試合のサイドラインにいるトレーナーで、次のプレー開始時に攻撃の選手をラインに戻すかどうかを判断するのなら、間違った決定でアスリートを危険にさらしたり、大事な試合の結果に悪影響を与えたりしかねない。

脳震盪が音処理に影響を与えることは、道路端に仕掛けられた爆弾の爆発などによって外傷性脳損傷や脳震盪を発症した兵士の調査から、わかってきた。爆発によって脳震盪を起こすほどの至近距離にいたとしたら、当然ながら爆発の音が耳を損傷させた可能性は高い。そのあとに生じる聴覚の問題は、単に耳が破壊的な音に曝露したためであり、脳そのものが損傷して音処理が困難になったのではない、と長い間考えられていた。だが、「静かな」頭部外傷も、音の理解に悪影響を与えかねないという証拠があがってきている。

脳震盪を発症した人は、聴覚検査の課題にてこずることがある。こうした検査は、単純な音のパターン認識（ビー－ビー－ブー、「どう聞こえましたか?」、「高い－高い－低いです」）から、文章の聞き取りにまで及ぶ。最もよくある不調は、騒音下で話を聞き取りづらいことだ。オレゴン健康科学大学教授のエリック・ガランは、聴力損失を考慮して、外傷性脳損傷を負ったことはあるが聴覚閾値は正常な兵士たちを調べ、兵士の騒音下での話の聞き取り能力は、統制群の人たちの三分の一だと発見した。[21]スポーツ関連の脳震盪に関しても、脳震盪を一度でも経験したアスリートは音処理が困難になる、といった同様の結果が出ている。[22] 直接的な証拠ではないが、脳震盪になったあとの認知スキルを回復するためのリハビリテーションとして、[23] 聴覚のリズムに基づいた療法が期待できることからも、音と脳震盪とはかかわりがあることがわかる。

　脳震盪はしばしば脳に腫れを引き起こし、それは脳組織を圧迫する。[24] 脳震盪によって神経線維が切れたり裂けたりすることもある。[25] 脳の皮質下と皮質の領域をつなぐ神経線維はきわめて長い。大学のフットボールに参加したあとには、中脳の神経線維の統合性が低くなっている。[26] 脳震盪によって聴覚皮質の機能が損なわれることもある。[27] 頭部外傷を負うと、音の開始に対する皮質下の反応時間も遅くなり、[28] 重症になるほどタイミングのずれが大きくなる。[29]

子供のアスリートと脳震盪

　脳震盪を起こした患者の大半は一週間以内に回復するが、三分の一ほどの症例では症状が一か月以上持続する。ブレインボルツは、小児科医であり脳震盪の専門家であるシンシア・ラベラと組んで、症状が継続する患者の聴覚処理を調べた。シンシアが大規模な小児病院で率いているスポーツ医療部門では、年に三〇〇〇件ほどの脳震盪の患者を診ているが、その大半は運動中の負傷によるものだ。私たちは彼女の外来に通う、脳震盪を起こしたあとに持続する症状があり、実際に症状を示しているときの子供たちを検査した。すると、こうした子供たちは騒音下で話される文章の聞き取りが非常に困難だった。[30]

この研究によって、耳が正常で聴力低下を除外できる場合でも、脳震盪によって聴覚の処理が困難になるという証拠を得た。そこで、脳震盪の評価法を改善しなければならないと考えて、脳震盪発症後に聴覚処理の問題を引き起こす損傷が、生理学的に測定できるかを調べることにした。

ラベラ医師のスポーツ医療外来では脳震盪だけでなく、筋骨格を負傷（足首の捻挫、腕の骨折など）した子供たちを診ている。ブレインボルツの卒業生エリー・トンプソンは、こうした子供たちの騒音下で聞く能力を検査し、ＦＦＲを得た。すると、基本周波数の大きさとタイミングは、脳震盪を起こした子供を非常に高い割合で特定した一方、統制群（筋骨格を負傷した子供たち）*をさらに高い割合で、脳震盪を起こしていないと示した[31]。そのうえ、さまざまな回復段階にいるこうした子供たちが示す基本周波数への反応は、症状の重症度と相関関係があった。つまり、「聞く脳」を調べれば回復状態がわかるのだ。実際に、脳震盪の症状が消えつつあるときに二回目の検査を受けた子供は、聴覚脳の活動が正常に戻っていた。その後の研究でも、サウンドマインドと脳震盪との関連が見出されている[32]。この基本周波数の調査結果は、前述の脳震盪を起こした若者が示した、騒音下での話の理解の困難さと一致する。人は声のピッチに頼って騒音の中で話を理解する。話す人のピッチに焦点が合うと、その声を一つの聴覚対象として扱って、気をそらす周囲の騒音から際立たせることができる[33]。

＊＝どのような診断手段にも、感度と特異度のきわどい境界線がある。感度とは真陽性率のことで、「ＦＦＲは別の方法で脳震盪だと診断された人のうち何人を脳震盪だと示したか」というもの。特異度とは真陰性率のことで、「ＦＦＲは統制群のうち何人を脳震盪ではないと正しく判断したか」というものだ。

大学のアスリートと脳震盪

ノースウェスタン大学の運動競技部門のディレクターで、ヘッドトレーナーでもあるトリー・リンドレーは、大学の勝利を当然望んでいる。そのためには、選手の健康と安全のリーダーでなければならない。

私は体操やボクシング、ヒップホップダンス、自転車競技をいつも楽しんでおり、自分をアスリートだと思っている。三三日間かけて三〇〇〇マイル〔約四八〇〇キロメートル〕のクロスカントリーをしたこともある。だが、チームスポーツには興味がない。ジェニファー・クリズマンは、チームスポーツならなんでも好きだ（トリーよりも競争心が強いかもしれない）。スポーツ中の頭部外傷に関して生じている問題に関心を持っていて、脳震盪が聴覚処理に与える影響の解明に尽力してくれた。私が絶対に使わないスポーツ用語を話すジェニファーの手助けによって、ブレインボルツとノースウェスタン大学アスレティクスは協力関係を築いて、サウンドマインドとのかかわりにおけるスポーツ参加の良い面と悪い面とを探った。

過去において一回以上の脳震盪を経験したものの、検査の時点では回復していた二五人の症状のないフットボール選手の検査から始めた。彼らの聴覚脳は、過去の損傷の痕跡をとどめているだろうか？　脳震盪から回復したこれらの選手たちが示す音への脳の反応を、フットボールの同じポジションの選手で脳震盪の病歴がない二五人と比較すると、前述の症状のある子供たちと同じように、脳震盪を起こしたことがある選手は基本周波数に対する反応が弱かった。[34] サウンドマインドは、症状が出ている脳震盪の評価において期待できるだけでなく、過去の頭部外傷にも敏感に反応するようだ。この研究は、現在は検死解剖によってのみ診断可能なCTEを、早いうちから特定するのに役立つかもしれない。

私たちは現在、ディビジョンIに属するノースウェスタン大学の男女すべての選手を対象として、サウンドマインドと脳震盪の調査を行なっている。毎シーズンの始まりと終わりに五〇〇人全員を検査し、選手が脳震盪を発症したら即座に評価して毎週フォローし、音に対する反応をその人の基準の神経のしるしと比較している。

ピッチ、時間、倍音は、頭部外傷の回復段階に応じて整っていくようだ。急性期では三つの要素はすべて混乱のしるしを示し、症状が良くなり始めると、最初に倍音の処理の乱れが消える。回復後には、時間も元に戻る。だが、ピッチを処理する困難さのしるしは、脳にずっと遺《のこ》ることがある（図13・3）。

私たちの長期的な研究が進むと、コンタクトスポーツにおいて、たとえ脳震盪を起こさなくても、アスリートにどんなリスクが生じうるかが明らかになっていくだろう。聴覚処理は敏感で、きめ細やかで、もろいために、FFRなら、脳震盪に至らない頭部外傷の繰り返しによって起こりうる聴覚処理の乱れを細かく見ていくのに最適だ。コンタクトスポーツに大学時代を通じて四年間参加すると、たとえ脳震盪だと診断されることがなくても脳に害を与えるだろうか？　それと

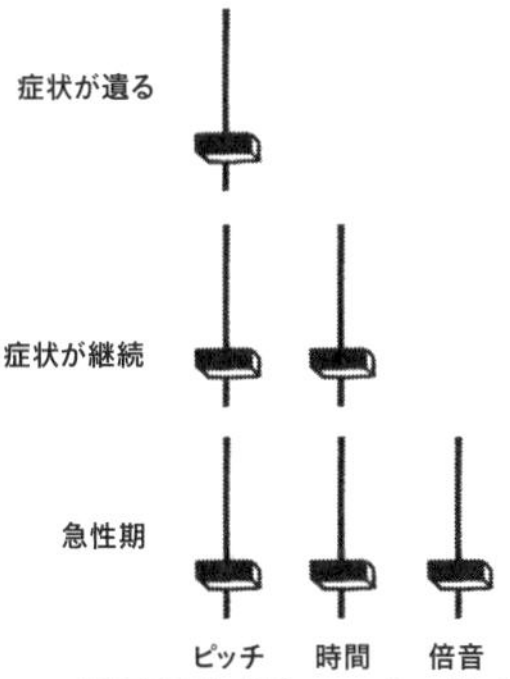

図13.3　脳震盪発症後の、音に対する神経処理の乱れの段階。

も、アスリートの「静かな脳」が強化されるメリットがあるだけだろうか？

試合に戻る

「ベスは試合から降ろすべきか？」「スチュはいつ試合に復帰できるか？」脳震盪を一度経験すると、二度目の脳震盪を起こしやすくなる。[35] 脳が十分に回復していないと、また負傷するリスクが増すかもしれない。音への脳の反応を測定することによって、選手が試合に復帰すべき時期を判断できるようになればいいのだが。

学びに戻る

サウンドマインドを調べれば、脳が損傷しているかどうかがわかる。聴覚処理が乱れているからだ。頭を打ったばかりの若者は、騒々しい教室で過ごすことが難しいかもしれない。これは、スポーツ関連の脳震盪を起こした子供が学校に戻るときに密接にかかわってくる。音を理解できないと、教室や職場など、スポーツ以外の場面に影響を及ぼしかねないと、臨床家や教師は気づきつつある。

視力と平衡感覚と聴力

脳震盪を起こしたあとに、視力と平衡感覚の評価はきまって行なわれる。では、聴力は？　私たちはシカゴのノースサイド・ユース・フットボールリーグのチームドクターも務めているラベラとともに、タックルをする若いフットボール選手の神経感覚を二シーズン続けて調べた。注目すべきことに、視力、平衡感覚、聴力のすべての尺度が、脳の健康状態をそれぞれ明らかにしてくれた。[36] 三つのうちどれか一つの成績から他の二つの成績を予測することはできなかったので、脳震盪の評価においては三つを組み合わせて用いるべきだとわかった。

大切なこと

音がニュースになることはめったにない。とりわけ外交問題においてはそうだろう。一つの例外として、二〇一六年、キューバに駐在するアメリカとカナダの外交官たちが、奇妙な音が常に聞こえると報告した事件がある。調査をすると、外交官の多くが頭痛やめまいなどの脳震盪の典型的な症状を示していた。『ニューヨーク・タイムズ』紙はそれに関する記事で、「明らかな脳震盪」の症状だと述べた。指向性のマイクロ波攻撃か、はたまたコオロギの鳴き声か、と言われているが、音源は謎のままだ。音の正体が何であれ、サウンドマインドを徹底的に調べれば、こうした症状が実際に脳震盪と同種のものかどうかを判断できるだろう。

音を用いて脳損傷などの神経学的症状を評価することは、これまでも行なわれていたが、サウンドマインドの健康状態を評価していけば、より正確にわかることがある。聴力検査を脳震盪の管理に標準的に組み入れれば、アスリートの健康状態を改善できる。脳震盪が「聞く脳」に与える影響についての知識が増えれば、複雑きわまりないサウンドマインドについての理解が深まるにちがいない。

体のトレーニングは音の処理に良い影響を与え、脳の全般的な健康に役立つ。切り立った岩壁にへばりついているときが一番幸せだったハンスおじなら、きっと同意してくれるだろう。どんなスポーツであれ、アスリートも音楽家と同じように、トレーニングしなければならない。体の健康が、教育においても社会においても優先されるものになってくれることを願う。

第14章　私たちの音が作る過去、現在、未来

私たちの選択で音の未来が決まる。

音はいたるところにある――思いもよらない場所にさえも

音は、私たちのサウンドマインドと私たちが住む世界を形作る強力な力だ。だが、音に関して私がまだ触れていないことはたくさんある。

植物は聞くことができる！　育てている植物に話しかけたり歌いかけたりして、成長を促そうとする人たちもいる。実際に、音が植物の成長に影響を与えるという主張の正しさを、科学者は確かめている。ある事例では、バンクスマツに（高すぎて人の耳には聞こえない）超音波を聞かせると発芽と苗木の成長が早まることが観察された。[1]　また、人間の可聴範囲（五〇ヘルツ）での振動が、イネとキュウリの種子の発芽と根の伸長を促したという事例もある。[2]*

＊＝科学者は、他にも音に対して何らかの反応を示す植物を発見している。オクラ、ズッキーニ、キャベツ、キク、コショウ、トマトなどだ。

配管工なら、植物の根は地下の送水管に向かって伸びていくと知っている。進化生態学者のモニカ・ガリアーノはこの現象をじっくりと見るために、エンドウマメを根が左にも右にも成長できるように分岐した鉢で育てた。録音した水音を分岐の一方で再生すると（実際には水はそこにない）、エンドウマメは必ず水音の方向に根を伸ばした。[3] また、植物は脊椎動物のニューロンと同じように、音の特定の周波数に同調している。水中のトウモロコシの根は、二二〇ヘルツの音の音源に向かってのみ曲がり、他の周波数のほうには曲がらない。[4]

植物は音を用いて周囲の情報を集め、生存に有利な手がかりを読み取る。ナスやブルーベリー、クランベリーなどの植物で見られるバズ受粉は、特定のハチが二〇〇〜四〇〇ヘルツの間にある正しい周波数で羽音（バズ）を立てるときのみ花粉を放出することで起こる。[5] これは、「間違った」種類の昆虫——花粉を広めるための毛羽立った体を持たない昆虫——が花粉に近づくのを防ぐ。

生物音響学は、生物とその音響的な環境との関係についての科学だが、生き物が発する音と知覚する音とを探るためにも用いられる。水中の音——たとえば、何百マイルも先まで伝わるクジラの歌——から、コウモリの反響定位、鳥の歌まで多岐にわたり研究が進む、成長分野だ。

水中で効果的に音を立てると、サンゴ礁の回復を促す。サンゴ礁は、タツノオトシゴが食事する吸引音や、魚のゲップや咳や喉を鳴らす音などで騒々しく、豊かなサウンドスケープを作っている。ところが酷暑や魚の乱獲によって礁が死に始めると、住人たちは去っていき、音は減少する。住人が少ないと音も少ないので、音で住み心地を判断する新参者にとって礁は魅力的でなくなる。ある研究では、音がいかに重要かを調べるために、サンゴが死んで荒廃した領域に人工的な礁を造った。礁の一部にスピーカーを取り付けて、他の礁にはない、健康的な礁の音を流したところ、音が豊かな礁は静かな礁の二倍も、魚などの海洋生物を惹きつけた。[6]

飛行機で出される食事にも、思いがけず、音が関係する。機内食はどうして美味しくないのだろうと疑問に思ったことはないだろうか？　ちょっと大味ではないか？　なぜあんなに多くの乗客が、トマトジュースやブラッディマリーを注文しているのだろう？　空気が乾燥しているからか？　気圧が低いから？　あるいは高度のせいか？　じつは、最大の理由は音だということが判明している。ジェットエンジンのような大きな音は味覚に影響を与え、とくに塩みと甘みを感じにくくなる。[7]　一方で、旨味――トマトに豊富に含まれる味――はほぼ影響を受けない。[8]　私たちが高度約一万メートルにおいてトマトジュースを飲みたくなるのは、それが「正しく」味わえる少数のものの一つである一方で、塩みや甘みが「ぼやけて」しまった食べ物や飲み物には満足できないからかもしれない。進化の点から見ると、大音量が食欲を抑えることは理解できる。雪崩が迫り来るときに誰が空腹を感じるだろうか？

良くも悪くも音は武器として使用できる。クラシック音楽は店の外でたむろする若者を追い払うために使われている。アメリカ軍は本物の音響兵器を開発している。たとえば、個人や集団（当局が追い払おうとする抗議者など）を「撃つ」ことができる指向性音波ビームだ。その音波は数百メートル離れたところにいる人を一時的に弱らせることができる。ナロービームという技術は、音をかなり離れた距離まで届かせて位置を正確に特定し――たとえば軍艦に接近している正体不明の遠くの船に警告を発する。キューバで外交官を悩ませた脳震盪のような症状の原因が、音響兵器だという可能性も依然としてある。

メタファーの言葉

脳をコンピューターにたとえるのは、私にはどうにもしっくりこない。サウンドマインドも含め、脳について知らないことはたくさんある。知っているのは、脳はコンピューターのように働くものではない、ということだ。[9] この本ではメタファーを自由に用いており、ミキシングボードはその一つだが、このメタファーにも限界がある。ミキシングボードは生物ではないが、サウンドマインドは生きていて、生きた世界に存在している。二年生の子がお腹のすいたワニの話にたとえて不平等を訴えるように、あるいは電子工学を学び始めたばかりの学生が目に見えない電子の流れを理解するために水のタンクとパイプをイメージするように、ミキシングボードのメタファーは、隠れた真実をわかりやすく表現することはできる。ただ、メタファーによって神経処理を想像できても、完全に理解することはできない。

音は私たちを生きた世界と結びつける

先日私は、自分が住んでいるエバンストンの町を歩きながら、一〇〇〇マイル離れたところに住む息子と電話していた。話の途中で、息子は突然、大声で言った。「エバンストンの鳥の声だ！」息子は故郷の音を知っている。誰もがみな生まれ育った場所の音を知っている。

私たちは故郷の音に本能的に反応する。たとえば近所の鳥の声、葉がかさかさいう音、遠くの教会の鐘の音、市バスのエアブレーキが突然シューという音、ストリートバスケの試合の音。車の往来の音でさえ、家の裏のポーチでは、近くの家々や木々の音がかぶさって独特な音色になる。こうしたものはすべて、その場所への帰属意識をもたらす。

長年の経験上、講演がうまくいくのは自分が聴衆に向かって直接話しかけていると感じられるときだ。台本はなく、読み上げるのでもなく、演台もない。トピックについて十分に準備をしても、私は自然に出てくるものの余地を残しておく。どの言葉を使うことになるのかは、そのときになってみないとわからない。* 演奏するときもそうだ。楽曲の構造を熟知するのはこの上なく楽しいことだが、同時に、何とかして即興で演奏する余地も残しておきたい――私と、私が出している音と、聴いている人の間には楽譜はない。音楽が行こうとする場所に私も連れていってもらう。ただし、常に主調に戻すことを考えながら。必ず故郷に戻ってくるのだ。

音は、おそらくは他のどんな感覚よりも、私たちを深く結びつける。離れていてさえも。音楽の源は母親が赤ん坊に歌いかけることにあると考える人たちもいる。それは親子の絆を作るためで――そうすれば子供は、母親が少し離れたところにいても、存在を感じて安心できる――さらには、より大

＊＝なぜ基調演説《キーノートスピーチ》と呼ばれる講演があるのだろうか？　楽曲の調《キー》を決めるのと同じように、その会議全体の基調《トーン》を示すからだ。

きな社会的集団における結束を固めるためでもある。[10] 歌うことは最初の音楽であり、音楽は人々を強く結びつけるものであり続ける。

私は、調和（ハーモニー）という言葉をよく使う。歌うとき、自分と相手の声を同時に聞き、フィードバックしながら動きを合わせていく。この相互作用によって、互いに声の調子を合わせ、融合し、相手に気を配り、相手との距離感をつかむ。調和して歌うことは、まさに私たちを結びつける音の力の象徴だ。

音は生きた世界の中で、生きて、作られて、経験される。

文脈とサウンドマインド

息子のガールフレンドの家族と夕食をともにしたある晩、素晴らしい娘さんを育ててくれたことへの感謝を父親に伝えた。「娘はほとんど自力で育ったんですよ」と父親は言った。これは人間関係におけることだが、私はサウンドマインドについて同じように評価している。耳の役割は――両親の役割と同じように――間違いなく重要だ。そして、音に関して言えば、人生において出会う音をサウンドマインドがどう扱うかが、今の私たちを作り上げる。サウンドマインドは、私たちの耳が運ぶ音に文脈を与えてくれる。

Bフラットは F の完全四度上だと、ピアノ教師から教わった人もいるかもしれない。マニアックな人なら、中央Cの下のBフラットは基本周波数が二三三ヘルツだと知っているかもしれない。「マラリア」の語源はイタリア語の「悪い空気」だと学んだこともあるかもしれない。こうした少々の「事実」を知ったとしても、それらを文脈に入れなければ意味がない。音程の知識を楽曲に、個々の単語の知識を小説に組み入れることで、文脈が生まれる。サウンドマインドの役割は、出会う音を人生の文脈に入れることだ。

サウンドマインドは作曲に影響を与える。なぜバッハは、不協和音や拍子やリズムを、のちにジャズとして知られる方法で用いなかったのか？　バロックもジャズも自由に使える一二音は同じだ。だがバッハは、自分の音の環境によって形作られた、自身のサウンドマインドの中で作曲した。他の作曲家たちと同じように。

バイリンガルの人も、音楽家も、高齢者も、ディスレクシアの人も、集団としての明確なサウンドマインドのしるしを持っている。だが、一人ひとりのサウンドマインドを理解しようとすると興味深い問いが生まれる。ジョン・ブラッキングは、『人間の音楽性』（岩波書店、一九七八年）において述べている。[11]「モーツァルトが交響曲や、協奏曲、四重奏曲の中のどの小節で何を表現したかについて、誰もが激しく意見を戦わせ、それに自分の学術的な名声を賭ける。だが、モーツァルトが作曲したときに頭の中で起きていたことが正確にわかるなら、解釈は一つしかありえない」。モーツァルトは自身のサウンドマインドを持っていた。誰もが独自のサウンドマインドを持っている。

一つの音を考えてみよう――オールマイティな「da」がよい。この短い発声の中に、時間とピッチの手がかりがあり、調和性と、ＦＭスイープと、特定のパターンの倍音帯域がある。これらの音要素に対する脳の反応を、ミクロレベルで測定することができて、あの人はタイミングが少しずれている、彼らは声のピッチにとりわけ強く反応する、というように要素ごとに見ることもできる。あるいはこうした個別の性質を、一人の人の文脈の中で見ることもできる。その人の「聞く脳」はそれまでの経験によって、性質すべてを一つのまとまりとして処理する統一的なサウンドマインドに仕上がっている。調査票にチェックを入れるようなものだと考えてみよう。

時間＝□早い　□普通　☒遅い
基本周波数＝☒大きい　□普通　□小さい
反応の一貫性＝☒一貫している　□一貫していない

一つの性質だけに注目して、「反応時間が遅い」「反応に一貫性がある」と言うこともできる。あるいはプロフィール全体を見て、「あなたはバイリンガルでディスレクシアですね！」と言うこともできれば、「あなたはジョーイね！」と言ってもいい（図14・1）。音と、音に対するサウンドマインドの電気的反応は、必ず文脈の中で見ていかなければならない。

「聞く脳」は統合された美しいシステムだ。けれど私たち

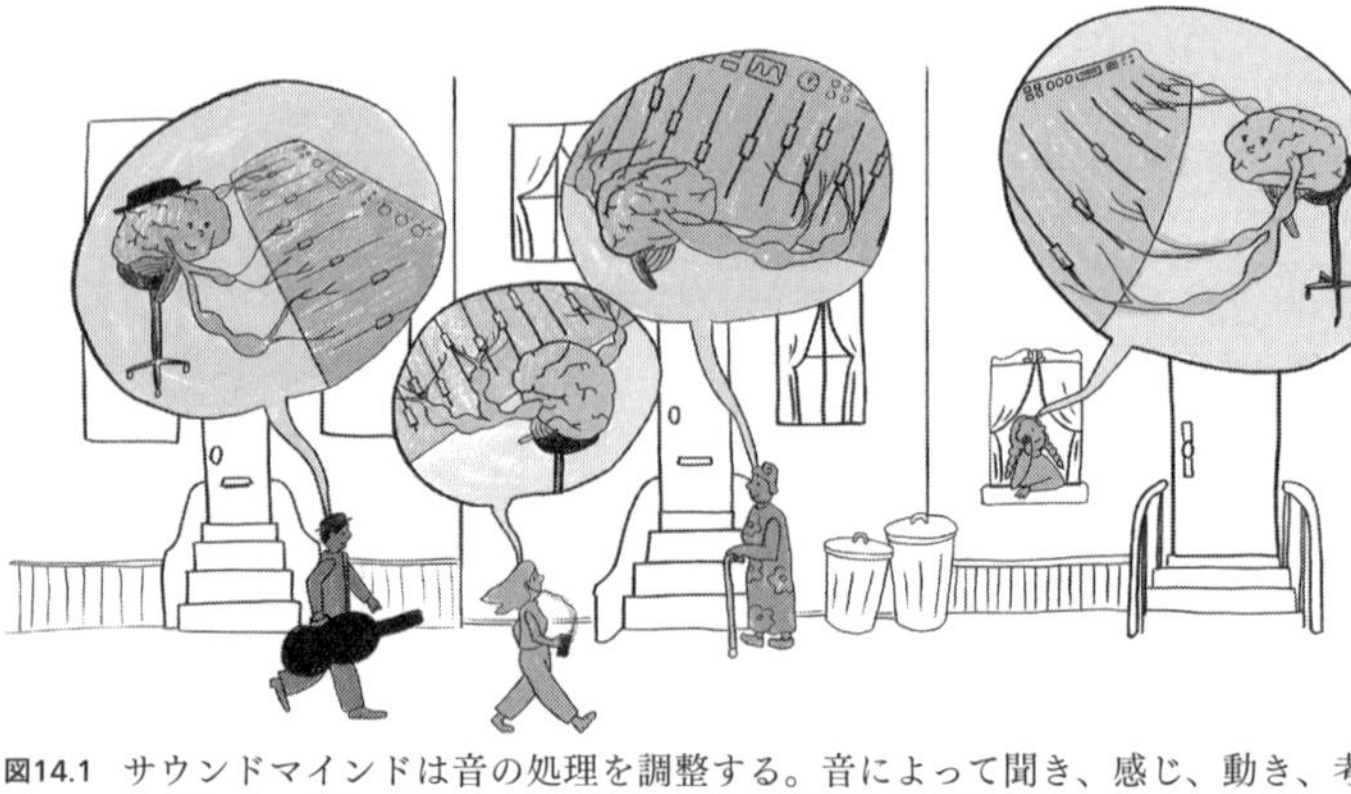

図14.1　サウンドマインドは音の処理を調整する。音によって聞き、感じ、動き、考える私たちの人生に基づいて、音の各要素を強めたり弱めたりするのだ。

の聴覚器官は、複雑で見事ではあるものの、それだけで個別に機能することはない。思考・感覚・運動・感情の脳が与える文脈に頼って、聞くプロセスに意味を与えて初めて、音を学ぶことができる。

音を聞くと、その音に関連した感情や視覚的な手がかりや、知識（たとえば「イタリア語のアクセントだ」）が即座に湧き出てくる。私たちは音に関連する要素をすぐさま「知覚的結合（perceptual binding）」と呼ばれるものに刻みつける。科学者と哲学者は、私たちが認識するすべての要素がどこでどのように一つに結びつくのかという難問に、長い間取り組んできた。音について何を知っていて、音をどのように感じ、音とともに何を見るのか。それが、音をどう理解するかに影響を与え、また、すべてがどのように一つになるかの理解に近づけてくれる。

私たちの「音の個性」

素晴らしいことに、私たちは何歳になっても物事に適応して、無意識に自分なりの聞き方ができるようになる。私は最近バッハの「イタリア協奏曲」を、ピアノで習って以来、数十年ぶりに弾いてみた。最初うまく弾けなかったその曲が、ゆっくりと、徐々に速く、まとまりだした。サウンドマインドから記憶を引き出すことによって、自分の中に埋もれていた曲が、意識の助けを借りずに、最後には浮かび上がってきた。

こうした経験から私は、自分の直感にもっと注意を払おうと思うようになった。私たちはいつも、飛ぶ前に見よ、あらゆる状況の長所と短所を量りにかけろ、理性的であれ、と忠告されている。だが、直感が何かを教えてくれるのなら、それに耳を傾けるべきかもしれない。直感はただのきまぐれではなく、何十年もの経験から生じるものだからだ。ゲルト・ギーゲレンツァーは著書『なぜ直感のほうが上手くいくのか?――「無意識の知性」が決めている』(インターシフト、二〇一〇年)で、筋の通った予測通りにはいかない状況について語っている。[12] 十分な情報があっても、一〇〇パーセント確実に投資すべき株はわからない。過去の業績を見て、企業の財政状態を研究し、経営幹部を評価しても、最終的には何の保証もない。ベイカー社ではなくエイブル社に投資するように促すのは、たいていは直感だ。ベテラン投資家にとって、直感に耳を傾けて投資対象を決めるほうが、利益になることが多い。それまで長い間、良い投資になりそうなものについてのデータを集めてきたのだから。直感が良いものになるかならないかのカギは、経験だ。

直感は、サウンドマインドがデフォルト状態に仕上げた、音処理の方略のようなものだ。そのデフォルト状態では、それまでの経験に基づいて音に反応したり、長い間弾いていなかった協奏曲を演奏したりする準備ができている。世界をどう認識しているのかは、たいてい直感と同じように捉えがたい。それでも、音がどう処理されているのかを頭の中の信号によって分析すれば、頭の外の音を経験に基づいてどう解釈しているかが見えてくる。誰もが自分だけの音の個性を持っている。ミキシングボードのフェーダーは、どのように調整されてきただろうか? 音楽をしたり第二言語を学んだりすることによって、自分のサウンドマインドを磨いてきただろうか? 騒音に曝されて脳を鈍くしたり、言語の豊かな音を脳から奪ったりしなかっただろうか? これからの人生において、音によってより良く変わるために、今、何を選ぶことができるだろうか?

サウンドマインドは音の未来のための選択をする

音の力は知られていない。この本の目的は、音の力に声を与えることだ。視覚優先の物質的な見方から、音が与えてくれるものへと、時々であっても意識を向けてほしい。音の力を知れば、自分や他の人たちの人生にとって、また、他の生き物にとっても、音は味方なのだとわかるはずだ。

私たちの人となりや、尊重するものが、私たちが住む世界に影響を与える。自分が作り上げるサウンドマインドが、重んじるものや嫌悪するものに基づいて、自らの音世界を築き上げる。そして私たちの選択が、子供たちや孫たちの音世界に影響を及ぼしていく。サウンドマインドの判断が、人生を送るために最も重要なものに私たちを導いてくれる。

この本の締めくくりに、私が自分と家族のためにしてきたサウンドマインドの選択の一部を披露しよう。

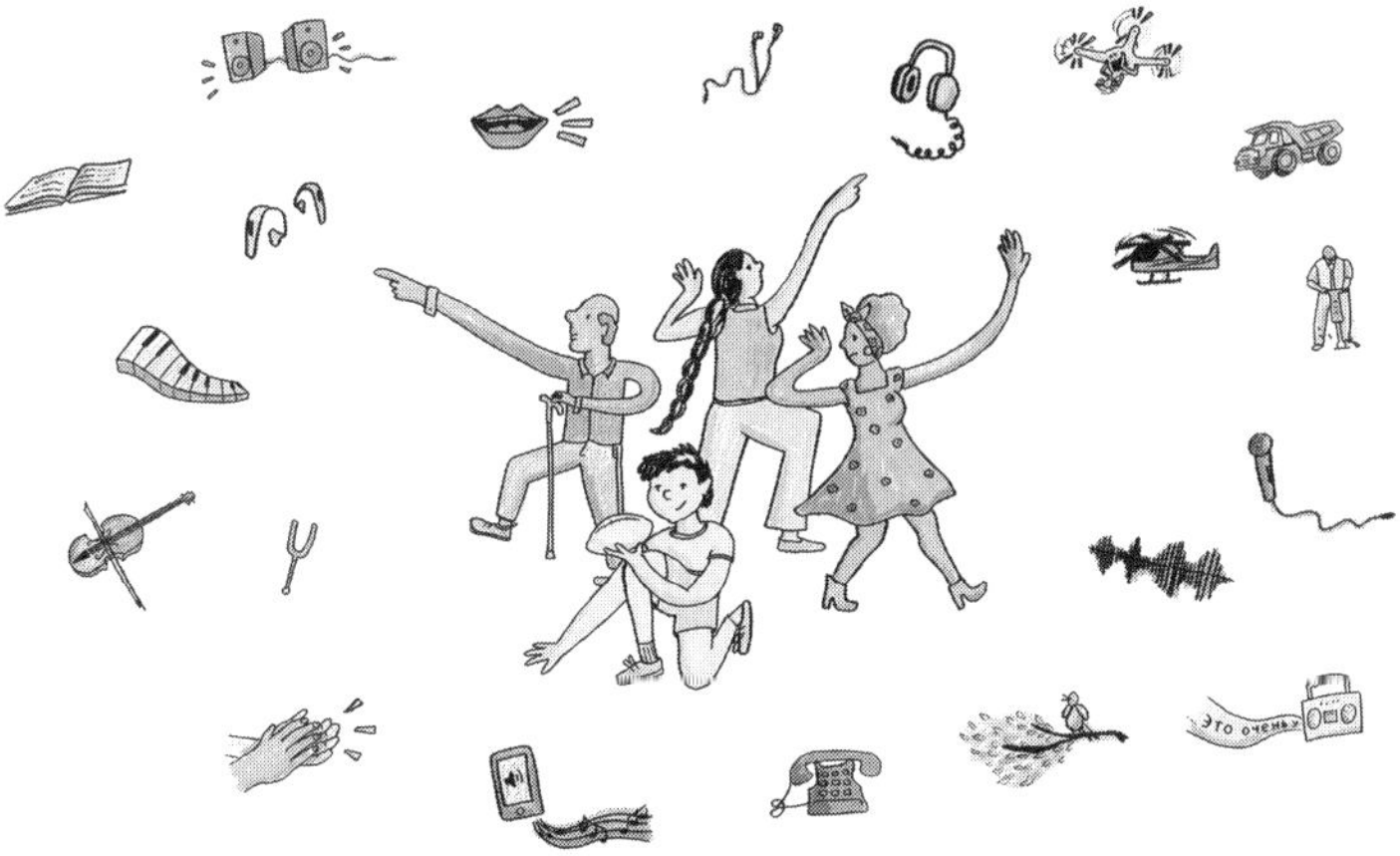

図14.2 サウンドマインドは、未来の音世界のための選択を導く。

サウンドマインドによる、健やかな人生を考えるための視点のいくつかを示したい。

・息子たちが小さいときに定めた三つのルールは、学校の宿題をきちんとすること、どこにいるのかをいつも教えることに加え、楽器を練習することだった。ルールを守れば、あとはすべて自由だった。現在、息子たちのうちの一人は音楽を職業にしていないが、全員が音楽用語を使い、一人で演奏することも、合奏に加わることもできる。息子たちと一緒に演奏をする時間は、私にとってかけがえのないものだ。

・世界の多くの地域では、英語が事実上の共通語になってしまっている。サウンドマインドは私たちが話す言語から進化していく。共通語によって、人々はより良く理解しあえるのだろうか？　二つ以上の言語の音に馴染んでいたほうが、他者への感受性が増すのではないか？

・道路標識が読みにくくなったら、目の検査をしなければと思うのに、音に関してはそうならない。文字がぼやけていても標識を立てた運輸局を責めはしないが、聞こえなくなってくると、つい音のせいにして、もごもごご言っている相手を責めることになりかねない。年を取って「相手がもごもご言っているように聞こえる」ときは、補聴器をつければサウンドマインドへの入力が明瞭になる。

・高忠実度《ハイファイ》でない音楽を聴いていると、サウンドマインドはどうなるのだろう？　今や、圧縮したファイルを転送して（MP3ストリーミング）、スマートフォンで聴くのがごく普通だ。音楽教師の話では生徒の多くが、同じ曲をハイファイ再生装置とスマートフォンで聴いて、区別がつかないという。ちゃちな、音楽のまがいものに脳が慣れてしまったら、音楽にある豊かな音を聞けるようになるだろうか？　生演奏を求めたり、高音質のスピーカーで聴いたり、音の要素が損なわれない建築空間を作ったりしなくなるのではないか？　豊かな音の要素は失われて、つまらない音楽しか作れなくなるのではないか？　リンダ・ロンシュタット、ブライアン・イーノ、ケイト・ブッシュ、そして後期のビートルズといったミュージシャンは、小さな会場やスタジオで演奏することを選択した。スタジアムの垂木に跳ね返って増幅しすぎた音に歪められることのない、自分たちが最高だと思う音楽を届けるためだ。彼らは自身のサウンドマインドに耳を澄ませたのだ。

・騒音への無関心は、環境にどう影響するだろうか？　自然の音を重んじる人は、サウンドスケープを聞く特権を守りたいと思うだろう。音に意識を向けない人は、自然を経済的資源としか見ないかもしれない。「ヘリコプター遊覧飛行、三〇分七五ドル」といった具合だ。

・喫茶店やテレビの音が聞こえる場所で、勉強をするという学生たちがいる。音を無視しなければならないから集中しやすいのだと言う。彼らは騒々しい場所で育ったのだと、気づかされることがよくある。幼少時から彼らの「聞く脳」は、役目を果たすために騒音が必要な訓練を受けていた。脳のデフォルトのネットワークが音を無視すべきものだとみなすのなら、サウンドマインドはどうなるのだろう？

・音楽の目的は結びつくことなのに、ほとんどの公共の場において、音楽は常に背後で聞こえるだけのものになっている。音楽がますます耳を傾けるものでなくなったら、どうなるのだろう？

・騒音はストレスを生じさせ、ストレスは騒音を生じさせる。ストレスを感じていると、部屋でどしどし歩いてしまうかもしれない。すると騒音レベルが上がり、ルームメイトは対抗してテレビの音量を上げる。テレビの音がうるさいとあなたの苛立ちは増し、さらにどしどし歩く。騒音によって生じた影響が加速していくこうした現象を、実験によって確かめたところ、なんと、騒音に曝された人は攻撃的になり、相手の参加者に電気ショックを与えたがった。[13] 自分に向けてクラクションを鳴らしただけの人を、あなたはどう思うだろうか？

・脳震盪を起こすとサウンドマインドも損なわれる。誰もが自分の仕事をするときにそうであるように、アスリートも競技をするときに音の理解に頼っている。サウンドマインドがうまく働かないのならば最善の状態ではないと理解されれば、アスリートが競技に戻ることが喫緊ではなくなるかもしれない。

・サウンドマインドの支持者として、都市計画のためには何ができるだろうか？　はっきりと聴くことができる環境を整えて、考え、学び、互いにコミュニケーションできるようにするには、どうしたらいいのか？　人が作る世界——住宅や商取引、移動手段など——が生態系に及ぼす影響を考えるときに、私たちはえてして持続可能性や、環境への気配り、視覚的な美しさに焦点を合わせる。では、より静かなエアコンや、暖房システムや、地下鉄のために——より美しい音のために——より多くの意識を向けようとしているだろうか？

・電話での通話に代わって、携帯とパソコンのメールが急速に普及してきている。この変化によって、情報は伝えられても文脈は失われる。皮肉を怒りだと、軽いお願いを強要だと、誤解された経験は誰しもある。対応策は、携帯メールを絵文字で飾ることぐらいしかない。声のやりとりが減るにつれて、「声のトーン」への感度を発達させられなくなっているのではないだろうか？

・企業に電話をするときには、コンピューターの一連の音声メニューに沿って進まなければ、正しい部署へと行き着けない。私たちのサウンドマインドは、ニュアンスがない話し声に曝されることが増えたために、声が伝えるニュアンスに気づく能力がにぶっていないだろうか？

・サウンドマインドは、生物学者と哲学者が何世紀にもわたって解決しようとしてきた大きな問いについて教えてくれるかもしれない。意識と何か？「自己」とは何か？私たちは世界とどのように結びつくのか？精神とは何か、記憶とは何か、脳と体と心はどのように交わるのか？

私たちは、何をして、何に注意を払い、何に時間を使うかによって、生物として形作られる。私たちを動かすもの、私たちが愛するものこそが、私たちだ。

この本で述べてきたことは、聴覚の生物学について私が長年考えてきたことに基づく科学的な直感だ。科学はあらゆる答えを与えてはくれないが、豊富な証拠が、音は私たちの心を形作る力だと示してくれる。音楽をしよう、外国語を学ぼう、運動をしよう、と考えることによって、私たちは音の力に声を与えることができる。音を人々の（そしてサンゴ礁の）治療に役立てることができる。静寂と、故郷の音と、愛する静かな音とを尊重し、自分たちが過ごす場所がひどく騒がしくならないように取り組むことができる。新たな空間を作るときに、音を考慮することができる。家族や友人と音楽を楽しむことができる。音の美しさに畏敬の念を抱くことができる。

謝辞

トレント・ニコルがいなければ、この本は書かれなかっただろう。この三〇年間、ブレインボルツで研究パートナーだったトレントは、本書執筆中もあらゆる段階で協力してくれた。彼は、私の頭の中でまだ言葉になっていないアイデアに声を与えて、私の意図を私以上に的確に表してくれる。彼が書いたものを読むと「そう、こう言いたかったのよ」とよく思う。そのうえトレントは、理想的な賢さと面白さを持ち合わせている。ブレインボルツでのトレントの役割は、重大なことから日常的なことにまで及ぶ。同様に、この本のためにも、参考文献を集め、グラフとシンプルな図を作成してくれた。おまけに、古いラジオの修理に長けていて、私のオフィスとラボのキッチンにあるラジオ（彼のラジオだ）から、いつもとびきり素敵な音が聞こえるようにしてくれる。

執筆を始めたとき、エージェントが必要なことを私は知らず、本のエージェントとは何なのかさえ知らなかった。エージェントのアンは、本を書くときの拠り所だった。私は愛情をこめて、アン・エデルステインと呼んでいる。アンは根気よく、迅速に対応し、一つひとつ手順を教えてくれた。最初にもらったメール――「あなたの出版企画書と章の内容に、とても興味を引かれました。メイン州まで移動する車の中で、夫にずっと読み聞かせていました」――のおかげで、自分の進む道に自信が持てた。それまで「コンテンツ編集」という言葉も知らなかったが、幸いにもそれをじかに経験することができた。アンが思慮に富む見解を示し、物語を再構成し、適切な言葉を選んでくれたおかげだ。

問題が次から次へと生じるたびに、「私にまかせてください」と言ってくれるので、安心できた。本当にありがとう。

ケイティ・シェリーは、科学に芸術を（文字通り）持ち込む仕事をしてくれた。本書のイラストの大半は、ケイティの手によるものだ。彼女の作品には美と想像力が表れているだけでなく、別の大陸にいても（彼女はスペイン在住だ）、すぐそばで研究している同僚よりも応答が早いこともしばしばだった。私がつけるあれこれの注文に、いつも柔軟に辛抱強く応じてくれたので、共同作業がとても楽しかった。私のとりとめのない要望を、想像的で、創造的で、実行可能なアイデアにしてくれたおかげで、幾度となく思ってもみなかった構想を得ることができた。

ハンナ・ゲイル・ニューフェルドは初稿を丹念に読み、対象読者の代表として、思慮深く好奇心旺盛な読み手として、わかりにくい箇所や、専門的すぎたり科学的背景が多すぎたりするような箇所を指摘してくれた。彼女に説明を求められたおかげで、私は考えながら書き進めることができた。ハンナの編集に感謝する。素晴らしい書き手であり、楽しい仕事仲間だ。

本書をＭＩＴ出版から刊行することを快く請け負ってくれた、担当編集者のロバート・プライアーに謝意を表する。章題に対して見識ある指摘をしてくれたおかげで、最初から本のトーンを決めることができた。制作編集のジュディス・フェルドマン、美術コーディネーターのシーン・レイリー、企画担当編集補佐のアン・マリー・ボノ、広報のアンジェラ・バゲッタにも感謝を捧げる。ＭＩＴ出版の求めに応じてレビューをしてくれた多くの人たち、ありがとう。お名前を教えてくだされば、一人ひとりに感謝を伝えます。

初期の草稿にコメントをしてくれた、ダン・ロッカー、ジェニファー・クリズマン、トラヴィス・ホワイト＝シュウォック、シルビア・ボナチーナ、レンブラント・オットー＝マイヤー、グラハム・ストラウス、カート・マシューとリンダ・マシュー、そしてサルヴァトール・スピナに感謝をお伝えしたい。

執筆中、学習の生物学について間違いを指摘してくれる、専門家が必要だった。ありがたいことにカシア・ビェシチャドに頼ることができた。カシアは聴覚学習に細胞レベルで精力的にアプローチしている神経科学者で、関心を持つ人たちに複雑なアイデアをわかりやすく教えることをモットーとする教育者でもある。彼女のフィードバックはかけがえのないものだった。

私のホットドッグ・スタンドができたのは、これまでも現在も私に協力して指導してくれた多くの科学者のおかげだ。グリルに火を入れるための設備を整えてくれた人たちもいれば、大きくなる一方のパントリーをパンと調味料と揚げ物でいっぱいにして、お客が途切れないようにしてくれた人たちもいた。

何十年も前、レイモンド・カーハートは無知な学生だった私の話に親切にも耳を傾け、同じ大学のピーター・ダロスに紹介してくれた。のちの私の指導者には、ジョン・ディスタホフト、ラズロ・スタイン、イアリーン・エルキンス、エドウィン・ルーベルがいる。

ブレインボルツに在籍していた博士課程の学生、アヌ・シャーマ、シンシア・キング、ケリー・トレンブレイ、ジェンナ・カニンガム、ブラッド・ウィブル、ジル・ファースト、エリン・ヘイズ、ガブリエラ・ムサッキア、クリスタ・ジョンソン、ダン・エイブラムス、ニコール・ルッソ、ジェイド・ワン、ジュディ・ソング、キョン・ミュン・リー、ジェーン・ホーニッケル、サミラ・アンダーソン、エリカ・スコー、ダナ・ストレイト、カレン・チャン、アレキサンドラ・パーベリー＝クラーク、ジェニファー・クリズマン、ジェシカ・スレイター、エレイン・C・トンプソンにも感謝する。ポスドク仲間のアラン・ミッコ、トマス・リットマン、アヌ・シャーマ、エリザベス・ディンセス、アン・ブラッドロー、アイヴィー・デューン、キャサリン・ウォリアー、ラウリ・オリヴィエ、カレン・バナイ、フレデリック・マーメル、バラース・チャンドラスカラン、ユン・ナン、ジェイソン・トンプソン、エリカ・スコー、ダナ・ストレイト、アダム・ティアニー、アレン・フィッツロイ、スペンサー・スミスに感謝したい。何十人もの大学生や高校生、臨床の博士課程の学生、研究の場に創意に富む配慮をしてくれたボブ・コンウェイに、お礼を申し上げる。同僚のテレーズ・マギーとは、話し言葉における音の処理を解明するために皮質下の神経同期を用いることを最初に話し合った。テレーズがいなかったら、私はこの二五年間、何をしていたかわからない。そして、基盤を作ってくれた人と言えば、ジム・パーキンス、素敵な家族をありがとう。

　現在の研究においては、いくつかの継続中のプロジェクト・リーダーであるジェニファー・クリズマン、博学のトラヴィス・ホワイト＝シュウォック、リズムの専門家シルヴィア・ボナチーナ（シルヴィアのイタリア語のアクセントを聞くと、ママを思い出す。音は故郷と結びついている）、パンデミックの中でデータ収集を続けているレンブラント・オットー＝マイヤーに感謝する。私たちの愛が詰まったブレインボルツのウェブサイトは、ジェニファーが作成し、レンブラントがほぼ毎日更新している。ブレインボルツの人たちは終生の仲間だ。科学を通して私たちはずっと結びついているし、さまざまな会議の場で出会う機会がある。ジェニファー、エリカ、トラヴィスは、ブレインボルツの人たちを集結させる力を持っていて、最近の国際会議においてもそれを見事に示してくれた。故郷から離れたところにも故郷がある。

ブレインボルツの科学は、教育や、音楽、生物学、運動競技、医療、産業などの世界で活動する人々の協力があってこそ成り立つ。私たちの科学には、研究室の外側にある、そういった世界で生きてほしい。マーガレット・マーティン、ケイト・ジョンストン、トリー・リンドレー、シンシア・ラベラ、ダニエル・コルグローブ、ジェフ・マイアンズ、アン・ブラッドロー、トム・カレル、スティーブ・ゼッカーが、さまざまな業務を支え合ってくれるおかげで、私たちは効率よく、楽しく研究することができる。ありがとう。

ルネ・フレミング、ミッキー・ハート、ザキール・フセインは、芸術を科学のために用いることのお手本だ。多少なりとも一緒に仕事をさせていただいて、うれしく思う。第2章の図に作品を使わせていただいたアーノルド・スターにも、感謝を捧げる。

ブレインボルツは、国立科学財団と、国立衛生研究所傘下の小児保健・人間発達研究所、精神衛生研究所、神経疾患・脳卒中研究所、国立聴覚・コミュニケーション障害研究所、老化研究所といった多くの機関から、政府補助金を途切れることなく受け取っている。米国聴覚研究財団、ケード・ロイヤリティ基金、ダナ財団、G・ハロルド&レイラ・Y・マザーズ財団、ハンター・ファミリー財団、レイチェル・E・ゴールデン財団、スペンサー財団、全米レコーディング芸術科学アカデミー、全米楽器商協会、運動競技用器材の規格に関する全米業務委員といった、財団の支援にも感謝を捧げる。

私たちは幸運にも、メドエル社、インタラクティブ・メトロノーム社、フォナック社から商業的な支援を受けている。ノウルズ聴覚センターと、ブレインボルツの故郷であるノースウェスタン大学にも感謝する。

家族にはとりわけ感謝したい。両親は私が生まれたときから、私のサウンドマインドを育んでくれた。ニック・フリードマン、リー・キャンベル、ハンナ・ゲイル・ニューフェルド、グラント・ドーソン、スージー・リチャード、ルチオ・サドク、リン・マクナットは、私がプロジェクトについて際限なく話し続けていても、熱意を失うことなく、有益な意見を述べて、私を励まし続けてくれた。ブレインボルツの守護天使で、親友のビック・ウィルツにも感謝を。誰にでも親友が必要だ。そして私には最高の親友がいる。ミッキー、ラッセル、ニック・パーキンスと、マーシャル・ドーソンに本書を捧げる。本当にありがとう。

息子のニックは、感覚と脳は結びついていることを日々思い出させてくれる。料理人のニックは、とびきり美味しくて栄養たっぷりの食事を作る。食物や調味料、食材、食品化学に精通し、どんなものも――乳製品に対して命にかかわるアレルギーを持っているにもかかわらず、牛乳やバターを使った料理さえ――いい味に仕上げてくれる。私たちはニックを「我が家のベートーヴェン」と呼んでいる。

息子のミッキーを見ていると、故郷や帰属や共同体といった概念を重んじなければと思う。彼はこうした概念を大切にしているからこそ、木材（命のある物質だ）を使用して人々が結びつく住居を建てている。この文脈に音はどう収まるのだろうか。ミッキーほど頑なに自分の価値に従って人生を送る人間を、私は知らない。

ニックもミッキーも、帰属意識に基づいた仕事場を作っている。こうした取り組みは、ブレインボルツにとって常にインスピレーションの源となる。最高の状態の科学は、協力的で、統合的で、累積的なのだから。

慎重でありながらも無限の可能性を信じることができる息子ラッセルは、まさに芸術と科学とを融合し、アーティスト、学者、ミュージシャンとして湧き出るアイデアを惜しみなく披露している。ラッセルは子供のときから自分を律して学ぶ子だった。学ぶことそれ自体が楽しいから大好きだということが、芸術と科学のための最高の基盤だと私は思う。

私のサウンドマインドにとって、夫マーシャルとの暮らしほど良いものはない。俳優の声を聞いてあのアニメのキャラクターだとわかるのも、楽譜を読んで、模倣して、即興演奏をする音楽家として人生を過ごせるのも、サウンドマインドのおかげだと、彼は教えてくれる。マーシャルは、生徒に教えて自ら演奏することによって、音世界に彩りを添えている。この本を書いているときも、実生活でもいつも、彼を頼りにできて感謝している。これは私の正直な気持ちだ。マーシャルは、マイクロホンと電気インピーダンスが夕食時の話題にぴったりだと思ってくれる。ありがとう。

解説

柏野牧夫

本書の著者ニーナ・クラウス博士は、聴覚神経科学の分野で独自の大きな貢献をしてきた研究者である。一九八〇年代初頭から今日にいたるまで、著作物（原著論文、解説など）の総引用件数4万4000以上、業績の指標であるh-indexは120（Google Scholar 二〇二三年末現在）。つまり、120回以上引用された著作が120件あるということで、研究の世界で、分野を問わず、めったにお目にかかれる数字ではない。歌手でいえば、ヒット曲が何十曲もあるというイメージだろうか。これだけ多作でありながら、一貫して彼女の色が強く感じられる。本書はその集大成であり、彼女の色を堪能できる作品である。現在の聴覚神経科学の動向や最新知見を網羅したものというよりは、自身の研究哲学、築き上げてきた方法論、得られた成果、社会的な波及効果などを、一般読者に向けて平易に語ったものである。第I部では、音、聴覚系、研究手法に関する予備知識がわかりやすく導入されて、第II部で、著者らの多岐にわたる研究成果を中心に、脳の可塑性にまつわるさまざまな話題が紹介される。

クラウス博士の興味は、ひとことで言うならば、聴覚系での音の符号化とその可塑性である。音楽や言語への習熟や、言語障害、発達障害、難聴、脳震盪などの臨床的な要因が、聞く音の脳での処理をどう変えるか。このような問題に取り組んできた背景には、「音は私たちを形作る（第II部タイトル）」、「聴覚は人と人を結びつける」という洞察がある。そして、聴覚の科学的な理解を進めることによって、人を幸福にし、社会を住みよくすることができるという信念がある。こういうモチベーションが強く感じられる研究者は、聴覚研究者の中でもさほど多くはない。

研究のモチベーションや目的は、必然的に方法論の選択にかかわってくる。現代の聴覚神経科学にはさまざまな手法がある。心理物理学、脳機能イメージング、電気や磁気による経頭蓋脳刺激、脳内に電極を挿入する神経細胞活動記録、光遺伝学による脳活動の操作、聴覚情報処理の原理を数理的に分析する計算モデルなどで、多くの場合、これらが複合的に用いられる。解像度も、細胞内・細胞間の電気的・化学的プロセスのようなミクロなものから、マクロな行動レベル、そしてその中間の神経ネットワークレベルといろいろなものがある。どの方法、アプローチにも一長一短があり、単純に良し悪しがあるわけではない。聴覚系の全貌を理解するには、さまざまな手法を組み合わせて補いあいながら、知見を総合する必要がある。そのような中で、クラウス博士が主な手法として脳波計測を選んだのは、ヒトを対象に、傷つけたり変化を与えたりせず、言語による指示や報告にも頼ることなく、中枢神経系の活動を捉えることができるというメリットがあるからである。

脳波計測は、非侵襲的な脳機能イメージング手法の中でも、機能的核磁気共鳴画像法（ｆＭＲＩ）と並んでよく利用されるものである。ｆＭＲＩは、神経活動にともなう緩やかな（秒単位の）血流の変化を計測するもので、空間分解能が高い（つまり、脳のどの領域が活動しているかがよくわかる）。一方で脳波は、空間分解能は低いが、時間分解能が高く、ミリ秒というごく短い時間単位での神経活動の分析が可能になる。本書を読めば、驚くほど速い音の変化を脳が処理することによって、ヒトのさまざまな活動が成り立っているということは、よくわかるだろう。聴覚における、音の速い変化に対する活動をとらえる上で、脳波のメリットは大きい。

特に、二〇〇〇年代に入り、FFR（Frequency-Following Response：周波数対応反応、周波数追従反応）を自家薬籠中の物としてから、クラウス博士の研究は一気に進展したと言ってよいだろう。頭皮から計測できる、FFRという信号自体は古くから知られており、一九六〇年代後半に動物実験で報告され、七〇年代にはヒトで測定された。当初は主観報告にもとづく聴力検査に代わるものとして、聞こえているか否かを客観的に判定するための手段となることが期待された。九〇年代に入って、FFRがより複雑な音の処理や、注意、知覚内容などのトップダウン情報を反映するという証拠が報告され始め、クラウス博士らによる豊かな研究展開の下地となった。その後のFFRを用いた発見の数々については本文に譲るとして、ここではFFRに関して、本文ではあまり触れられていない点も含めて補足説明をしておきたい。

まず注意しておきたいのは、FFRの波形は一見して音の波形に似ているが、音の波形のコピーではない、ということだ。FFRが何を表しているかは、実は、よくわからない。

頭皮から計測される脳波（音に対する誘発電位）は、脳内の多数の神経細胞の活動が伝播《でんぱ》し、足し合わさった結果として出てくるものである。本書では「音の要素」という言葉で表現されているように、音にはさまざまな側面があり、それを処理する神経細胞の活動が表している情報は、部位によって、まちまちだ。つまり、一つひとつの細胞が、音のどういう側面に対して反応するかは異なっている。

左右の耳に音が届く時間差だけに反応する神経細胞もあれば、音の振幅変調の周波数だけに反応する神経細胞もある。これらの活動を足し合わせたものが、結果として、音の波形そのものに似てくるのである。

ここには、「位相固定」という、聴覚に特有の神経発火の現象がかかわってくる（さらには、神経細胞間の相互作用で位相が合ってくる「引き込み」という現象もかかわっているかもしれない）のだが、ともかく、FFRがはっきりしない、あるいは精度が低いとすれば、まずは個別の神経細胞か、もしくは神経細胞間の相互作用に問題があると考えられる。単純に脳内のどこかに、ある音の波形の「写し絵」があって、それが歪んでいるとかいう話ではない。

では、FFRの信号の源《みなもと》となる神経細胞は、どこにあるのだろうか。初期の研究では、聴力検査でよく用いられる、クリック音刺激に対する聴性脳幹反応（ABR）と同じように、中脳を含む脳幹の神経核に由来するものと考えられていた。当初は、クラウス博士自身、脳幹レベルでの音の符号化を調べるためのツールと捉えていたようだ。

この前提に立つと、二〇〇〇年代のクラウス博士らの一連の発見が驚きをもって迎えられたことが理解できる。例として、「音楽経験者は、そうでない人に比べて、語音の基本周波数パターンに対するFFRがより明瞭で正確である」という発見[1]を取り上げよう。それまでの共通認識は、皮質下にある脳幹は音一般の符号化を行い、大脳皮質は音楽や語音などの複雑な音に特化した高次の処理を担う、というものであった。ところがこの発見は、FFRが脳幹を起源とするならば、言葉という複雑な音の聞き取りにかかわる処理が、音楽経験者とそうでない人では、皮質下ですでに異なっていることを示す証拠となる。これは、長期的な音楽経験がもたらす皮質の変化が、トップダウン的に皮質下での処理にも影響したか、あるいは皮質下の処理自体が可塑的であることを示唆する。いずれにしても、聴覚系に関する見方を大きく変える画期的なものだった。

ところが現在、FFRが脳幹起源であるという前提は、その後の研究の進展に伴い、以前ほど強いものではなくなってきている。高度な信号処理や機械学習などによって信号源を探ったり、空間分解脳の高いMEG（脳磁図）が併用されたりするようになった。その結果、FFRには脳の複数の場所からの信号が含まれており、その信号源は皮質下のさまざまな場所（聴神経、蝸牛神経核、上オリーブ核、下丘、視床）に加え、大脳皮質の聴覚野やその他の部位など、広範に分布することがわかってきた。FFRは、当初想定されていたよりも、脳の広範な活動を反映したものなのである。[2]

これによって、クラウス博士らの初期の研究も、解釈は多少変わらざるを得ない部分はある。しかし、脳幹の役割を見直したり、聴覚情報処理の可塑性、双方向性を重視したりする考え方は、先駆的なものとして今なお価値が高い。それは本書にも通底する考え方である。

最近では、聴覚情報処理の捉え方はますますダイナミックなものになってきた。生活の中での音の意味は、狭い意味での聴覚系にとどまらず、他の感覚系、認知系、運動系、報酬系など、脳内のさまざまな部位の連携によって処理されているという認識が高まっている。そうなると、FFRが脳内のさまざまな部位の神経活動の影響を反映しているという事実は、むしろ新たな可能性を拓くものとも言える。新たな技術を導入することにより、それぞれの信号源がどのように相互作用しているかを分析する手段としても、強い武器になるのではないかという期待が持てる。FFRの発生メカニズムや、聴覚情報処理の「何を」反映したものなのかといった点については、今後の検討が待たれる。FFRは微弱な信号なので、比較的短い音を数百回は反復提示する方法でないと分析できない。この点も技術的に解決されれば、より自然な、「今まさに音を聞いている」状況の聴覚情報処理を分析できるようになるだろう。

どんな研究であれ、時代とともに変化し、古い見方は新しい見方にとって代わられていく。それは手法の進化に支えられている。クラウス博士のモチベーションや、FFRの利用をはじめとするイノベーションは、今日の聴覚研究の大きな流れを形作る重要な要因に数えられることは間違いない。本書は、この大きな流れを臨場感をもって感じることのできる良書である。神経科学、聴覚はもちろん、音響工学、音楽、言語、発達障害などの分野に興味のある読者にも広くお勧めしたい。聴覚についての見方を、大きく変えるきっかけになるのではないだろうか。

[1] Wong, P.C., Skoe, E., Russo, N.M., Dees, T., Kraus, N.（2007）. Musical experience shapes human brainstem encoding of linguistic pitch patterns. *Nature Neuroscience*, 10（4）:420-2. doi: 10.1038/nn1872.
[2] Coffey, E.B.J., Nicol, T., White-Schwoch, T., Chandrasekaran, B., Krizman, J., Skoe, E., Zatorre, R.J., Kraus N.（2019）. Evolving perspectives on the sources of the frequency-following response. *Nature Communications*, 10（1）:5036. doi: 10.1038/s41467-019-13003-w.

訳者あとがき

　本書は *Of Sound Mind: How Our Brain Constructs a Meaningful Sonic World* の邦訳である。of sound mind は「健全な精神」という意味だが、神経科学者の著者は、耳から入った音が脳の中でどう処理されるのかという「音と脳との協調関係」を、「サウンドマインド（sound mind）」という言葉で表している。音と良いかかわり方をすることによって健やかな心身を育んでほしい、という願いが込められているのだろう。イタリア人のピアニストの母を持ち、複数の言語と音楽に囲まれて育ち、ピアノとギターを弾き、ギタリストの夫と暮らしている著者が、音の力や豊かさについて多くの人たちに理解してもらいたいと思って書いた、初めての一般向けの本だ。

　音を聞くときに「脳で何が起きているのか」。著者は自身の研究室ブレインボルツで、この問いへの答えを長年にわたって追究してきた。本書第I部では、ピッチ、音色、時間といった音の要素に注目する。そして、頭の外の音が信号に変換させられて脳まで進み、音として認識される求心系の流れと、遠心系によって脳から耳へと戻される過程を丁寧に描く。第II部では、音楽が感覚や動き、感情、思考とかかわることを明らかにする。さらに、音楽と言語能力との関係、リズムが言語のコミュニケーションにおいて果たす役割、マイケル・ジャクソンの曲に合わせて踊るオウム、アメリカと日本の子供のrとlの聞き分け能力の変化、バイリンガル脳の利点と不利な点、鳥の歌は言語か音楽か、騒音が健康や読字能力に与える影響、脳震盪と聴覚処理の関係など、幅広いトピックを取り上げる。音楽には癒しの効果がある。認知症によって世界との結びつきがなくなっても、音楽が記憶のドアになってくれる。脳損傷を負った人やパーキンソン病の人も、リズムに同期することによって症状の改善が見込まれる。また、音楽を聴いているときの脳波を再生すると、なんと、その曲と似たメロディになる。興味のある方はブレインボルツのウェブサイトで、ぜひ聴いてほしい。

本書を読んでいると、音が私たちの生活に密接にかかわっているのだと気づかされる。そして、一つのテーマを粘り強く探究し続けていく著者の科学者としての姿勢と、研究を一般の人たちに役立てたいという思いが伝わってくる。聴覚に問題があるためにブレインボルツを訪れる人たちを、ただ研究対象として扱うのでなく、当人の問題解決のための道筋を著者は考える。実験に参加した子供たちや高齢者が、また参加したいという電話をしてくるエピソードからも、ブレインボルツの人たちの対応がいかに素晴らしいかがわかるだろう。そして、加齢や騒音や障害によってサウンドマインドが衰えても、正しいアプローチによってサウンドマインドを磨き直すことができるのだという話には励まされる。

どちらかを手放さざるをえないとしたら、多くの人は視力よりも聴力を手放すだろう、と著者は述べる。聴覚は過小評価されている。そのうえいたる場所で、私たちは騒音に囲まれ、音楽を押し付けられていて、音楽は無視すべき背景の音になってしまっている。著者は、この騒々しい世界において、少しでも聴覚に注意を向けてほしい、と本書で訴えている。これまでの音の経験が今日の脳を形作り、未来に続く音の世界を決める。そしてその選択は、私たち次第なのだから。
最後に、本書の翻訳の機会を与えてくださり、訳稿を丁寧に見てくださいました紀伊國屋書店出版部の塩野綾子さんに心より感謝いたします。柏野牧夫氏からは、専門用語について貴重な助言をいただきました。深くお礼申し上げます。

二〇二四年一月
伊藤陽子

Tackle Football Players," *Concussion* 4, no. 4 (2020): CNC66; T. White-Schwoch, J. Krizman, K. McCracken, J. K. Burgess, E. C. Thompson, T. Nicol, C. R. LaBella, and N. Kraus, "Performance on Auditory, Vestibular, and Visual Tests Is Stable Across Two Seasons of Youth Tackle Football," *Brain Injury* 34 (2020): 236–244.

第14章　私たちの音が作る過去、現在、未来

[1]　P. Weinberger and C. Burton, "The Effect of Sonication on the Growth of Some Tree Seeds," *Canadian Journal of Forest Research–Revue Canadienne De Recherche Forestiere* 11, no. 4 (1981): 840–844.

[2]　H. Takahashi, H. Suge, and T. Kato, "Growth Promotion by Vibration At 50 Hz in Rice and Cucumber Seedlings," *Plant and Cell Physiology* 32, no. 5 (1991): 729–732.

[3]　M. Gagliano, M. Grimonprez, M. Depczynski, and M. Renton, "Tuned In: Plant Roots Use Sound to Locate Water," *Oecologia* 184, no. 1 (2017): 151–160.

[4]　M. Gagliano, S. Mancuso, and D. Robert, "Towards Understanding Plant Bioacoustics," *Trends in Plant Science* 17, no. 6 (2012): 323–325.

[5]　S. Buchmann, "Pollination in the Sonoran Desert Region," in *A Natural History of the Sonoran Desert*, ed. M. A. Dimmit, P. W. Comus, S. J. Phillips, and L. M. Brewer (Oakland: University of California Press, 2015), 124–129.

[6]　T. A. C. Gordon, A. N. Radford, I. K. Davidson, K. Barnes, K. McCloskey, S. L. Nedelec, M. G. Meekan, M. I. McCormick, and S. D. Simpson, "Acoustic Enrichment Can Enhance Fish Community Development on Degraded Coral Reef Habitat," *Nature Communications* 10, no. 1 (2019): 5414.

[7]　A. T. Woods, E. Poliakoff, D. M. Lloyd, J. Kuenzel, R. Hodson, H. Gonda, J. Batchelor, G. B. Dijksterhuis, and A. Thomas, "Effect of Background Noise on Food Perception," *Food Quality and Preference* 22, no. 1 (2011): 42–47.

[8]　C. Spence, C. Michel, and B. Smith, "Airline Noise and the Taste of Umami," *Flavour* 3, no. 2 (2014): 1–4.

[9]　M. Cobb, *The Idea of the Brain: The Past and Future of Neuroscience* (New York: Basic Books, 2020); V. S. Ramachandran and S. Blakeslee, *Phantoms in the Brain: Human Nature and the Architecture of the Mind* (New York: William Morrow, 1998).［『脳のなかの幽霊』山下篤子訳、角川文庫、2011年］

[10]　A. D. Patel, "Evolutionary Music Cognition: Cross-Species Studies," in *Foundations in Music Psychology: Theory and Research*, ed. P. J. Rentfrow and D. Levitin (Cambridge, MA: MIT Press, 2019): 459–501.

[11]　J. Blacking, *How Musical Is Man?* (Seattle: University of Washington Press, 1973).［『人間の音楽性』徳丸吉彦訳、岩波現代選書、1978年］

[12]　G. Gigerenzer, *Gut Feelings: The Intelligence of the Unconscious* (New York: Viking, 2007).［『なぜ直感のほうが上手くいくのか？――「無意識の知性」が決めている』小松淳子訳、インターシフト、2010年］

[13]　R. G. Geen, "Effects of Attack and Uncontrollable Noise on Aggression," *Journal of Research in Personality* 12, no. 1 (1978): 15–29.

no. 6 (2006): 1151–1161.

[28] R. M. Amanipour, R. D. Frisina, S. A. Cresoe, T. J. Parsons, Z. Xiaoxia, C. V. Borlongan, and J. P. Walton, "Impact of Mild Traumatic Brain Injury on Auditory Brain Stem Dysfunction in Mouse Model," *Conference Proceedings: Annual International Conference of the IEEE Engineering in Medicine and Biology Society*, (2016): 1854–1857; J. H. Noseworthy, J. Miller, T. J. Murray, and D. Regan, "Auditory Brainstem Responses in Postconcussion Syndrome," *Archives of Neurology* 38, no. 5 (1981): 275–278; F. Ottaviani, G. Almadori, A. B. Calderazzo, A. Frenguelli, and G. Paludetti, "Auditory Brain-Stem (ABRs) and Middle Latency Auditory Responses (MLRs) in the Prognosis of Severely Head-Injured Patients," *Electroencephalography and Clinical Neurophysiology* 65, no. 3 (1986): 196–202; A. Matsumura, I. Mitsui, S. Ayuzawa, S. Takeuchi, and T. Nose, "Prediction of the Reversibility of the Brain Stem Dysfunction in Head injury Patients: MRI and Auditory Brain Stem Response Study," in *Recent Advances in Neurotraumatology*, ed. N. Nakamura, T. Hashimoto, and M. Yasue (Tokyo: Springer Japan, 1993), 192–195.

[29] S. K. Munjal, N. K. Panda, and A. Pathak, "Relationship between Severity of Traumatic Brain Injury (TBI) and Extent of Auditory Dysfunction," *Brain Injury* 24, no. 3 (2010): 525–532; Y. Haglund and H. E. Persson, "Does Swedish Amateur Boxing Lead to Chronic Brain Damage? 3. A Retrospective Clinical Neurophysiological Study," *Acta Neurologica Scandinavica* 82, no. 6 (1990): 353–360; C. Nölle, I. Todt, R. O. Seidl, and A. Ernst, "Pathophysiological Changes of the Central Auditory Pathway After Blunt Trauma of the Head," *Journal of Neurotrauma* 21, no. 3 (2004): 251–258.

[30] E. C. Thompson, J. Krizman, T. White-Schwoch, T. Nicol, C. R. LaBella, and N. Kraus, "Difficulty Hearing in Noise: a Sequela of Concussion in Children," *Brain Injury* 32, no. 6 (2018): 763–769.

[31] N. Kraus, E. C. Thompson, J. Krizman, K. Cook, T. White-Schwoch, and C. R. LaBella, "Auditory Biological Marker of Concussion in Children," *Scientific Reports* 6 (2016): 39009.

[32] G. Rauterkus, D. Moncrieff, G. Stewart, and E. Skoe, "Baseline, Retest, and Post-injury Profiles of Auditory Neural Function in Collegiate Football Players," International Journal of Audiology (2021) https://doi.org/10.1080/14992027.2020.1860261; K. R. Vander Werff and B. Rieger, "Brainstem Evoked Potential Indices of Subcortical Auditory Processing After Mild Traumatic Brain Injury," *Ear and Hearing* 38, no. 4 (2017): e200–214.

[33] J. P. L. Brokx and S. G. Nooteboom, "Intonation and the Perceptual Separation of Simultaneous Voices," *Journal of Phonetics* 10, no. 1 (1982): 23–36; V. Summers and M. R. Leek, "F0 Processing and the Separation of Competing Speech Signals by Listeners with Normal Hearing and with Hearing Loss," *Journal of Speech, Language, and Hearing Research* 41, no. 6 (1998): 1294–1306.

[34] N. Kraus, T. Lindley, D. Colegrove, J. Krizman, S. Otto-Meyer, E. C. Thompson, and T. White-Schwoch, "The Neural Legacy of a Single Concussion," *Neuroscience Letters* 646 (2017): 21–23.

[35] S. Abrahams, S. M. Fie, J. Patricios, M. Posthumus, and A. V. September, "Risk Factors for Sports Concussion: An Evidence-Based Systematic Review," *British Journal of Sports Medicine* 48, no. 2 (2014): 91–97.

[36] T. White-Schwoch, J. Krizman, K. McCracken, J. K. Burgess, E. C. Thompson, T. Nicol, N. Kraus, and C. R. LaBella, "Baseline Profiles of Auditory, Vestibular, and Visual Functions in Youth

321–326; G. Paludetti, F. Ottaviani, V. Gallai, A. Tassoni, and M. Maurizi, "Auditory Brainstem Responses (ABR) in Multiple Sclerosis." *Scandinavian Audiology* 14, no. 1 (1985): 27–34; T. White-Schwoch, A. K. Magohe, A. M. Fellows, C. C. Rieke, B. Vilarello, T. Nicol, E. R. Massawe, N. Moshi, N. Kraus, and J. C. Buckey, "Auditory Neurophysiology Reveals Central Nervous System Dysfunction in HIV-Infected Individuals," *Clinical Neurophysiology* 131 (2020): 1827–1832; E. Castello, N. Baroni, and E. Pallestrini, "Neurotological Auditory Brain Stem Response Findings in Human Immunodeficiency Virus-Positive Patients without Neurologic Manifestations," *Annals of Otology, Rhinology, and Laryngology* 107, no. 12 (1988): 1054–1060.

[20] P. McCrory, W. Meeuwisse, J. Dvorak, M. Aubry, J. Bailes, S. Broglio, R. C. Cantu, et al., "Consensus Statement on Concussion in Sport—the 5th international Conference on Concussion in Sport Held in Berlin, October 2016," *British Journal of Sports Medicine* 51 (2017): 838–847.

[21] F. J. Gallun, A. C. Diedesch, L. R. Kubli, T. C. Walden, R. L. Folmer, M. S. Lewis, D. J. McDermott, S. A. Fausti, and M. R. Leek, "Performance on Tests of Central Auditory Processing by individuals Exposed to High-Intensity Blasts," *Journal of Rehabilitation Research and Development* 49, no. 7 (2012): 1005–1025.

[22] E. C. Thompson, J. Krizman, T. White-Schwoch, T. Nicol, C. R. LaBella, and N. Kraus, "Difficulty Hearing in Noise: A Sequela of Concussion in Children," *Brain Injury* 32, no. 6 (2018): 763–769; C. Turgeon, F. Champoux, F. Lepore, S. Leclerc, and D. Ellemberg, "Auditory Processing After Sport-Related Concussions," *Ear and Hearing* 32, no. 5 (2011): 667–70; P. O. Bergemalm and B. Lyxell, "Appearances Are Deceptive? Long-Term Cognitive and Central Auditory Sequelae from Closed Head Injury," *International Journal of Audiology* 44, no. 1 (2005): 39–49; J. L. Cockrell and S. A. Gregory, "Audiological Deficits in Brain-Injured Children and Adolescents," *Brain Injury* 6, no. 3 (1992): 261–266.

[23] L. A. Nelson, M. Macdonald, C. Stall, and R. Pazdan, "Effects of Interactive Metronome Therapy on Cognitive Functioning after Blast-Related Brain Injury: A Randomized Controlled Pilot Trial," *Neuropsychology* 27, no. 6 (2013): 666–679.

[24] C. C. Giza and D. A. Hovda, "The New Neurometabolic Cascade of Concussion," *Neurosurgery* 75, suppl. 4 (2014): S24–33.

[25] Y. Aoki, R. Inokuchi, M. Gunshin, N. Yahagi, and H. Suwa, "Diffusion Tensor Imaging Studies of Mild Traumatic Brain Injury: A Meta-Analysis," *Journal of Neurology, Neurosurgery, and Psychiatry* 83, no. 9 (2012): 870–876.

[26] A. A. Hirad, J. J. Bazarian, K. Merchant-Borna, F. E. Garcea, S. Heilbronner, D. Paul, E. B. Hintz, et al., "A Common Neural Signature of Brain Injury in Concussion and Subconcussion," *Science Advances* 5, no. 8 (2019): eaau3460.

[27] M. Thériault, L. De Beaumont, N. Gosselin, M. Filipinni, and M. Lassonde, "Electrophysiological Abnormalities in Well Functioning Multiple Concussed Athletes," *Brain Injury* 23, no. 11 (2009): 899–906; S. J. Segalowitz, D. M. Bernstein, and S. Lawson, "P300 Event-Related Potential Decrements in Well-Functioning University Students with Mild Head Injury," *Brain and Cognition* 45, no. 3 (2001): 342–356; R. Pratap-Chand, M. Sinniah, and F. A. Salem, "Cognitive Evoked Potential (P300): A Metric for Cerebral Concussion," *Acta Neurologica Scandinavica* 78, no. 3 (1988): 185–189; N. Gosselin, M. Thériault, S. Leclerc, J. Montplaisir, and M. Lassonde, "Neurophysiological Anomalies in Symptomatic and Asymptomatic Concussed Athletes," *Neurosurgery* 58,

[17] L. de Beaumont, D. Mongeon, S. Tremblay, J. Messier, F. Prince, S. Leclerc, M. Lassonde, and H. Theoret, "Persistent Motor System Abnormalities in Formerly Concussed Athletes," *Journal of Athletic Training* 46, no. 3 (2017): 234–240; D. M. Bernstein, "Information Processing Difficulty Long After Self-Reported Concussion," *Journal of the International Neuropsychological Society* 8, no. 5 (2002): 673–682; R. D. Moore, S. P. Broglio, and C. H. Hillman, "Sport-Related Concussion and Sensory Function in Young Adults," *Journal of Athletic Training* 49, no. 1 (2014): 36–41; M. B. Pontifex, P. M. O'Connor, S. P. Broglio, and C. H. Hillman, "The Association between Mild Traumatic Brain Injury History and Cognitive Control," *Neuropsychologia* 47, no. 14 (2009): 3210–3216; R. D. Moore, C. H. Hillman, and S. P. Broglio, "The Persistent Influence of Concussive Injuries on Cognitive Control and Neuroelectric Function," *Journal of Athletic Training* 49, no. 1 (2014): 24–35; H. G. Belanger and R. D. Vanderploeg, "The Neuropsychological Impact of Sports-Related Concussion: A Meta-Analysis," *Journal of the International Neuropsychological Society* 11, no. 4 (2005): 345–357; R. S. Moser, P. Schatz, and B. D. Jordan, "Prolonged Effects of Concussion in High School Athletes," *Neurosurgery* 57, no. 2 (2005): 300–306; G. L. Iverson, M. Gaetz, M. R. Lovell, and M. W. Collins, "Cumulative Effects of Concussion in Amateur Athletes," *Brain Injury* 18, no. 5 (2004): 433–443.

[18] Arnold Starr, https://www.arnoldstarrart.com.

[19] C. Grillon, R. Ameli, and W. M. Glazer, "Brainstem Auditory-Evoked Potentials to Different Rates and Intensities of Stimulation in Schizophrenics," *Biological Psychiatry* 28, no. 9 (1990): 819–823; J. Källstrand, S. F. Nehlstedt, M. L. Sköld, and S. Nielzén, "Lateral Asymmetry and Reduced Forward Masking Effect in Early Brainstem Auditory Evoked Responses in Schizophrenia," *Psychiatry Research* 196, no. 2–3 (2012): 188–193; E. Lahat, E. Avital, J. Barr, M. Berkovitch, A. Arlazoroff, and M. Aladjemm, "BAEP Studies in Children with Attention Deficit Disorder," *Developmental Medicine and Child Neurology* 37, no. 2 (1995): 119–123; S. Otto-Meyer, J. Krizman, T. White-Schwoch, and N. Kraus, "Children with Autism Spectrum Disorder Have Unstable Neural Responses to Sound," *Experimental Brain Research* 236, no. 3 (2018): 733–743; N. M. Russo, E. Skoe, B. Trommer, T. Nicol, S. Zecker, A. Bradlow, and N. Kraus, "Deficient Brainstem Encoding of Pitch in Children with Autism Spectrum Disorders," *Clinical Neurophysiology* 119, no. 8 (2008): 1720–1731; N. M. Russo, T. G. Nicol, B. L. Trommer, S. G. Zecker, and N. Kraus, "Brainstem Transcription of Speech Is Disrupted in Children with Autism Spectrum Disorders," *Developmental Science* 12, no. 4 (2009): 557–567; G. M. Bidelman, J. E. Lowther, S. H. Tak, and C. Alain, "Mild Cognitive Impairment Is Characterized by Deficient Brainstem and Cortical Representations of Speech," *Journal of Neuroscience* 37, no. 13 (2017): 3610–3620; H. Tachibana, M. Takeda, and M. Sugita, "Brainstem Auditory Evoked Potentials in Patients with Multi-Infarct Dementia and Dementia of the Alzheimer Type," *International Journal of Neuroscience* 48, no. 3–4 (1989): 325–331; H. Nakamura, S. Takada, R. Shimabuku, M. Matsuo, T. Matsuo, and H. Negishi, "Auditory Nerve and Brainstem Responses in Newborn Infants with Hyperbilirubinemia," *Pediatrics* 75, no. 4 (1985): 703–8; V. Wahlström, F. Åhlander, and R. Wynn, "Auditory Brainstem Response as a Diagnostic Tool for Patients Suffering from Schizophrenia, Attention Deficit Hyperactivity Disorder, and Bipolar Disorder: Protocol," *JMIR Research Protocols* 4, no. 1 (2015): e16; H. Tachibana, M. Takeda, and M. Sugita, "Short-Latency Somatosensory and Brainstem Auditory Evoked Potentials in Patients with Parkinson's Disease," *International Journal of Neuroscience* 44, no. 3–4 (1989):

Galmonte, M. Raab, and T. Agostini, "Recognising One's Own Motor Actions Through Sound: The Role of Temporal Factors," *Perception* 41, no. 8 (2012): 976–987; I. Camponogara, M. Rodger, C. Craig, and P. Cesari, "Expert Players Accurately Detect an Opponent's Movement Intentions Through Sound Alone," *Journal of Experimental Psychology: Human Perception and Performance* 43, no. 2 (2017): 348–359; N. Schaffert, T. B. Janzen, K. Mattes, and M. H. Thaut, "A Review on the Relationship between Sound and Movement in Sports and Rehabilitation," *Frontiers in Psychology* 10 (2019): 244.

[7] J. Krizman, T. Lindley, S. Bonacina, D. Colegrove, T. White-Schwoch, and N. Kraus, "Play Sports for a Quieter Brain: Evidence from Division I Collegiate Athletes," *Sports Health* 12, no. 2 (2020): 154–158.

[8] E. Skoe, J. Krizman, and N. Kraus, "The Impoverished Brain: Disparities in Maternal Education Affect the Neural Response to Sound," *Journal of Neuroscience* 33, no. 44 (2013): 17221–17231; H. Luo, E. Pace, X. Zhang, and J. Zhang, "Blast-Induced Tinnitus and Spontaneous Activity Changes in the Rat Inferior Colliculus," *Neuroscience Letters* 580 (2014): 47–51; W. H. Mulders and D. Robertson, "Development of Hyperactivity After Acoustic Trauma in the Guinea Pig Inferior Colliculus," *Hearing Research* 298 (2013): 104–108.

[9] C. H. Hillman, K. I. Erickson, and A. F. Kramer, "Be Smart, Exercise Your Heart: Exercise Effects on Brain and Cognition," *Nature Reviews Neuroscience* 9, no. 1 (2008): 58–65; S. E. Fox, P. Levitt, and C. A. Nelson, "How the Timing and Quality of Early Experiences Influence the Development of Brain Architecture," *Child Development* 81, no. 1 (2010): 28–40.

[10] Centers for Disease Control and Prevention, "Nonfatal Traumatic Brain injuries Related to Sports and Recreation Activities Among Persons Aged <=19 Years—United States, 2001–2009," *Morbidity and Mortality Weekly Report* 60, no. 39 (2011): 1337–1342.

[11] N. Kounang, "Former NFLers Call for End to Tackle Football for Kids," *CNN Health*, March 18, 2018, https://www.cnn.com/2018/01/18/health/nfl-no-tackle-football-kids/index.html.

[12] L. S. M, Johnson, "Return to Play Guidelines Cannot Solve the Football-Related Concussion Problem," *Journal of School Health* 82, no. 4 (2012): 180–185.

[13] H. S. Martland, "Punch Drunk," *Journal of the American Medical Association* 91 (1928): 1103–1107.

[14] A. P. Kontos, T. Covassin, R. J. Elbin, and T. Parker, "Depression and Neurocognitive Performance After Concussion Among Male and Female High School and Collegiate Athletes," *Archives of Physical Medicine and Rehabilitation* 93, no. 10 (2012): 1751–1756; R. D. Moore, W. Sauve, and D. Ellemberg, "Neurophysiological Correlates of Persistent Psycho-Affective Alterations in Athletes with a History of Concussion," *Brain Imaging and Behavior* 10 (2016): 1108; L. M. Mainwaring, M. Hutchison, S. M. Bisschop, P. Comper, and D. W. Richards, "Emotional Response to Sport Concussion Compared to ACL Injury," *Brain Injury* 24, no. 4 (2010): 589–597.

[15] B. M. Asken, M. J. Sullan, S. T. DeKosky, M. S. Jaffee, and R. M. Bauer, "Research Gaps and Controversies in Chronic Traumatic Encephalopathy: A Review," *JAMA Neurology* 74, no. 10 (2017): 1255–1262.

[16] J. Mez, D. H. Daneshvar, P. T. Kiernan, B. Abdolmohammadi, V. E. Alvarez, B. R. Huber, M. L. Alosco, et al., "Clinicopathological Evaluation of Chronic Traumatic Encephalopathy in Players of American Football," *Journal of the American Medical Association* 318, no. 4 (2017): 360–370.

lays Clinical Manifestation of Alzheimer's Disease," *Bilingualism: Language and Cognition* 18, no. 3 (2015): 568–574; F. I. Craik, E. Bialystok, and M. Freedman, "Delaying the Onset of Alzheimer Disease: Bilingualism as a Form of Cognitive Reserve," *Neurology* 75, no. 19 (2010): 1726–1729.

第13章 音と脳の健康——アスリートと脳震盪にスポットライトを当てて

[1] H. Kraus and R. P. Hirschland, "Muscular Fitness and Health," *Journal of the American Association for Health, Physical Education, and Recreation* 24, no. 10 (1953): 17–19; H. Kraus and R. P. Hirschland, "Muscular Fitness and Orthopedic Disability," *New York State Journal of Medicine* 54, no. 2 (1954): 212–215.

[2] R. H. Boyle, "The Report That Shocked the President," *Sports Illustrated*, August 15, 1955.

[3] C. H. Hillman, K. I. Erickson, and A. F. Kramer, "Be Smart, Exercise Your Heart: Exercise Effects on Brain and Cognition," *Nature Reviews Neuroscience* 9, no. 1 (2008): 58–65; M. W. Voss, A. F. Kramer, C. Basak, R. S. Prakash, and B. Roberts, "Are Expert Athletes 'Expert' in the Cognitive Laboratory? A Meta-Analytic Review of Cognition and Sport Expertise," *Applied Cognitive Psychology* 24, no. 6 (2010): 812–826; F. M. Iaia and J. Bangsbo, "Speed Endurance Training Is a Powerful Stimulus for Physiological Adaptations and Performance Improvements of Athletes," *Scandinavian Journal of Medicine & Science in Sports* 20, Suppl. 2 (2010): 11–23; T. R. Bashore, B. Ally, N. C. van Wouwe, J. S. Neimat, W. P. M. van Den Wildenberg, and S. A. Wylie, "Exposing an 'Intangible' Cognitive Skill Among Collegiate Football Players: II. Enhanced Response Impulse Control," *Frontiers in Psychology* 9 (2018): 1496; Centers for Disease Control and Prevention, *The Association between School Based Physical Activity, Including Physical Education, and Academic Performance* (Atlanta: US Department of Health and Human Services, 2010).

[4] B. Draganski, C. Gaser, V. Busch, G. Schuierer, U. Bogdahn, and A. May, "Neuroplasticity: Changes in Grey Matter Induced by Training," *Nature* 427, no. 6972 (2004): 311–312; M. Taubert, B. Draganski, A. Anwander, K. Muller, A. Horstmann, A. Villringer, and P. Ragert, "Dynamic Properties of Human Brain Structure: Learning-Related Changes in Cortical Areas and Associated Fiber Connections," *Journal of Neuroscience* 30, no. 35 (2010): 11670–11667; C. Sampaio-Baptista, J. Scholz, M. Jenkinson, A. G. Thomas, N. Filippini, G. Smit, G. Douaud, and H. JohansenBerg, "Gray Matter Volume Is Associated with Rate of Subsequent Skill Learning After a Long Term Training Intervention," *Neuroimage* 96 (2014): 158–166; T. R. Bashore, B. Ally, N. C. van Wouwe, J. S. Neimat, W. P. M. van Den Wildenberg, and S. A. Wylie, "Exposing an 'Intangible' Cognitive Skill Among Collegiate Football Players: II. Enhanced Response Impulse Control," *Frontiers in Psychology* 9 (2018): 1496.

[5] I. A. McKenzie, D. Ohayon, H. Li, J. P. de Faria, B. Emery, K. Tohyama, and W. D. Richardson, "Motor Skill Learning Requires Active Central Myelination," *Science* 346, no. 6207 (2014): 318–322.

[6] T. Takeuchi, "Auditory Information in Playing Tennis," *Perceptual and Motor Skills* 76, no. 3, pt. 2 (1993): 1323–1328; C. Kennel, L. Streese, A. Pizzera, C. Justen, T. Hohmann, and M. Raab, "Auditory Reafferences: The Influence of Real-Time Feedback on Movement Control," *Frontiers in Psychology* 6 (2015): 69; F. Sors, M. Murgia, I. Santoro, V. Prpic, A. Galmonte, and T. Agostini, "The Contribution of Early Auditory and Visual Information to the Discrimination of Shot Power in Ball Sports," *Psychology of Sport and Exercise* 31 (2017): 44–51; M. Murgia, T. Hohmann, A.

[35] B. Hanna-Pladdy and A. MacKay, "The Relation between Instrumental Musical Activity and Cognitive Aging," *Neuropsychology* 25, no. 3 (2011): 378–86; B. HannaPladdy and B. Gajewski, "Recent and Past Musical Activity Predicts Cognitive Aging Variability: Direct Comparison with General Lifestyle Activities," *Frontiers in Human Neuroscience* 6 (2012): 198.

[36] E. de Villers-Sidani, L. Alzghoul, X. Zhou, K. L. Simpson, R. C. Lin, and M. M. Merzenich, "Recovery of Functional and Structural Age-Related Changes in the Rat Primary Auditory Cortex with Operant Training," *Proceedings of the National Academy of Sciences of the USA* 107, no. 31 (2010): 13900–5; E. de Villers-Sidani and M. M. Merzenich, "Lifelong Plasticity in the Rat Auditory Cortex: Basic Mechanisms and Role of Sensory Experience," *Progress in Brain Research* 191 (2011): 119–31; J. M. Cisneros-Franco, L. Ouellet, B. Kamal, and E. de Villers-Sidani, "A Brain Without Brakes: Reduced Inhibition Is Associated with Enhanced but Dysregulated Plasticity in the Aged Rat Auditory Cortex," *eNeuro* 5, no. 4 (2018).

[37] E. Dubinsky, E. A. Wood, G. Nespoli, and F. A. Russo, "Short-Term Choir Singing Supports Speech-in-Noise Perception and Neural Pitch Strength in Older Adults with Age-Related Hearing Loss," *Frontiers in Neuroscience* 13 (2019): 1153.

[38] B. R. Zendel, G. L. West, S. Belleville, and I. Peretz, "Musical Training Improves the Ability to Understand Speech-in-Noise in Older Adults," *Neurobiology of Aging* 81 (2019): 102–115.

[39] J. A. Bugos, "The Effects of Bimanual Coordination in Music Interventions on Executive Functions in Aging Adults," *Frontiers in Integrative Neuroscience* 13 (2019): 68.

[40] J. K. Johnson, J. Louhivuori, A. L. Stewart, A. Tolvanen, L. Ross, and P. Era, "Quality of Life (QOL) of Older Adult Community Choral Singers in Finland," *International Psychogeriatrics* 25, no. 7 (2013): 1055–64; J. K. Johnson, A. L. Stewart, M. Acree, A. M. Napoles, J. D. Flatt, W. B. Max, and S. E. Gregorich, "A Community Choir Intervention to Promote Well-Being Among Diverse Older Adults: Results from the Community of Voices Trial," *Journals of Gerontology Series B: Psychological Sciences and Social Sciences* (2018): https://doi.org/10.1093/geronb/gby132.

[41] G. D. Cohen, S. Perlstein, J. Chapline, J. Kelly, K. M. Firth, and S. Simmens, "The Impact of Professionally Conducted Cultural Programs on the Physical Health, Mental Health, and Social Functioning of Older Adults," *Gerontologist* 46, no. 6 (2006): 726–34.

[42] J. K. Johnson, J. Louhivuori, A. L. Stewart, A. Tolvanen, L. Ross, and P. Era, "Quality of Life (QOL) of Older Adult Community Choral Singers in Finland," *International Psychogeriatrics* 25, no. 7 (2013): 1055–1064; T. Särkämö, S. Laitinen, A. Numminen, M. Kurki, J. K. Johnson, and P. Rantanen, "Pattern of Emotional Benefits Induced by Regular Singing and Music Listening in Dementia," *Journal of the American Geriatrics Society* 64, no. 2 (2016): 439–440; T. Särkämö, M. Tervaniemi, S. Laitinen, A. Numminen, M. Kurki, J. K. Johnson, and P. Rantanen, "Cognitive, Emotional, and Social Benefits of Regular Musical Activities in Early Dementia: Randomized Controlled Study," *Gerontologist* 54, no. 4 (2014): 634–650.

[43] E. Bialystok, F. I. Craik, R. Klein, and M. Viswanathan, "Bilingualism, Aging, and Cognitive Control: Evidence from the Simon Task," *Psychology and Aging* 19, no. 2 (2004): 290–303.

[44] T. A. Schweizer, J. Ware, C. E. Fischer, F. I. Craik, and E. Bialystok, "Bilingualism as a Contributor to Cognitive Reserve: Evidence from Brain Atrophy in Alzheimer's Disease," *Cortex* 48, no. 8 (2012): 991–996.

[45] E. Woumans, P. Santens, A. Sieben, J. Versijpt, M. Stevens, and W. Duyck, "Bilingualism De-

Banerjee, A. Burns, J. Cohen-Mansfield, C. Cooper, N. Fox, L. N. Gitlin, R. Howard, H. C. Kales, E. B. Larson, K. Ritchie, K. Rockwood, E. L. Sampson, Q. Samus, L. S. Schneider, G. Selbaek, L. Teri, and N. Mukadam, "Dementia Prevention, Intervention, and Care," *Lancet* 390, no. 10113 (2017): 2673–2734.

[27] G. A. Gates, R. K. Karzon, P. Garcia, J. Peterein, M. Storandt, J. C. Morris, and J. P. Miller, "Auditory Dysfunction in Aging and Senile Dementia of the Alzheimer's Type," *Archives in Neurology* 52, no. 6 (1995): 626–634; G. A. Gates, M. L. Anderson, S. M. McCurry, M. P. Feeney, and E. B. Larson, "Central Auditory Dysfunction as a Harbinger of Alzheimer Dementia," *Archives of Otolaryngology—Head and Neck Surgery* 137, no. 4 (2011): 390–395.

[28] B. R. Zendel and C. Alain, "Musicians Experience Less Age-Related Decline in Central Auditory Processing," *Psychology and Aging* 27, no. 2 (2012): 410–17; G. M. Bidelman and C. Alain, "Musical Training Orchestrates Coordinated Neuroplasticity in Auditory Brainstem and Cortex to Counteract Age-Related Declines in Categorical Vowel Perception," *Journal of Neuroscience* 35, no. 3 (2015): 1240–49.

[29] B. Pladdy and A. MacKay, "The Relation between Instrumental Musical Activity and Cognitive Aging," *Neuropsychology* 25, no. 3 (2011): 378–86.

[30] A. Parbery-Clark, D. L. Strait, S. Anderson, E. Hittner, and N. Kraus, "Musical Experience and the Aging Auditory System: Implications for Cognitive Abilities and Hearing Speech in Noise," *PLoS One* 6, no. 5 (2011): e18082.

[31] S. Anderson, A. Parbery-Clark, T. White-Schwoch, and N. Kraus, "Aging Affects Neural Precision of Speech Encoding," *Journal of Neuroscience* 32, no. 41 (2012): 14156–64; A. Parbery-Clark, S. Anderson, E. Hittner, and N. Kraus, "Musical Experience Strengthens the Neural Representation of Sounds Important for Communication in Middle-Aged Adults," *Frontiers in Aging Neuroscience* 4, no. 30 (2012): 1–12.

[32] A. Parbery-Clark, D. L. Strait, S. Anderson, E. Hittner, and N. Kraus, "Musical Experience and the Aging Auditory System: Implications for Cognitive Abilities and Hearing Speech in Noise," *PLoS One* 6, no. 5 (2011): e18082; A. Parbery-Clark, S. Anderson, and N. Kraus, "Musicians Change Their Tune: How Hearing Loss Alters the Neural Code," *Hearing Research* 302 (2013): 121–31.

[33] E. Skoe and N. Kraus, "A Little Goes a Long Way: How the Adult Brain Is Shaped by Musical Training in Childhood," *Journal of Neuroscience* 32, no. 34 (2012):11507–10; T. White-Schwoch, K. W. Carr, S. Anderson, D. L. Strait, and N. Kraus, "Older Adults Benefit from Music Training Early in Life: Biological Evidence for Long-Term Training-Driven Plasticity," *Journal of Neuroscience* 33, no. 45 (2012): 17667–74.

[34] S. W. Threlkeld, C. A. Hill, G. D. Rosen, and R. H. Fitch, "Early Acoustic Discrimination Experience Ameliorates Auditory Processing Deficits in Male Rats with Cortical Developmental Disruption," *International Journal of Developmental Neuroscience* 27, no. 4 (2009): 321–28; E. C. Sarro and D. H. Sanes, "The Cost and Benefit of Juvenile Training on Adult Perceptual Skill," *Journal of Neuroscience* 31, no. 14 (2011): 5383–91; N. D. Engineer, C. R. Percaccio, P. K. Pandya, R. Moucha, D. L. Rathbun, and M. P. Kilgard, "Environmental Enrichment Improves Response Strength, Threshold, Selectivity, and Latency of Auditory Cortex Neurons," *Journal of Neurophysiology* 92, no. 1 (2004): 73–82.

sion of Speech Encoding," *Journal of Neuroscience* 32, no. 41 (2012): 14156–64.

[17] B. U. Forstmann, M. Tittgemeyer, E. J. Wagenmakers, J. Derrfuss, D. Imperati, and S. Brown, "The Speed-Accuracy Tradeoff in the Elderly Brain:A Structural Model-Based Approach," *Journal of Neuroscience* 31, no. 47 (2011): 17242–49; P. H. Lu, G. J. Lee, E. P. Raven, K. Tingus, T. Khoo, P. M. Thompson, and G. Bartzokis, "Age-Related Slowing in Cognitive Processing Speed Is Associated with Myelin Integrity in a Very Healthy Elderly Sample," *Journal of Clinical and Experimental Neuropsychology* 33, no. 10 (2011): 1059–68.

[18] S. Anderson, A. Parbery-Clark, T. White-Schwoch, and N. Kraus, "Auditory Brainstem Response to Complex Sounds Predicts Self-Reported Speech-in-Noise Performance," *Journal of Speech, Language, and Hearing Research* 56, no. 1 (2013): 31–43.

[19] H. A. Glick and A. Sharma, "Cortical Neuroplasticity and Cognitive Function in Early-Stage, Mild-Moderate Hearing Loss: Evidence of Neurocognitive Benefit From Hearing Aid Use," *Frontiers in Neuroscience* 14 (2020): 93.

[20] Max Planck Institute for Human Development and Stanford Center on Longevity, "A Consensus on the Brain Training Industry from the Scientific Community." http://longevity3.stanford.edu/blog/2014/10/15/the-consensus-on-the-brain-training-industry-from-the-scientific-community-2/.

[21] S. Anderson, T. White-Schwoch, A. Parbery-Clark, and N. Kraus, "Reversal of Age-Related Neural Timing Delays with Training," *Proceedings of the National Academy of Sciences of the United States of America* 110, no. 11 (2013): 4357–62.

[22] S. Anderson, T. White-Schwoch, H. J. Choi, and N. Kraus, "Partial Maintenance of Auditory-Based Cognitive Training Benefits in Older Adults," *Neuropsychologia* 62 (2014): 286–96.

[23] J. Verghese, R. B. Lipton, M. J. Katz, C. B. Hall, C. A. Derby, G. Kuslansky, A. F. Ambrose, M. Sliwinski, and H. Buschke, "Leisure Activities and the Risk of Dementia in the Elderly," *New England Journal of Medicine* 348, no. 25 (2003): 2508–16; S. C. Moore, A. V. Patel, C. E. Matthews, A. Berrington de Gonzalez, Y. Park, H. A. Katki, M. S. Linet, E. Weiderpass, K. Visvanathan, K. J. Helzlsouer, M. Thun, S. M. Gapstur, P. Hartge, and I. M. Lee, "Leisure Time Physical Activity of Moderate to Vigorous intensity and Mortality: A Large Pooled Cohort Analysis," *PLoS Medicine* 9, no. 11 (2012): e1001335.

[24] F. R. Lin, E. J. Metter, R. J. O'Brien, S. M. Resnick, A. B. Zonderman, and L. Ferrucci, "Hearing Loss and Incident Dementia," *Archives of Neurology* 68, no. 2 (2011): 214–20; R. K. Gurgel, P. D. Ward, S. Schwartz, M. C. Norton, N. L. Foster, and J. T. Tschanz, "Relationship of Hearing Loss and Dementia: A Prospective, Population-Based Study," *Otology & Neurotology* 35, no. 5 (2014): 775–81; F. R. Lin, K. Yaffe, J. Xia, Q. L. Xue, T. B. Harris, E. Purchase-Helzner, S. Satterfield, H. N. Ayonayon, L. Ferrucci, E. M. Simonsick, and Health ABC Study Group, "Hearing Loss and Cognitive Decline in Older Adults," *JAMA Internal Medicine* 173, no. 4 (2013): 293–99.

[25] R. K. Gurgel, P. D. Ward, S. Schwartz, M. C. Norton, N. L. Foster, and J. T. Tschanz, "Relationship of Hearing Loss and Dementia: A Prospective, PopulationBased Study," *Otology & Neurotology* 35, no. 5 (2014): 775–81; C. A. Peters, J. F. Potter, and S. G. Scholer, "Hearing Impairment as a Predictor of Cognitive Decline in Dementia," *Journal of the American Geriatrics Society* 36, no. 11 (1998): 981–86.

[26] G. Livingston, A. Sommerlad, V. Orgeta, S. G. Costafreda, J. Huntley, D. Ames, C. Ballard, S.

ty and Aging in the Mammalian Central Auditory System," *Journal of Experimental Biology* 211(11): 1781–91; J. H. Grose and S. K. Mamo, "Processing of Temporal Fine Structure as a Function of Age," *Ear and Hearing* 31, no. 6 (2010): 755–60; K. L. Tremblay, M. Piskosz, and P. Souza, "Effects of Age and Age-Related Hearing Loss on the Neural Representation of Speech Cues," *Clinical Neurophysiology* 114, no. 7 (2003): 1332–43; K. C. Harris, M. A. Eckert, J. B. Ahlstrom, and J. R. Dubno, "Age-Related Differences in Gap Detection: Effects of Task Difficulty and Cognitive Ability," *Hearing Research* 264, no. 1–2 (2010): 21–29; J. J. Lister, N. D. Maxfield, G. J. Pitt, and V. B. Gonzalez, "Auditory Evoked Response to Gaps in Noise: Older Adults," *International Journal of Audiology* 50, no. 4 (2011): 211–25; J. P. Walton, "Timing Is Everything: Temporal Processing Deficits in the Aged Auditory Brainstem," *Hearing Research* 264, no. 1–2 (2010): 63–69; L. E. Humes, D. Kewley-Port, D. Fogerty, and D. Kinney, "Measures of Hearing Threshold and Temporal Processing Across the Adult Lifespan," *Hearing Research* 264, no. 1–2 (2010): 30–40.

[8] W. C. Clapp, M. T. Rubens, J. Sabharwal, and A. Gazzaley, "Deficit in Switching between Functional Brain Networks Underlies the Impact of Multitasking on Working Memory in Older Adults," *Proceedings of the National Academy of Sciences of the USA* 108 no. 17 (2011): 7212–17; A. Gazzaley, J. W. Cooney, J. Rissman, and M. D'Esposito, "Top-Down Suppression Deficit Underlies Working Memory Impairment in Normal Aging," *Nature Neuroscience* 8, no. 10 (2005): 1298–300.

[9] D. L. Juarez-Salinas, J. R. Engle, X. O. Navarro, and G. H. Recanzone, "Hierarchical and Serial Processing in the Spatial Auditory Cortical Pathway Is Degraded by Natural Aging," *Journal of Neuroscience* 30, no. 44 (2010): 14795–804.

[10] R. Peters, "Ageing and the Brain," *Postgraduate Medical Journal* 82, no. 964 (2006): 84–88.

[11] T. A. Salthouse, "The Processing-Speed Theory of Adult Age Differences in Cognition," *Psychological Review* 103(3): 403–28; C. T. Albinet, G. Boucard, C. A. Bouquet, and M. Audiffren, "Processing Speed and Executive Functions in Cognitive Aging: How to Disentangle Their Mutual Relationship?" *Brain and Cognition* 79, no. 1 (2012): 1–11; R. Zacks, L. Hasher, and K. Li, "Human Memory," in *Handbook of Aging and Cognition*, ed. F. Craik and T. Salthouse, 293–358 (Mahwah, NJ: Erlbaum, 2000).

[12] D. M. Caspary, L. Ling, J. G. Turner, and L. F. Hughes, "Inhibitory Neurotransmission, Plasticity and Aging in the Mammalian Central Auditory System," *Journal of Experimental Biology* 211, no. 11 (2008): 1781–91; D. L. Juarez-Salinas, J. R. Engle, X. O. Navarro, and G. H. Recanzone, "Hierarchical and Serial Processing in the Spatial Auditory Cortical Pathway Is Degraded by Natural Aging," *Journal of Neuroscience* 30, no. 44 (2010): 14795–804; J. J. Lister, R. A. Roberts, and F. L. Lister, "An Adaptive Clinical Test of Temporal Resolution: Age Effects," *International Journal of Audiology* 50, no. 6 (2011): 367–74.

[13] T. Salthouse, "Consequences of Age-Related Cognitive Declines," *Annual Review of Psychology* 63 (2012): 201–26.

[14] R. Katzman, R. Terry, R. Deteresa, T. Brown, P. Davies, P. Fuld, R. B. Xiong, and A. Peck, "Clinical, Pathological, and Neurochemical Changes in Dementia—a Subgroup with Preserved Mental Status and Numerous Neocortical Plaques," *Annals of Neurology* 23, no. 2 (1988): 138–44.

[15] C. M. Tomaino, "Meeting the Complex Needs of Individuals with Dementia Through Music Therapy," *Music and Medicine* 5, no. 4 (2013): 234–41.

[16] S. Anderson, A. Parbery-Clark, T. White-Schwoch, and N. Kraus, "Aging Affects Neural Preci-

lares, "Neural Correlates of Specific Musical Anhedonia," *Proceedings of the National Academy of Sciences of the United States of America* 113, no. 46 (2016): E7337–345.
［39］ "Paris Police Step Up Anti-noise Patrols," BBC News, July 25, 2020, https://www.bbc.com/news/av/world-europe-53521561/paris-police-step-up-anti-noise-patrolsを参照のこと。

第12章 加齢とサウンドマインド

［1］ K. J. Cruickshanks, T. L. Wiley, T. S. Tweed, B. E. K. Klein, R. Klein, J. A. MaresPerlman, and D. M. Nondahl, "Prevalence of Hearing Loss in Older Adults in Beaver Dam, Wisconsin—the Epidemiology of Hearing Loss Study," *American Journal of Epidemiology* 148, no. 9 (1998): 879–86.
［2］ F. R. Lin, R. Thorpe, S. Gordon-Salant, and L. Ferrucci, "Hearing Loss Prevalence and Risk Factors Among Older Adults in the United States," *Journals of Gerontology Series A: Biological Sciences and Medical Sciences* 66, no. 5 (2011): 582–90.
［3］ J. F. Willott, "Anatomic and Physiologic Aging: A Behavioral Neuroscience Perspective," *Journal of the American Academy of Audiology* 7, no. 3 (1996): 141–51.
［4］ S. Anderson and N. Kraus, "The Potential Role of the cABR in Assessment and Management of Hearing Impairment," *International Journal of Otolaryngology* 2013, no. 604729 (2013): 1–10; H. Karawani, K. Jenkins, and S. Anderson, "Restoration of Sensory Input May Improve Cognitive and Neural Function," *Neuropsychologia* 114 (2018): 203–13; H. Karawani, K. Jenkins, and S. Anderson, "Neural and Behavioral Changes After the Use of Hearing Aids," *Clinical Neurophysiology* 129, no. 6 (2018): 1254–67; K. A. Jenkins, C. Fodor, A. Presacco, and S. Anderson, "Effects of Amplification on Neural Phase Locking, Amplitude, and Latency to a Speech Syllable," *Ear and Hearing* 39, no. 4 (2018): 810–24.
［5］ J. P. Walton, H. Simon, and R. D. Frisina, "Age-Related Alterations in the Neural Coding of Envelope Periodicities," *Journal of Neurophysiology* 88, no. 2 (2002): 565–78.
［6］ D. M. Caspary, L. Ling, J. G. Turner, and L. F. Hughes, "Inhibitory Neurotransmission, Plasticity and Aging in the Mammalian Central Auditory System," *Journal of Experimental Biology* 211, no. 11 (2008): 1781–91; D. M. Caspary, L. F. Hughes, and L. L. Ling. "Age-Related GABAA Receptor Changes in Rat Auditory Cortex." *Neurobiology of Aging* 34, no. 5 (2013): 1486–96; J. R. Engle and G. H. Recanzone, "Characterizing Spatial Tuning Functions of Neurons in the Auditory Cortex of Young and Aged Monkeys: A New Perspective on Old Data," *Frontiers in Aging Neuroscience* 4 (2012): 36; D. M. Caspary, T. A. Schatteman, and L. F. Hughes, "Age-Related Changes in the Inhibitory Response Properties of Dorsal Cochlear Nucleus Output Neurons: Role of Inhibitory Inputs," *Journal of Neuroscience* 25, no. 47 (2005): 10952–59; E. de Villers-Sidani, L. Alzghoul, X. Zhou, K. L. Simpson, R. C. Lin, and M. M. Merzenich, "Recovery of Functional and Structural Age-Related Changes in the Rat Primary Auditory Cortex with Operant Training," *Proceedings of the National Academy of Sciences of the USA* 107, no. 31 (2010): 13900–5; B. D. Richardson, L. L. Ling, V. V. Uteshev, and D. M. Caspary, "Reduced GABA(A) Receptor-Mediated Tonic Inhibition in Aged Rat Auditory Thalamus," *Journal of Neuroscience* 33, no. 3 (2013): 1218–27a; D. L. Juarez-Salinas, J. R. Engle, X. O. Navarro, and G. H. Recanzone, "Hierarchical and Serial Processing in the Spatial Auditory Cortical Pathway Is Degraded by Natural Aging," *Journal of Neuroscience* 30, no. 44 (2010): 14795–804.
［7］ D. M. Caspary, L. Ling, J. G. Turner, and L. F. Hughes, "Inhibitory Neurotransmission, Plastici-

[25] B. Mazurek, A. J. Szczepek, and S. Hebert, "Stress and Tinnitus," HNO 63, no. 4 (2015): 258–265; P. J. Jastreboff and M. M. Jastreboff, "Tinnitus Retraining Therapy (TRT) as a Method for Treatment of Tinnitus and Hyperacusis Patients," *Journal of the American Academy of Audiology* 11 (2000): 162–177.
[26] R. Tyler, A. Cacace, C. Stocking, B. Tarver, N. Engineer, J. Martin, A. Deshpande, N. Stecker, M. Pereira, M. Kilgard, C. Burress, D. Pierce, R. Rennaker, and S. Vanneste, "Vagus Nerve Stimulation Paired with Tones for the Treatment of Tinnitus: A Prospective Randomized Double-Blind Controlled Pilot Study in Humans," *Scientific Reports* 7, no. 1 (2017): 11960.
[27] W. H. Mulders, D. Ding, R. Salvi, and D. Robertson, "Relationship between Auditory Thresholds, Central Spontaneous Activity, and Hair Cell Loss After Acoustic Trauma," *Journal of Comparative Neurology* 519, no. 13 (2011): 2637–2647; A. J. Norena and J. J. Eggermont, "Changes in Spontaneous Neural Activity Immediately After an Acoustic Trauma: Implications for Neural Correlates of Tinnitus," *Hearing Research* 183, no. 1–2 (2003): 137–153.
[28] T. Gioia, *Healing Songs* (Durham, NC: Duke University Press, 2006).
[29] G. Hempton and J. Grossmann, *One Square Inch of Silence: One Man's Search for Natural Silence in a Noisy World* (New York: Free Press, 2009).
[30] M. A. Denolle and T. Nissen-Meyer, "Quiet Anthropocene, Quiet Earth," *Science* 369, no. 6509 (2020): 1299–1300.
[31] G. L. Patricelli and J. L. Blickley, "Avian Communication in Urban Noise: Causes and Consequences of Vocal Adjustment," *Auk* 123, no. 3 (2006): 639–649; J. W. C. Sun and P. A. Narins, "Anthropogenic Sounds Differentially Affect Amphibian Call Rate," B*iological Conservation* 121, no. 3 (2005): 419–27; S. E. Parks, M. Johnson, D. Nowacek, and P. L. Tyack, "Individual Right Whales Call Louder in increased Environmental Noise," *Biology Letters* 7, no. 1 (2011): 33–35.
[32] W. E. Wood and S. M. Yezerinac, "Song Sparrow (Melospiza Melodia) Song Varies with Urban Noise," *Auk* 123, no. 3 (2006): 650–659.
[33] E. P. Derryberry, J. N. Phillips, G. E. Derryberry, M. J. Blum, and D. Luther, "Singing in a Silent Spring: Birds Respond to a Half-Century Soundscape Reversion during the COVID-19 Shutdown," *Science* 370, no. 6516 (2020): 575–579.
[34] A. Fernandez, M. Arbelo, and V. Martin, "No Mass Strandings Since Sonar Ban," *Nature* 497, no. 7449 (2013): 317.
[35] M. Waldman, *My Fellow Americans: The Most Important Speeches of America's Presidents, from George Washington to Barack Obama* (Naperville, IL: Sourcebooks, 2010).
[36] B. Bosker, "The End of Silence," *Atlantic*, November 2019.
[37] A. J. Blood and R. J. Zatorre, "Intensely Pleasurable Responses to Music Correlate with Activity in Brain Regions Implicated in Reward and Emotion," *Proceedings of the National Academy of Sciences USA* 98, no. 20 (2001): 11818–11823; V. N. Salimpoor, I. van Den Bosch, N. Kovacevic, R. R. Mcintosh, A. Dagher, and R. J. Zatorre, "Interactions between the Nucleus Accumbens and Auditory Cortices Predict Music Reward Value," *Science* 340, no. 6129 (2013): 216–219; V. N. Salimpoor, M. Benovoy, K. Larcher, A. Dagher, and R. J. Zatorre, "Anatomically Distinct Dopamine Release During Anticipation and Experience of Peak Emotion to Music," *Nature Neuroscience* 14, no. 2 (2011): 257–262.
[38] N. Martinez-Molina, E. Mas-Herrero, A. Rodriguez-Fornells, R. J. Zatorre, and J. Marco-Pal-

[13] A. R. Webb, H. T. Heller, C. B. Benson, and A. Lahav, "Mother's Voice and Heartbeat Sounds Elicit Auditory Plasticity in the Human Brain Before Full Gestation," *Proceedings of the National Academy of Sciences of the United States of America* 112, no. 10 (2015): 3152–3157.
[14] S. Arnon, A. Shapsa, L. Forman, R. Regev, S. Bauer, I. Litmanovitz, and T. Dolfin, "Live Music Is Beneficial to Preterm Infants in the Neonatal intensive Care Unit Environment," *Birth* 33, no. 2 (2006): 131–136.
[15] X. Zhou, R. Panizzutti, E. de Villers-Sidani, C. Madeira, and M. M. Merzenich, "Natural Restoration of Critical Period Plasticity in the Juvenile and Adult Primary Auditory Cortex," *Journal of Neuroscience* 31, no. 15 (2011): 5625–5634.
[16] A. J. Noreña and J. J. Eggermont, "Enriched Acoustic Environment after Noise Trauma Reduces Hearing Loss and Prevents Cortical Map Reorganization," *Journal of Neuroscience* 25, no. 3 (2005): 699–705.
[17] M. Pienkowski and J. J. Eggermont, "Long-Term, Partially-Reversible Reorganization of Frequency Tuning in Mature Cat Primary Auditory Cortex Can Be Induced by Passive Exposure to Moderate-Level Sounds," *Hearing Research* 257, nos. 1–2 (2009): 24–40; M. Pienkowski and J. J. Eggermont, "Intermittent Exposure with ModerateLevel Sound Impairs Central Auditory Function of Mature Animals Without Concomitant Hearing Loss," *Hearing Research* 261, no. 1–2 (2010): 30–35; W. Zheng, "Auditory Map Reorganization and Pitch Discrimination in Adult Rats Chronically Exposed to Low-Level Ambient Noise," *Frontiers in Systems Neuroscience* 6 (2012): 65; M. Pienkowski, R. Munguia, and J. J. Eggermont, "Effects of Passive, Moderate-Level Sound Exposure on the Mature Auditory Cortex: Spectral Edges, Spectrotemporal Density, and Real-World Noise," *Hearing Research* 296 (2012): 121–130.
[18] E. Hoff, B. Laursen, and K. Bridges, "Measurement and Model Building in Studying the Influence of Socioeconomic Status on Child Development," in *The Cambridge Handbook of Environment in Human Development* (Cambridge: Cambridge University Press, 2012), 590–606.
[19] E. Skoe, J. Krizman, and N. Kraus, "The Impoverished Brain: Disparities in Maternal Education Affect the Neural Response to Sound," *Journal of Neuroscience* 33, no. 44 (2013): 17221–17231.
[20] B. Hart and T. R. Risley, *Meaningful Differences in the Everyday Experience of Young American Children* (Baltimore: P.H. Brookes, 1995).
[21] L. M. Dale, S. Goudreau, S. Perron, M. S. Ragettli, M. Hatzopoulou, and A. Smargiassi, "Socioeconomic Status and Environmental Noise Exposure in Montreal, Canada," *BMC Public Health* 15 (2015): 205.
[22] W. H. Mulders, D. Ding, R. Salvi, and D. Robertson, "Relationship between Auditory Thresholds, Central Spontaneous Activity, and Hair Cell Loss after Acoustic Trauma," *Journal of Comparative Neurology* 519, no. 13 (2011): 2637–47; A. J. Norena and J. J. Eggermont, "Changes in Spontaneous Neural Activity Immediately After an Acoustic Trauma: Implications for Neural Correlates of Tinnitus," *Hearing Research* 183, no. 1–2 (2003): 137–153
[23] J. J. Eggermont, *Tinnitus: Springer Handbook of Auditory Research* (New York: Springer, 2012).
[24] M. Attarha, J. Bigelow, and M. M. Merzenich, "Unintended Consequences of White Noise Therapy for Tinnitus—Otolaryngology's Cobra Effect: A Review," *JAMA Otolaryngology—Head and Neck Surgery* 144, no. 10 (2018): 938–943.

Clinics of Canada, 2010).

[3] S. Cohen, G. W. Evans, D. S. Krantz, and D. Stokols, "Physiological, Motivational, and Cognitive Effects of Aircraft Noise on Children: Moving from the Laboratory to the Field," *American Psychologist* 35, no. 3 (1980): 231–243; M. M. Haines, S. A. Stansfeld, R. F. Job, B. Berglund, and J. Head, "Chronic Aircraft Noise Exposure, Stress Responses, Mental Health and Cognitive Performance in School Children," *Psychological Medicine* 31, no. 2 (2001): 265–277; S. A. Stansfeld, B. Berglund, C. Clark, I. Lopez-Barrio, P. Fischer, E. Ohrstrom, M. M. Haines, J. Head, S. Hygge, J. van Kamp, B. F. Berry, and RANCH Study Team, "Aircraft and Road Traffic Noise and Children's Cognition and Health: A Cross-National Study," *Lancet* 365, no. 9475 (2005): 1942–1949; E. E. van Kempen, I. van Kamp, R. K. Stellato, I. LopezBarrio, M. M. Haines, M. E. Nilsson, C. Clark, D. Houthuijs, B. Brunekreef, B. Berglund, and S. A. Stansfeld, "Children's Annoyance Reactions to Aircraft and Road Traffic Noise," *Journal of the Acoustical Society of America* 125, no. 2 (2009): 895–904; G. W. Evans, S. Hygge, and M. Bullinger, "Chronic Noise and Psychological Stress," *Psychological Science* 6, no. 6 (1995): 333–338; B. Griefahn and M. Spreng, "Disturbed Sleep Patterns and Limitation of Noise," *Noise Health* 6, no. 22 (2004): 27–33; M. Spreng, "Possible Health Effects of Noise Induced Cortisol Increase," *Noise Health* 2, no. 7 (2000): 59–64.

[4] M. Basner, W. Babisch, A. Davis, M. Brink, C. Clark, S. Janssen, and S. Stansfeld, "Auditory and Non-Auditory Effects of Noise on Health," *Lancet* 383, no. 9925 (2014): 1325–1332.

[5] A. L. Bronzaft and D. P. McCarthy, "The Effect of Elevated Train Noise on Reading Ability," *Environment and Behavior* 7 (1975): 517–528.

[6] A. L. Bronzaft, "The Effect of a Noise Abatement Program on Reading Ability," *Environmental Psychology* 1 (1981): 215–222.

[7] M. P. Walker, *Why We Sleep: Unlocking the Power of Sleep and Dreams* (New York: Scribner, 2017).［『睡眠こそ最強の解決策である』桜田直美訳、ＳＢクリエイティブ、2018年］

[8] M. Basner, W. Babisch, A. Davis, M. Brink, C. Clark, S. Janssen, and S. Stansfeld, "Auditory and Non-Auditory Effects of Noise on Health," *Lancet* 383, no. 9925 (2014): 1325–1332; M. Basner, U. Muller, and E. M. Elmenhorst, "Single and Combined Effects of Air, Road, and Rail Traffic Noise on Sleep and Recuperation," *Sleep* 34, no. 1 (2011): 11–23.

[9] E. F. Chang and M. M. Merzenich, "Environmental Noise Retards Auditory Cortical Development," *Science* 300, no. 5618 (2003): 498–502; X. Yu, D. H. Sanes, O. Aristizabal, Y. Z. Wadghiri, and D. H. Turnbull, "Large-Scale Reorganization of the Tonotopic Map in Mouse Auditory Midbrain Revealed by MRI," *Proceedings of the National Academy of Sciences of the United States of America* 104, no. 29 (2007): 12193–12198.

[10] A. Lahav and E. Skoe, "An Acoustic Gap between the NICU and Womb: A Potential Risk for Compromised Neuroplasticity of the Auditory System in Preterm Infants," *Frontiers in Neuroscience* 8 (2014): 381.

[11] E. McMahon, P. Wintermark, and A. Lahav, "Auditory Brain Development in Premature Infants: the Importance of Early Experience," *Annals of the New York Academy of Sciences* 1252 (2012): 17–24.

[12] D. E. Anderson and A. D. Patel, "Infants Born Preterm, Stress, and Neurodevelopment in the Neonatal Intensive Care Unit: Might Music Have an Impact?" *Developmental Medicine and Child Neurology* 60, no. 3 (2018): 256–266.

[41] M. S. Brainard and A. J. Doupe, "What Songbirds Teach Us About Learning," *Nature* 417, no. 6886 (2002): 351–358.
[42] E. P. Derryberry, J. N. Phillips, G. E. Derryberry, M. J. Blum, and D. Luther, "Singing in a Silent Spring: Birds Respond to a Half-Century Soundscape Reversion during the COVID-19 Shutdown," *Science* 370, no. 6516 (2020): 575–579.
[43] P. Marler and S. Peters, "Long-Term Storage of Learned Birdsongs Prior to Production," *Animal Behaviour* 30 (1982): 479–482.
[44] R. Mooney, "Neural Mechanisms for Learned Birdsong," *Learning & Memory* 16, no. 11 (2009): 655–669.
[45] H. J. Leppelsack, "Critical Periods in Bird Song Learning," *Acta Oto-Laryngologica. Supplementum* 429 (1986): 57–60.
[46] I. McGilchrist, *The Master and His Emissary: The Divided Brain and the Making of the Western World* (New Haven: Yale University Press, 2009).
[47] M. L. Phan and D. S. Vicario, "Hemispheric Differences in Processing of Vocalizations Depend on Early Experience," *Proceedings of the National Academy of Sciences USA* 107, no. 5 (2010): 2301–6; H. U. Voss, K. Tabelow, J. Polzehl, O. Tchernichovski, K. K. Maul, D. Salgado-Commissariat, D. Ballon, and S. A. Helekar, "Functional MRI of the Zebra Finch Brain During Song Stimulation Suggests a Lateralized Response Topography," *Proceedings of the National Academy of Sciences of the United States of America* 104, no. 25 (2007): 10667–10672.
[48] M. J. West and A. P. King, "Female Visual Displays Affect the Development of Male Song in the Cowbird," *Nature* 334, no. 6179 (1988): 244–246.
[49] J. Krizman, S. Bonacina, and N. Kraus, "Sex Differences in Subcortical Auditory Processing Emerge Across Development," *Hearing Research* 380 (2019): 166–174.
[50] C. J. Limb and A. R. Braun, "Neural Substrates of Spontaneous Musical Performance: An FMRI Study of Jazz Improvisation," *PLoS One* 3, no. 2 (2008): e1679.
[51] P. Marler, S. Peters, G. F. Ball, A. M. Dufty Jr., and J. C. Wingfield, "The Role of Sex Steroids in the Acquisition and Production of Birdsong," *Nature* 336, no. 6201 (1988): 770–772.
[52] G. Ritchison, "Variation in the Songs of Female Black-Headed Grosbeaks," *Wilson Bulletin* 97, no. 1 (1985): 47–56.
[53] A. E. Illes and L. Yunes-Jimenez, "A Female Songbird Out-Sings Male Conspecifics During Simulated Territorial intrusions," *Proceedings of the Royal Society B: Biological Sciences* 276, no. 1658 (2009): 981–986.
[54] W. H. Webb, D. H. Brunton, J. D. Aguirre, D. B. Thomas, M. Valcu, and J. Dale, "Female Song Occurs in Songbirds with More Elaborate Female Coloration and Reduced Sexual Dichromatism," *Frontiers in Ecology and Evolution* 4 (2016): 22.
[55] C. Safina, *Becoming Wild: How Animal Cultures Raise Families, Create Beauty, and Achieve Peace* (New York: Henry Holt, 2020).

第11章 騒音——大騒ぎしないで、脳が壊れるから

[1] The National Institute for Occupational Safety and Health, "Occupational Noise Exposure: Revised Criteria, 1998," *U.S. Department of Health and Human Services* (1998): 98–126.
[2] M. Chasin, *Hear the Music: Hearing Loss Prevention for Musicians*, 4th ed. (Toronto: Musicians'

[23] W. Young and V. Arlington, "Translating the Language of Birds," *Verbatim* 28, no. 1 (2003): 1–5.

[24] Y. Chen, L. E. Matheson, and J. T. Sakata, "Mechanisms Underlying the Social Enhancement of Vocal Learning in Songbirds," *Proceedings of the National Academy of Sciences of the United States of America* 113, no. 24 (2016): 6641–6646.

[25] P. Marler, "A Comparative Approach to Vocal Learning—Song Development in White-Crowned Sparrows," *Journal of Comparative and Physiological Psychology* 71, no. 2 (1970): 1.

[26] W. H. Thorpe, "The Learning of Song Patterns by Birds, with Especial Reference to the Song of the Chaffinch Fringilla Coelebs," *Ibis* 100 (1958): 535–570.

[27] R. Dooling and M. Searcy, "Early Perceptual Selectivity in the Swamp Sparrow," *Developmental Psychobiology* 13, no. 5 (1980): 499–506.

[28] J. M. Moore and S. M. N. Woolley, "Emergent Tuning for Learned Vocalizations in Auditory Cortex," *Nature Neuroscience* 22, no. 9 (2019): 1469–1476.

[29] D. A. Nelson and P. Marler, "Innate Recognition of Song in White-Crowned Sparrows—a Role in Selective Vocal Learning," *Animal Behaviour* 46, no. 4 (1993): 806–808.

[30] R. F. Braaten and K. Reynolds, "Auditory Preference for Conspecific Song in Isolation-Reared Zebra Finches," *Animal Behaviour* 58, no. 1 (1999): 105–111.

[31] H. Lee, "In Birds' Songs, Brains and Genes, He Finds Clues to Speech: Interview with Erich Jarvis," *Quanta Magazine, January* 30, 2018.

[32] P. K. Kuhl, S. Kiritani, T. Deguchi, A. Hayashi, E. B. Stevens, C. D. Dugger, and P. Iverson, "Effects of Language Experience on Speech Perception: American and Japanese Infants' Perception of /Ra/ and /La/," *Journal of the Acoustical Society of America* 102, no. 5 (1997): 3135; P. K. Kuhl, K. A. Williams, F. Lacerda, K. N. Stevens, and B. Lindblom, "Linguistic Experience Alters Phonetic Perception in Infants by 6 Months of Age," *Science* 255, no. 5044 (1991): 606–608.

[33] P. K. Kuhl, F. M. Tsao, and H. M. Liu, "Foreign-Language Experience in Infancy: Effects of Short-Term Exposure and Social Interaction on Phonetic Learning," *Proceedings of the National Academy of Sciences of the United States of America* 100, no. 15 (2003): 9096–9101.

[34] S. Coren, "Do Dogs Have a Musical Sense?" *Psychology Today*, April 2, 2012, https://www.psychologytoday.com/us/blog/canine-corner/201204/do-dogs-have-musical-sense.

[35] M. R. Bregman, A. D. Patel, and T. Q. Gentner, "Songbirds Use Spectral Shape, Not Pitch, for Sound Pattern Recognition," *Proceedings of the National Academy of Sciences* 113, no. 6 (2016): 1666–1671.

[36] S. H. Hulse, A. H. Takeuchi, and R. F. Braaten, "Perceptual Invariances in the Comparative Psychology of Music," *Music Perception* 10, no. 2 (1992): 151–184.

[37] A. Bannerjee, S. M. Phelps, and M. A. Long, "Singing Mice," *Current Biology* 29 (2019): R183–R199.

[38] E. D. Jarvis, "Learned Birdsong and the Neurobiology of Human Language," *Annals of the New York Academy of Sciences* 1016 (2004): 749–777.

[39] S. Yanagihara and Y. Yazaki-Sugiyama, "Auditory Experience-Dependent Cortical Circuit Shaping for Memory Formation in Bird Song Learning," *Nature Communications* 7 (2016): 11946.

[40] R. Mooney, "Neural Mechanisms for Learned Birdsong," *Learning and Memory* 16, no. 11 (2009): 655–669.

[4] E. P. Kingsley, C. M. Eliason, T. Riede, Z. Li, T. W. Hiscock, M. Farnsworth, S. L. Thomson, F. Goller, C. J. Tabin, and J. A. Clarke, "Identity and Novelty in the Avian Syrinx," *Proceedings of the National Academy of Sciences of the United States of America* 115, no. 41 (2018): 10209–10217.
[5] R. A. Suthers, E. Vallet, A. Tanvez, and M. Kreutzer, "Bilateral Song Production in Domestic Canaries," *Journal of Neurobiology* 60, no. 3 (2004): 381–393.
[6] C. P. Elemans, I. L. Spierts, U. K. Muller, J. L. Van Leeuwen, and F. Goller, "Bird Song: Superfast Muscles Control Dove's Trill," *Nature* 431, no. 7005 (2004): 146.
[7] W. A. Calder, "Respiration During Song in the Canary (Serinus Canaria)," *Comparative Biochemistry and Physiology* 32, no. 2 (1970): 251–258.
[8] J. M. Wild, F. Goller, and R. A. Suthers, "Inspiratory Muscle Activity During Bird Song," *Journal of Neurobiology* 36, no. 3 (1998): 441–453.
[9] E. A. Armstrong, *A Study of Bird Song* (London: Oxford University Press, 1963).
[10] C. Safina, *Becoming Wild: How Animal Cultures Raise Families, Create Beauty, and Achieve Peace* (New York: Henry Holt, 2020).
[11] R. E. Lemon, "How Birds Develop Song Dialects," *Condor* 77, no. 4 (1975): 385–406; P. Marler and M. Tamura, "Song 'Dialects' in Three Populations of WhiteCrowned Sparrows," *Condor* 64 (1962): 368–377.
[12] M. C. Baker, K. J. Spitler-Nabors, and D. C. Bradley, "Early Experience Determines Song Dialect Responsiveness of Female Sparrows," *Science* 214, no. 4522 (1981): 819–821.
[13] E. L. Doolittle, B. Gingras, D. M. Endres, and W. T. Fitch, "Overtone-Based Pitch Selection in Hermit Thrush Song: Unexpected Convergence with Scale Construction in Human Music," *Proceedings of the National Academy of Sciences of the United States of America* 111, no. 46 (2014): 16616–16621.
[14] A. A. Saunders, "Octaves and Kilocycles in Bird Songs," *Wilson Bulletin* 71 (1959): 280–282.
[15] A. H. Wing "Notes on the Song Series of a Hermit Thrush in the Yukon," *The Auk* 68, no. 2 (1951): 189–193; C. Hartshorne, *Born to Sing: An Interpretation and World Survey of Bird Song* (Bloomington: Indiana University Press, 1973).
[16] E. L. Doolittle, B. Gingras, D. M. Endres, and W. T. Fitch, "Overtone-Based Pitch Selection in Hermit Thrush Song: Unexpected Convergence with Scale Construction in Human Music," *Proceedings of the National Academy of Sciences of the United States of America* 111, no. 46 (2014): 16616–16621.
[17] M. Araya-Salas, "Is Birdsong Music?" *Significance* 9, no. 6 (2012): 4–7.
[18] L. F. Baptista and R. A. Keister, "Why Birdsong Is Sometimes Like Music," *Perspectives in Biology and Medicine* 48, no. 3 (2005): 426–443.
[19] L. F. Baptista and R. A. Keister, "Why Birdsong Is Sometimes Like Music," *Perspectives in Biology and Medicine* 48, no. 3 (2005): 426–443.
[20] E. A. Armstrong, *A Study of Bird Song* (London: Oxford University Press, 1963).
[21] A. T. Tierney, F. A. Russo, and A. D. Patel, "The Motor Origins of Human and Avian Song Structure," *Proceedings of the National Academy of Sciences of the United States of America* 108, no. 37 (2011): 15510–15515.
[22] E. Doolittle, "Music Theory Is for the Birds," *Conrad Grebel Review* 33, no. 2 (2015): 238–248.

[35] E. Bialystok, F. I. Craik, R. Klein, and M. Viswanathan, "Bilingualism, Aging, and Cognitive Control: Evidence from the Simon Task," *Psychology and Aging* 19, no. 2 (2004): 290–303.

[36] J. Krizman, V. Marian, A. Shook, E. Skoe, and N. Kraus, "Subcortical Encoding of Sound Is Enhanced in Bilinguals and Relates to Executive Function Advantages," *Proceedings of the National Academy of Sciences of the United States of America* 109, no. 20 (2012): 7877–7881; J. Krizman, J. Slater, E. Skoe, V. Marian, and N. Kraus, "Neural Processing of Speech in Children Is Influenced by Extent of Bilingual Experience," *Neuroscience Letters* 585 (2015): 48–53.

[37] J. Krizman, J. Slater, E. Skoe, V. Marian, and N. Kraus, "Neural Processing of Speech in Children Is Influenced by Extent of Bilingual Experience," *Neuroscience Letters* 585 (2015): 48–53; J. Krizman, E. Skoe, V. Marian, and N. Kraus, "Bilingualism Increases Neural Response Consistency and Attentional Control: Evidence for Sensory and Cognitive Coupling," *Brain and Language* 128, no. 1 (2014): 34–40.

[38] T. D. Hanley, J. C. Snidecor, and R. L. Ringel, "Some Acoustic Differences Among Languages," *Phonetica* 14 (1966): 97–107.

[39] B. Lee and D. V. L. Sidtis, "The Bilingual Voice: Vocal Characteristics When Speaking Two Languages Across Speech Tasks," *Speech, Language and Hearing* 20, no. 3 (2017): 174–185.

[40] J. Krizman, E. Skoe, and N. Kraus, "Bilingual Enhancements Have No Socioeconomic Boundaries," *Developmental Science* 19, no. 6 (2016): 881–891.

[41] S. M. Carlson and A. N. Meltzoff, "Bilingual Experience and Executive Functioning in Young Children," *Developmental Science* 11, no. 2 (2008): 282–298.

[42] W. C. So, "Cross-Cultural Transfer in Gesture Frequency in Chinese-English Bilinguals," *Language and Cognitive Processes* 25, no. 10 (2010): 1335–1353.

[43] G. Stam, "Thinking for Speaking About Motion: L1 and L2 Speech and Gesture," *International Journal of Applied Linguistics* 44, no. 2 (2006).

[44] M. Gullberg, "Bilingualism and Gesture," in *The Handbook of Bilingualism and Multilingualism*, ed. T. K. Bhatia and W. C. Ritchie (Hoboken, NJ: Wiley-Blackwell, 2013), 417–437.

[45] B. de Gelder and M. J. Huis In 'T Veld, "Cultural Differences in Emotional Expressions and Body Language," in *The Oxford Handbook of Cultural Neuroscience*, ed. J. Y. Chiao, R. Seligman, and R. Turner (Oxford: Oxford University Press, 2016).

[46] C. L. Caldwell-Harris, "Emotionality Differences between a Native and Foreign Language: Theoretical Implications," *Frontiers in Psychology* 5 (2014): 1055.

[47] M. H. Bond and T. M. Lai, "Embarrassment and Code-Switching into a Second Language," *Journal of Social Psychology* 126, no. 2 (1986): 179–186.

第10章 鳥の歌

[1] M. Naguib and K. Riebel, "Singing in Space and Time: The Biology of Birdsong," in *Biocommunication of Animals*, ed. G. Witzany (Dordrecht: Springer Science+Business, 2014), 233–247.

[2] S. Nowicki, D. Hasselquist, S. Bensch, and S. Peters, "Nestling Growth and Song Repertoire Size in Great Reed Warblers: Evidence for Song Learning as an Indicator Mechanism in Mate Choice," *Proceedings of the Royal Society B: Biological Sciences* 267, no. 1460 (2000): 2419–2424.

[3] E. D. Jarvis, "Learned Birdsong and the Neurobiology of Human Language," *Annals of the New York Academy of Sciences* 1016 (2004): 749–777.

692–701; K. R. Paap, H. A. Johnson, and O. Sawi, "Bilingual Advantages in Executive Functioning Either Do Not Exist or Are Restricted to Very Specific and Undetermined Circumstances," *Cortex* 69 (2015): 265–278.

[28] E. Bialystok and M. M. Martin, "Attention and Inhibition in Bilingual Children: Evidence from the Dimensional Change Card Sort Task," *Developmental Science* 7, no. 3 (2014): 325–339; A. Costa, M. Hernández, and N. Sebastián-Gallés, "Bilingualism Aids Conflict Resolution: Evidence from the ANT Task" *Cognition* 106, no. 1 (2008): 59–86; E. Bialystok, "Cognitive Complexity and Attentional Control in the Bilingual Mind," *Child Development* 70, no. 3 (1999): 636–644; J. Krizman, V. Marian, A. Shook, E. Skoe, and N. Kraus, "Subcortical Encoding of Sound Is Enhanced in Bilinguals and Relates to Executive Function Advantages," *Proceedings of the National Academy of Sciences of the United States of America* 109, no. 20 (2012): 7877–7881.

[29] E. Bialystok, "Cognitive Complexity and Attentional Control in the Bilingual Mind," *Child Development* 70, no. 3 (1999): 636–44; H. K. Blumenfeld and V. Marian, "Bilingualism Influences Inhibitory Control in Auditory Comprehension," *Cognition* 118, no. 2 (2011): 245–257; A. Hartanto and H. Yang, "Does Early Active Bilingualism Enhance Inhibitory Control and Monitoring? A Propensity-Matching Analysis," *Journal of Experimental Psychology: Learning, Memory, and Cognition* 45, no. 2 (2019): 360–378; S. M. Carlson and A. N. Meltzoff, "Bilingual Experience and Executive Functioning in Young Children," *Developmental Science* 11, no. 2 (2008): 282–298.

[30] D. M. Antovich and K. Graf Estes, "Learning Across Languages: Bilingual Experience Supports Dual Language Statistical Word Segmentation," *Developmental Science* 21, no. 2 (2018).

[31] T. Wang and J. R. Saffran, "Statistical Learning of a Tonal Language: The Influence of Bilingualism and Previous Linguistic Experience," *Frontiers in Psychology* 5 (2014): 953; J. Bartolotti, V. Marian, S. R. Schroeder, and A. Shook, "Bilingualism and Inhibitory Control Influence Statistical Learning of Novel Word Forms," *Frontiers in Psychology* 2 (2011): 324.

[32] J. Bartolotti and V. Marian, "Bilinguals' Existing Languages Benefit Vocabulary Learning in a Third Language," *Language Learning* 67, no. 1 (2017): 110–140.

[33] C. M. Conway, D. B. Pisoni, and W. G. Kronenberger, "The Importance of Sound for Cognitive Sequencing Abilities: The Auditory Scaffolding Hypothesis," *Current Directions in Psychological Science* 18, no. 5 (2009): 275–279.

[34] M. A. Gremp, J. A. Deocampo, A. M. Walk, and C. M. Conway, "Visual Sequential Processing and Language Ability in Children Who Are Deaf or Hard of Hearing," *Journal of Child Language* 46, no. 4 (2019): 785–799; P. C. Hauser, J. Lukomski, and T. Hillman, "Development of Deaf and Hard-of-Hearing Students' Executive Function," in *Deaf Cognition: Foundations and Outcomes*, ed. M. Marschark and P. Hauser, 286–308 (New York: Oxford University Press, 2008); D. B. Pisoni and M. Cleary, "Learning, Memory, and Cognitive Processes in Deaf Children Following Cochlear Implantation," in *Cochlear Implants: Auditory Prostheses and Electric Hearing*, ed. F.-G. Zeng, A. N. Popper, and R. R. Fay, 377–426 (New York: Springer, 2004); L. S. Davidson, A. E. Geers, S. Hale, M. M. Sommers, C. Brenner, and B. Spehar, "Effects of Early Auditory Deprivation on Working Memory and Reasoning Abilities in Verbal and Visuospatial Domains for Pediatric Cochlear Implant Recipients," *Ear and Hearing* 40, no. 3 (2019): 517–528; S. V. Bharadwaj and J. A. Mehta, "An Exploratory Study of Visual Sequential Processing in Children with Cochlear Implants," *International Journal of Pediatric Otorhinolaryngology* 85 (2016): 158–165.

[16] P. K. Kuhl, K. A. Williams, F. Lacerda, K. N. Stevens, and B. Lindblom, "Linguistic Experience Alters Phonetic Perception in Infants by 6 Months of Age," *Science* 255, no. 5044 (1992): 606–608.

[17] C. M. Weber-Fox and H. J. Neville, "Maturational Constraints on Functional Specializations For Language Processing: ERP and Behavioral Evidence in Bilingual Speakers," *Journal of Cognitive Neuroscience* 8, no. 3 (1996): 231–56; V. Marian, M. Spivey, and J. Hirsch, "Shared and Separate Systems in Bilingual Language Processing: Converging Evidence from Eyetracking and Brain Imaging," *Brain and Language* 86, no. 1 (2003): 70–82; H. Sumiya and A. F. Healy, "Phonology in the Bilingual Stroop Effect," *Memory and Cognition* 32, no. 5 (2004): 752–758.

[18] A. Rodriguez-Fornells, A. van der Lugt, M. Rotte, B. Britti, H. J. Heinze, and T. F. Munte, "Second Language Interferes with Word Production in Fluent Bilinguals: Brain Potential and Functional Imaging Evidence," *Journal of Cognitive Neuroscience* 17, no. 3 (2005): 422–433.

[19] M. J. Spivey and V. Marian, "Cross Talk between Native and Second Languages: Partial Activation of an Irrelevant Lexicon," *Psychological Science* 10, no. 3 (1999): 281–284.

[20] G. Thierry and Y. J. Wu, "Brain Potentials Reveal Unconscious Translation During Foreign-Language Comprehension," *Proceedings of the National Academy of Sciences of the United States of America* 104, no. 30 (2007): 12530–12535.

[21] E. Bialystok, *Bilingualism in Development: Language, Literacy, and Cognition* (Cambridge: Cambridge University Press, 2001).

[22] P. M. Roberts, L. J. Garcia, A. Desrochers, and D. Hernandez, "English Performance of Proficient Bilingual Adults on the Boston Naming Test," *Aphasiology* 16, no. 4–6 (2002): 635–645; J. S. Portocarrero, R. G. Burright, and P. J. Donovick, "Vocabulary and Verbal Fluency of Bilingual and Monolingual College Students," *Archives of Clinical Neuropsychology* 22, no. 3 (2007): 415–422.

[23] M. Kaushanskaya and V. Marian, "Bilingual Language Processing and Interference in Bilinguals: Evidence from Eye Tracking and Picture Naming," *Language Learning* 57, no. 1 (2007): 119–163; G. M. Bidelman and L. Dexter, "Bilinguals at the 'Cocktail Party': Dissociable Neural Activity in Auditory-Linguistic Brain Regions Reveals Neurobiological Basis for Nonnative Listeners' Speech-in-Noise Recognition Deficits," *Brain and Language* 143 (2015): 32–41; C. L. Rogers, J. J. Lister, D. M. Febo, J. M. Besing, and H. B. Abrams, "Effects of Bilingualism, Noise, and Reverberation on Speech Perception by Listeners with Normal Hearing," *Applied Psycholinguistics* 27, no. 3 (2006): 465–485; L. H. Mayo, M. Florentine, and S. Buus, "Age of SecondLanguage Acquisition and Perception of Speech in Noise," *Journal of Speech, Language, and Hearing Research* 40, no. 3 (1997): 686–693.

[24] M. L. Garcia Lecumberri, M. Cooke, and A. Cutler, "Non-Native Speech Perception in Adverse Conditions: a Review," *Speech Communication* 52, no. 11–12 (2010): 864–886.

[25] P. A. Luce and D. B. Pisoni, "Recognizing Spoken Words: the Neighborhood Activation Model," *Ear and Hearing* 19, no. 1 (1998): 1–36.

[26] J. Krizman, A. R. Bradlow, S. S. Y. Lam, and N. Kraus, "How Bilinguals Listen in Noise: Linguistic and Non-Linguistic Factors," *Bilingualism: Language and Cognition* 20, no. 4 (2017): 834–843.

[27] A. S. Dick, N. L. Garcia, S. M. Pruden, W. K. Thompson, S. W. Hawes, M. T. Sutherland, M. C. Riedel, A. R. Laird, and R. Gonzalez, "No Evidence for a Bilingual Executive Function Advantage in the Nationally Representative ABCD Study," *Nature Human Behavior* 3, no. 7 (2019):

tomical Connectivity of Musicians' Visual Cortex," *NeuroImage* 212 (2020): 116666.

第9章 バイリンガル脳

[1] F. Grosjean, "Individual Bilingualism," in *The Encyclopedia of Language and Linguistics*, ed. R. E. Asher and J. M. Y. Simpson (Oxford: Pergamon Press, 1994).

[2] R. Näätänen, A. Lehtokoski, M. Lennes, M. Cheour, M. Huotilainen, A. Iivonen, M. Vainio, P. Alku, R. J. Ilmoniemi, A. Luuk, J. Allik, J. Sinkkonen, and K. Alho, "Language-Specific Phoneme Representations Revealed by Electric and Magnetic Brain Responses," *Nature* 385, no. 6615 (1997): 432–434.

[3] C. Ryan, *Language Use in the United States*: 2011 (Washington, DC: US Census Bureau, 2013).

[4] D. J. Saer, "The Effect of Bilingualism on Intelligence," *British Journal of Psychology* 14, no. 1 (1923): 25–38.

[5] G. G. Thompson, *Child Psychology; Growth Trends in Psychological Adjustment* (Boston: Houghton Mifflin, 1952).

[6] K. Hakuta, *Mirror of Language: The Debate on Bilingualism* (New York: Basic Books, 1986).

[7] A. Sharma and M. F. Dorman, "Neurophysiologic Correlates of Cross-Language Phonetic Perception," *Journal of the Acoustical Society of America* 107, no. 5, part 1 (2000): 2697–2703.

[8] A. Sharma and M. F. Dorman, "Neurophysiologic Correlates of Cross-Language Phonetic Perception," *Journal of the Acoustical Society of America* 107, no. 5, part 1 (2000): 2697–2703.

[9] A. M. Liberman, K. S. Harris, H. S. Hoffman, and B. C. Griffith, "The Discrimination of Speech Sounds Within and Across Phoneme Boundaries," *Journal of Experimental Psychology* 54, no. 5 (1957): 358–368.

[10] K. Tremblay, N. Kraus, T. J. McGee, C. W. Ponton, and B. Otis, "Central Auditory Plasticity: Changes in the N1-P2 Complex After Speech-Sound Training," *Ear and Hearing* 22, no. 2 (2001): 79–90; A. R. Bradlow, D. B. Pisoni, R. AkahaneYamada, and Y. Tohkura, "Training Japanese Listeners to Identify English /R/ and /L/: IV. Some Effects of Perceptual Learning on Speech Production," *Journal of the Acoustical Society of America* 101, no. 4 (1997): 2299–2310.

[11] A. R. Bradlow, R. Akahane-Yamada, D. B. Pisoni, and Y. Tohkura, "Training Japanese Listeners to Identify English /R/ and /L/: Long-Term Retention of Learning in Perception and Production," *Perception and Psychophysics* 61, no. 5 (1999): 977–985.

[12] R. Näätänen, A. Lehtokoski, M. Lennes, M. Cheour, M. Huotilainen, A. Iivonen, M. Vainio, P. Alku, R. J. Ilmoniemi, A. Luuk, J. Allik, J. Sinkkonen, and K. Alho, "Language-Specific Phoneme Representations Revealed by Electric and Magnetic Brain Responses," *Nature* 385, no. 6615 (1997): 432–434.

[13] B. Chandrasekaran, A. Krishnan, and J. T. Gandour, "Mismatch Negativity to Pitch Contours Is Influenced by Language Experience," *Brain Research* 1128, no. 1 (2007): 148–156.

[14] M. Cheour, R. Ceponiene, A. Lehtokoski, A. Luuk, J. Allik, K. Alho, and R. Näätänen, "Development of Language-Specific Phoneme Representations in the Infant Brain," *Nature Neuroscience* 1, no. 5 (1998): 351–353.

[15] P. K. Kuhl, S. Kiritani, T. Deguchi, A. Hayashi, E. B. Stevens, C. D. Dugger, and P. Iverson, "Effects of Language Experience on Speech Perception: American and Japanese Infants' Perception of /Ra/ and /La/," *Journal of the Acoustical Society of America* 102, no. 5 (1997): 3135.

[38] N. Mammarella, B. Fairfield, and C. Cornoldi, "Does Music Enhance Cognitive Perfor mance in Healthy Older Adults? the Vivaldi Effect" *Aging Clinical and Experimental Research* 19, no. 5 (2007): 394–399; H. C. Beh and R. Hirst, "Performance on Driving-Related Tasks During Music," *Ergonomics* 42, no. 8 (1999): 1087–1098; S. Hallam, J. Price, and G. Katsarou, "The Effects of Background Music on Primary School Pupils' Task Performance," *Educational Studies* 28, no. 2 (2002): 111–122.

[39] L. Ferreri, E. Mas-Herrero, R. J. Zatorre, P. Ripolles, A. Gomez-Andres, H. Alicart, G. Olive, et al., "Dopamine Modulates the Reward Experiences Elicited by Music," *Proceedings of the National Academy of Sciences of the United States of America* 116, no. 9 (2019): 3793–3798.

[40] F. G. Ashby, A. M. Isen, and U. Turken, "A Neuropsychological Theory of Positive Affect and Its Influence on Cognition," *Psychological Review* 106, no. 3 (1999): 529–550.

[41] T. Särkämö and D. Soto, "Music Listening After Stroke: Beneficial Effects and Potential Neural Mechanisms," *Annals of the New York Academy of Sciences* 1252 (2012): 266–281.

[42] N. Kraus, J. Slater, E. Thompson, J. Hornickel, D. Strait, T. Nicol, and T. WhiteSchwoch, "Auditory Learning Through Active Engagement with Sound: Biological Impact of Community Music Lessons in At-Risk Children," *Frontiers in Neuroscience*8 (2014): 351.

[43] N. Kraus, J. Slater, E. Thompson, J. Hornickel, D. Strait, T. Nicol, and T. WhiteSchwoch, "Music Enrichment Programs Improve the Neural Encoding of Speech in At-Risk Children," *Journal of Neuroscience* 34, no. 36 (2014): 11913–18; J. Slater, E. Skoe, D. L. Strait, S. O'Connell, E. Thompson, and N. Kraus, "Music Training Improves Speech-in-Noise Perception: Longitudinal Evidence from a CommunityBased Music Program," *Behavioural Brain Research* 291 (2015): 244–252.

[44] M. L. Fermanich, "Money for Music Education: A District Analysis of the How, What, and Where of Spending for Music Education," *Journal of Education Finance* 37, no. 2 (2011): 130–149.

[45] N. Kraus and T. White-Schwoch, "The Argument for Music Education," *American Scientist* 108 (2020): 210–213.

[46] J. Daugherty, "Why Music Matters: The Cognitive Personalism of Reimer and Elliott," *Australian Journal of Music Education* 1 (1996): 29–37.

[47] B. Reimer, *A Philosophy of Music Education* (Englewood Cliffs, NJ: Prentice-Hall, 1970). [『音楽教育の哲学』丸山忠璋訳、音楽之友社、1987年]

[48] A. D. Patel, "Evolutionary Music Cognition: Cross-species Studies," in *Foundations in Music Psychology: Theory and Research*, ed. P. J. Rentfrow and D. Levitin (Cambridge, MA: MIT Press, 2019), 459–501.

[49] I. Peretz, *How Music Sculpts Our Brain* (Paris/New York: Odile Jacob, 2019).

[50] D. Elliott, *Music Matters: A Philosophy of Music Education* (New York: Oxford University Press, 1995).

[51] J. Slater, A. Azem, T. Nicol, B. Swedenborg, and N. Kraus, "Variations on the Theme of Musical Expertise: Cognitive and Sensory Processing in Percussionists, Vocalists and Non-Musicians," *European Journal of Neuroscience* 45, no. 7 (2017): 952–956.

[52] V. Mongelli, S. Dehaene, F. Vinckier, I. Peretz, P. Bartolomeo, and L. Cohen, "Music and Words in the Visual Cortex: The Impact of Musical Expertise," *Cortex* 86 (2017): 260–274; F. Bouhali, V. Mongelli, M. Thiebaut de Schotten, and L. Cohen, "Reading Music and Words: The Ana-

of Community Psychology (forthcoming).
[30] S. L. Hennessy, M. E. Sachs, B. Ilari, and A. Habibi, "Effects of Music Training onInhibitory Control and Associated Neural Networks in School-Aged Children: a Longitudinal Study," *Frontiers in Neuroscience* 13 (2019): 1080.
[31] V. Putkinen, M. Tervaniemi, K. Saarikivi, P. Ojala, and M. Huotilainen, "Enhanced Development of Auditory Change Detection in Musically Trained School-Aged Children: a Longitudinal Event-Related Potential Study. *Developmental Science* 17, no. 2 (2014): 282–297; A. T. Tierney, J. Krizman, and N. Kraus, "Music Training Alters the Course of Adolescent Auditory Development," *Proceedings of the National Academy of Sciences of the United States of America* 112, no. 32 (2015): 10062–10067; A. Habibi, A. Damasio, B. Ilari, R. Veiga, A. Joshi, R. Leahy, J. Haldar, D. Varadarajan, C. Bhushan, and H. Damasio, "Childhood Music Training Induces Change in Micro and Macroscopic Brain Structure; Results from a Longitudinal Study," *Cerebral Cortex* 28, no. 12 (2018): 4336–4347; A. Habibi, R. B. Cahn, A. Damasio, and H. Damasio, "Neural Correlates of Accelerated Auditory Processing in Children Engaged in Music Training," *Developmental Cognitive Neuroscience* 21 (2016): 1–14; B. S. Ilari, P. Keller, H. Damasio, and A. Habibi, "The Development of Musical Skills of Underprivileged Children Over the Course of 1 Year: A Study in the Context of an El Sistema-Inspired Program," *Frontiers in Psychology* 7 (2016): 62.
[32] A. J. Tomarken, G. S. Dichter, J. Garber, and C. Simien, "Resting Frontal Brain Activity: Linkages to Maternal Depression and Socio-Economic Status Among Adolescents. *Biological Psychology* 67, no. 1–2 (2004): 77–102; R. D. Raizada, T. L. Richards, A. Meltzoff, and P. K. Kuhl, "Socioeconomic Status Predicts Hemispheric Specialisation of the Left Inferior Frontal Gyrus in Young Children," *NeuroImage* 40, no. 3 (2008): 1392–1401; M. A. Sheridan, K. Sarsour, D. Jutte, M. D'Esposito, and W. T. Boyce, "The Impact of Social Disparity on Prefrontal Function in Childhood," *PLoS One* 7, no. 4 (2012): e35744; K. G. Noble, S. M. Houston, E. Kan, and E. R. Sowell, "Neural Correlates of Socioeconomic Status in the Developing Human Brain," *Developmental Science* 15, no. 4 (2012): 516–527; J. L. Hanson, A. Chandra, B. L. Wolfe, and S. D. Pollak, "Association between Income and the Hippocampus," *PLoS One* 6, no. 5 (2011): e18712; K. Jednoróg, I. Altarelli, K. Monzalvo, J. Fluss, J. Dubois, C. Billard, G. Dehaene-Lambertz, and F. Ramus, "The Influence of Socioeconomic Status onChildren's Brain Structure," *PLoS One* 7, no. 8 (2012): e4248.
[33] E. Skoe, J. Krizman, and N. Kraus, "The Impoverished Brain: Disparities in Maternal Education Affect the Neural Response to Sound," *Journal of Neuroscience* 33, no. 44 (2013): 17221–1731.
[34] M. Lacour and L. D. Tissington, "The Effects of Poverty on Academic Achievement," *Educational Research Review* 7, no. 6 (2011): 522–527.
[35] K. E. Stanovich, "Matthew Effects in Reading—Some Consequences of Individual-Differences in the Acquisition of Literacy," *Reading Research Quarterly* 21, no. 4 (1986): 360–407.
[36] J. Slater, D. Strait, E. Skoe, S. O'Connell, E. Thompson, and N. Kraus, "Longitudinal Effects of Group Music Instruction onLiteracy Skills in Low Income Children," *PLOS ONE* 9, no. 11 (2014): e113383.
[37] S. Saarikallio and J. Erkkilä, "The Role of Music in Adolescents' Mood Regulation," *Psychology of Music* 35 (2007): 88–109; S. Saarikallio, "Music as Emotional SelfRegulation Throughout Adulthood," *Psychology of Music* 39, no. 3 (2011): 307–327.

Equally Adept at Perceiving Masked Speech," *Journal of the Acoustical Society of America* 137, no. 1 (2015): 378–387.

[19] E. Skoe and N. Kraus, "A Little Goes a Long Way: How the Adult Brain Is Shaped by Musical Training in Childhood," *Journal of Neuroscience* 32, no. 34 (2012): 11507–11510.

[20] T. White-Schwoch, K. W. Carr, S. Anderson, D. L. Strait, and N. Kraus, "Older Adults Benefit from Music Training Early in Life: Biological Evidence for Long-Term Training-Driven Plasticity," *Journal of Neuroscience* 33, no. 45 (2013): 17667–17674; B. Hanna-Pladdy and A. Mackay, "The Relation between Instrumental Musical Activity and Cognitive Aging," *Neuropsychology* 23, no. 3 (2011): 378–386; M. A. Balbag, N. L. Pedersen and M. Gatz, "Playing a Musical Instrument as a Protective Factor against Dementia and Cognitive Impairment: A Population-Based Twin Study," *Internation Journal of Alzheimer's Disease* 2014 (2014): 836748; T. Amer, B. Kalender, L. Hasher, S. E. Trehub and Y. Wong, "Do Older Professional Musicians Have Cognitive Advantages?" *PLOS ONE* 8, no. 8 (2013): e71630.

[21] A. Tierney, J. Krizman, E. Skoe, K. Johnston, and N. Kraus, "High School Music Classes Enhance the Neural Processing of Speech," *Frontiers in Psychology* 4 (2013): 855; A. T. Tierney, J. Krizman, and N. Kraus, "Music Training Alters the Course of Adolescent Auditory Development," *Proceedings of the National Academy of Sciences of the United States of America* 112, no. 32 (2015): 10062–10067.

[22] J. Hornickel, E. Skoe, T. Nicol, S. Zecker, and N. Kraus, "Subcortical Differentiation of Stop Consonants Relates to Reading and Speech-in-Noise Perception," *Proceedings of the National Academy of Sciences of the United States of America* 106, no. 31 (2009): 13022–13027.

[23] J. Chobert, C. François, J. L. Velay, and M. Besson, "Twelve Months of Active Musical Training in 8- to 10-Year-Old Children Enhances the Preattentive Processing of Syllabic Duration and Voice Onset Time," *Cerebral Cortex* 24, no. 4 (2014): 956–967.

[24] S. Moreno, C. Marques, A. Santos, M. Santos, S. L. Castro, and M. Besson, "Musical Training Influences Linguistic Abilities in 8-Year-Old Children: More Evidence for Brain Plasticity," *Cerebral Cortex* 19, no. 3 (2009): 712–723; S. Moreno and M. Besson, "Influence of Musical Training on Pitch Processing: Event-Related Brain Potential Studies of Adults and Children," *Annals of the New York Academy of Sciences* 1060 (2005): 93–97; S. Moreno, E. Bialystok, R. Barac, E. G. Schellenberg, N. J. Cepeda, and T. Chau, "Short-Term Music Training Enhances Verbal Intelligence and Executive Function," *Psychological Science* 22, no. 11 (2011): 1425–1433.

[25] A. C. Jaschke, H. Honing, and E. J. A. Scherder, "Longitudinal Analysis of Music Education on Executive Functions in Primary School Children," *Frontiers in Neuroscience* 12 (2018): 103.

[26] A. Habibi, B. R. Cahn, A. Damasio, and H. Damasio, "Neural Correlates of Accelerated Auditory Processing in Children Engaged in Music Training," *Developmental Cognitive Neuroscience* 21 (2016): 1–14.

[27] H. Yang, W. Ma, D. Gong, J. Hu, and D. Yao, "A Longitudinal Study on Children's Music Training Experience and Academic Development," *Scientific Reports* 4 (2014): 5854.

[28] T. Linnavalli, V. Putkinen, J. Lipsanen, M. Huotilainen, and M. Tervaniemi, "Music Playschool Enhances Children's Linguistic Skills," *Scientific Reports* 8, no. 1 (2018): 8767.

[29] M. L. Whitson, S. Robinson, K. V. Valkenburg, and M. Jackson, "The Benefits of an After-school Music Program for Low-Income, Urban Youth: the Music Haven Evaluation Project," *Journal*

Classes Enhance the Neural Processing of Speech," *Frontiers in Psychology* 4 (2013): 855; D. L. Strait, A. Parbery-Clark, E. Hittner, and N. Kraus, "Musical Training During Early Childhood Enhances the Neural Encoding of Speech in Noise," *Brain and Language* 123, no. 3 (2012): 191–201; D. L. Strait, A. Parbery-Clark, S. O'Connell, and N. Kraus, "Biological Impact of Preschool Music Classes on Processing Speech in Noise," *Developmental Cognitive Neuroscience* 6 (2013): 51–60; A. Parbery-Clark, E. Skoe, and N. Kraus, "Musical Experience Improves Speechin-Noise Perception: Behavioural and Neurophysiological Evidence," presentation at Society for Music Perception and Cognition, Indianapolis, IN, 2009.

[10] J. Slater, E. Skoe, D. L. Strait, S. O'Connell, E. Thompson, and N. Kraus, "Music Training Improves Speech-in-Noise Perception: Longitudinal Evidence from a Community-Based Music Program," *Behavioural Brain Research* 291 (2015): 244–252.

[11] Y. Du and R. J. Zatorre, "Musical Training Sharpens and Bonds Ears and Tongue to Hear Speech Better," *Proceedings of the National Academy of Sciences of the United States of America* 114, no. 51 (2017): 13579–13584.

[12] A. Parbery-Clark, E. Skoe, and N. Kraus, "Musical Experience Limits the Degradative Effects of Background Noise on the Neural Processing of Sound," *Journal of Neuroscience* 29, no. 45 (2009): 14100–14107.

[13] J. Slater, N. Kraus, K. W. Carr, A. Tierney, A. Azem, and R. Ashley, "Speech-in-Noise Perception Is Linked to Rhythm Production Skills in Adult Percussionists and Non-Musicians," *Language, Cognition and Neuroscience* 33, no. 6 (2018): 710–717.

[14] A. Parbery-Clark, E. Skoe, C. Lam, and N. Kraus, "Musician Enhancement for Speech-in-Noise," *Ear and Hearing* 30, no. 6 (2009): 653–661.

[15] B. R. Zendel and C. Alain, "Concurrent Sound Segregation Is Enhanced in Musicians," *Journal of Cognitive Neuroscience* 21, no. 8 (2009): 1488–1498; B. R. Zendel and C. Alain, "Musicians Experience Less Age-Related Decline in Central Auditory Processing," *Psychology and Aging* 27, no. 2 (2012): 410–417; D. L. Strait, A. Parbery-Clark, E. Hittner, and N. Kraus, "Musical Training During Early Childhood Enhances the Neural Encoding of Speech in Noise," *Brain and Language* 123, no. 3 (2012): 191–201; A. Parbery-Clark, D. L. Strait, S. Anderson, E. Hittner, and N. Kraus, "Musical Experience and the Aging Auditory System: Implications for Cognitive Abilities and Hearing Speech in Noise," *PLoS One* 6, no. 5 (2011): e18082; B. HannaPladdy and A. Mackay, "The Relation between Instrumental Musical Activity and Cognitive Aging," *Neuropsychology* 25, no. 3 (2011): 378–386.

[16] P. C. M. Wong, E. Skoe, N. M. Russo, T. Dees, and N. Kraus, "Musical Experience Shapes Human Brainstem Encoding of Linguistic Pitch Patterns," *Nature Neuroscience* 10, no. 4 (2007): 420–422.

[17] A. Parbery-Clark, D. L. Strait, and N. Kraus, "Context-Dependent Encoding in the Auditory Brainstem Subserves Enhanced Speech-in-Noise Perception in Musicians," *Neuropsychologia* 49, no. 12 (2011): 3338–3345; C. Francois and D. Schön, "Musical Expertise Boosts Implicit Learning of Both Musical and Linguistic Structures," *Cerebral Cortex* 21, no. 10 (2011): 2357–2365.

[18] D. R. Ruggles, R. L. Freyman, and A. J. Oxenham, "Influence of Musical Training on Understanding Voiced and Whispered Speech in Noise," *PLOS ONE* 9, no. 1 (2014): e86980; D. Boebinger, S. Evans, S. Rosen, C. F. Lima, T. Manly, and S. K. Scott, "Musicians and Non-Musicians Are

Reading Readiness of Native- and Foreign-Spanish-Speaking Children," *Psychology of Music* 39, no. 1 (2010): 68–81; F. Degé and G. Schwarzer, "The Effect of a Music Program onPhonological Awareness in Preschoolers," *Frontiers in Psychology* 2 (2011): 124.

[7] E. Flaugnacco, L. Lopez, C. Terribili, M. Montico, S. Zoia, and D. Schon, "Music Training Increases Phonological Awareness and Reading Skills in Developmental Dyslexia: A Randomized Control Trial," *PLOS ONE* 10, no. 9 (2015): e0138715; H. CogoMoreira, C. R. Brandão de Ávila, G. B. Ploubidis, and J. de Jesus Maria, "Effectiveness of Music Education for the Improvement of Reading Skills and Academic Achievement in Young Poor Readers: A Pragmatic Cluster-Randomized, Controlled Clinical Trial," *PLOS ONE* 8, no. 3 (2013): e59984; D. Fisher, "Early Language Learning with and Without Music," *Reading Horizons* 42, no. 1 (2001); I. Hurwitz, P. H. Wolff, B. D. Bortnick, and K. Kokas, "Nonmusical Effects of Kodaly Music Curriculum in Primary Grade Children," *Journal of Learning Disabilities* 8, no. 3 (1975): 167–74; S. Douglas and P. Willatts, "The Relationship between Musical Ability and Literacy Skills," *Journal of Research in Reading* 17, no. 2 (1994): 99–107; M. Forgeard, E. Winner, A. Norton, and G. Schlaug, "Practicing a Musical Instrument in Childhood Is Associated with Enhanced Verbal Ability and Nonverbal Reasoning," *PLOS ONE* 3, no. 10 (2008): e3566; S. Moreno, C. Marques, A. Santos, M. Santos, S. L. Castro, and M. Besson, "Musical Training Influences Linguistic Abilities in 8-Year-Old Children: More Evidence for Brain Plasticity," *Cerebral Cortex* 19, no. 3 (2009): 712–23; G. E. Taub and P. J. Lazarus, "The Effects of Training in Timing and Rhythm on Reading Achievment," *Contemporary Issues in Education Research* 5, no. 4 (2013): 343–350; I. Rautenberg, "The Effects of Musical Training on the Decoding Skills of German-Speaking Primary School Children," *Journal of Research in Reading* 38, no. 1 (2015): 1–17.

[8] A. Tierney and N. Kraus, "The Ability to Move to a Beat Is Linked to the Consistency of Neural Responses to Sound," *Journal of Neuroscience* 33, no. 38 (2013): 14981–14988; K. Woodruff Carr, A. Tierney, T. White-Schwoch, and N. Kraus, "Intertrial Auditory Neural Stability Supports Beat Synchronization in Preschoolers," *Developmental Cognitive Neuroscience* 17 (2016): 76–82; N. Kraus, J. Slater, E. Thompson, J. Hornickel, D. Strait, T. Nicol, and T. White-Schwoch, "Music Enrichment Programs Improve the Neural Encoding of Speech in At-Risk Children," *Journal of Neuroscience* 34, no. 36 (2014): 11913–11918.

[9] A. Parbery-Clark, E. Skoe, C. Lam, and N. Kraus, "Musician Enhancement for Speech-in-Noise," *Ear and Hearing* 30, no. 6 (2009): 653–61; B. R. Zendel and C. Alain, "Concurrent Sound Segregation Is Enhanced in Musicians," *Journal of Cognitive Neuroscience* 21, no. 8 (2009): 1488–1498; B. R. Zendel and C. Alain, "Musicians Experience Less Age-Related Decline in Central Auditory Processing," *Psychology and Aging* 27, no. 2 (2012): 410–17; G. M. Bidelman and A. Krishnan, "Effects of Reverberation on Brainstem Representation of Speech in Musicians and Non-Musicians," *Brain Research* 1355 (2010): 112–125; A. Parbery-Clark, E. Skoe, and N. Kraus, "Biological Bases for the Musician Advantage for Speech-in-Noise," presentation at Society for Neuroscience, Auditory Satellite (APAN), Chicago, 2009; A. Parbery-Clark, E. Skoe, and N. Kraus, "Musical Experience Limits the Degradative Effects of Background Noise on the Neural Processing of Sound," *Journal of Neuroscience* 29, no. 45 (2009): 14100–14107; A. Parbery-Clark, A. Tierney, D. Strait, and N. Kraus, "Musicians Have Fine-Tuned Neural Distinction of Speech Syllables," *Neuroscience* 219 (2012): 111–119; A. Tierney, J. Krizman, E. Skoe, K. Johnston, and N. Kraus, "High School Music

ia," *Music Perception* 25, no. 4 (2008): 383–390.

[4] J. Slater, A. Tierney, and N. Kraus, "At-Risk Elementary School Children with One Year of Classroom Music Instruction Are Better at Keeping a Beat," *PLoS One* 8, no. 10 (2013): e77250.

[5] M. Forgeard, G. Schlaug, A. Norton, C. Rosam, U. Iyengar, and E. Winner, "The Relation between Music and Phonological Processing in Normal-Reading Children and Children with Dyslexia," *Music Perception* 25, no. 4 (2008): 383–390; S. H. Anvari, L. J. Trainor, J. Woodside, and B. A. Levy, "Relations Among Musical Skills, Phonological Processing, and Early Reading Ability in Preschool Children," *Journal of Experimental Child Psychology* 83, no. 2 (2002): 111–130; M. Huss, J. P. Verney, T. Fosker, N. Mead, and U. Goswami, "Music, Rhythm, Rise Time Perception and Developmental Dyslexia: Perception of Musical Meter Predicts Reading and Phonology," *Cortex* 47, no. 6 (2011): 674–689; R. F. McGivern, C. Berka, M. L. Languis, and S. Chapman, "Detection of Deficits in Temporal Pattern Discrimination Using the Seashore Rhythm Test in Young Children with Reading Impairments," *Journal of Learning Disabilities* 24, no. 1 (1991): 58–62; B. W. Atterbury, "A Comparison of Rhythm Pattern Perception and Perfor mance in Normal and Learning-Disabled Readers, Age 7 and 8," *Journal of Research in Music Education* 31, no. 4 (1983): 259–270; G. Dellatolas, L. Watier, M. T. Le Normand, T. Lubart, and C. Chevrie-Muller, "Rhythm Reproduction in Kindergarten, Reading Performance at Second Grade, and Developmental Dyslexia Theories," *Archives of Clinical Neuropsychology* 24, no. 6 (2009): 555–563; C. Moritz, S. Yampolsky, G. Papadelis, J. Thomson, and M. Wolf, "Links between Early Rhythm Skills, Musical Training, and Phonological Awareness," *Reading and Writing* 26 (2013): 739–769; J. Thomson, B. Fryer, J. Maltby, and U. Goswami, "Auditory and Motor Rhythm Awareness in Adults with Dyslexia," *Journal of Research in Reading* 29 (2006): 334–348; J. M. Thomson and U. Goswami,"Rhythmic Processing in Children with Developmental Dyslexia: Auditory and Motor Rhythms Link to Reading and Spelling," *Journal of Physiology* 102, no. 1–3 (2008): 120–129; K. H. Corriveau and U. Goswami, "Rhythmic Motor Entrainment in Children with Speech and Language Impairments: Tapping to the Beat," *Cortex* 45, no. 1 (2009): 119–130; D. David, L. Wade-Woolley, J. R. Kirby, and K. Smithrim, "Rhythm and Reading Development in School-Age Children: A Longitudinal Study," *Journal of Research in Reading* 30, no. 2 (2007): 169–183; P. Wolff, "Timing Precision and Rhythm in Developmental Dyslexia," *Reading and Writing* 15 (2002): 179–120.

[6] C. Moritz, S. Yampolsky, G. Papadelis, J. Thomson, and M. Wolf, "Links between Early Rhythm Skills, Musical Training, and Phonological Awareness," *Reading and Writing* 26 (2013): 739–769; E. Flaugnacco, L. Lopez, C. Terribili, M. Montico, S. Zoia, and D. Schon, "Music Training Increases Phonological Awareness and Reading Skills in Developmental Dyslexia: A Randomized Control Trial," *PLOS ONE* 10, no. 9 (2015): e0138715; K. Overy, "Dyslexia and Music: From Timing Deficits to Musical Intervention," in *The Neurosciences and Music*, ed. G. Avanzini, C. Faienza, L. Lopez, M. Majno, and D. Minciacchi, 497–505 (New York: The New York Academy of Sciences, 2003); H. Cogo-Moreira, C. R. Brandão de Ávila, G. B. Ploubidis, and J. de Jesus Maria, "Effectiveness of Music Education for the Improvement of Reading Skills and Academic Achievement in Young Poor Readers: A Pragmatic Cluster-Randomized, Controlled Clinical Trial," *PLOS ONE* 8, no. 3 (2013): e59984; F. H. Rauscher and S. C. Hinton, "Music Instruction and Its Diverse Extra-Musical Benefits," *Music Perception* 29, no. 2 (2011): 215–226; L. Herrera, O. Lorenzo, S. Defior, G. Fernandez-Smith, and E. CostaGiomi, "Effects of Phonological and Musical Training on the

Emerge Across Development," *Hearing Research* 380 (2019): 166–174.

[65] J. Jerger and J. Hall, "Effects of Age and Sex on Auditory Brainstem Response," *Archives of Otolaryngology—Head and Neck Surgery* 106, no. 7 (1980): 387–391.

[66] J. L. Krizman, S. Bonacina, N. Kraus "Sex Differences in Subcortical Auditory Processing Only Partially Explain Higher Prevalence of Language Disorders in Males," *Hearing Research* 398 (2020): 108075.

[67] W. Kintsch and E. Kozminsky, "Summarizing Stories After Reading and Listening," *Journal of Educational Psychology* 69, no. 5 (1977): 491–499; B. A. Rogowsky, B. M. Calhoun, and P. Tallal, "Does Modality Matter? The Effects of Reading, Listening, and Dual Modality on Comprehension," *Sage Open* 6, no. 3 (2016); F. Deniz, A. O. Nunez-Elizalde, A. G. Huth, and J. L. Gallant, "The Representation of Semantic Information Across Human Cerebral Cortex During Listening Versus Reading Is Invariant to Stimulus Modality," *Journal of Neuroscience* 39, no. 39 (2019): 7722–7736.

[68] C. M. MacLeod, N. Gopie, K. L. Hourihan, K. R. Neary, and J. D. Ozubko, "The Production Effect: Delineation of a Phenomenon," *Journal of Experimental Psychology: Learning, Memory, and Cognition* 36 (2010): 671–685; V. E. Pritchard, M. HeronDelaney, S. A. Malone, and C. M. MacLeod, "The Production Effect Improves Memory in 7- to 10-Year-Old Children." *Child Development* 91, no. 3 (2020): 901–913.

第8章 音楽と言語の協調関係

[1] A. Parbery-Clark, E. Skoe, C. Lam, and N. Kraus, "Musician Enhancement for Speech-in-Noise," *Ear and Hearing* 30, no. 6 (2009): 653–661; B. R. Zendel and C. Alain, "Concurrent Sound Segregation Is Enhanced in Musicians," *Journal of Cognitive Neuroscience* 21, no. 8 (2009): 1488–1498; B. R. Zendel and C. Alain, "Musicians Experience Less Age-Related Decline in Central Auditory Processing," *Psychology and Aging* 27, no. 2 (2012): 410–417; G. M. Bidelman and A. Krishnan, "Effects of Reverberation on Brainstem Representation of Speech in Musicians and NonMusicians," *Brain Research* 1355 (2010): 112–125; A. Parbery-Clark, E. Skoe, and N. Kraus, *Biological Bases for the Musician Advantage for Speech-in-Noise. Society for Neuroscience, Auditory Satellite* (Chicago: APAN, 2009); A. Parbery-Clark, E. Skoe, and N. Kraus, "Musical Experience Limits the Degradative Effects of Background Noise on the Neural Processing of Sound," *Journal of Neuroscience* 29, no. 45 (2009): 14100–14107; A. Parbery-Clark, A. Tierney, D. Strait, and N. Kraus, "Musicians Have FineTuned Neural Distinction of Speech Syllables," *Neuroscience* 219 (2012): 111–119; A. Tierney, J. Krizman, E. Skoe, K. Johnston, and N. Kraus, "High School Music Classes Enhance the Neural Processing of Speech," *Frontiers in Psychology* 4 (2013): 855; D. L. Strait, A. Parbery-Clark, E. Hittner, and N. Kraus, "Musical Training During Early Childhood Enhances the Neural Encoding of Speech in Noise," *Brain and Language* 123, no. 3 (2012): 191–201; D. L. Strait, A. Parbery-Clark, S. O'Connell, and N. Kraus, "Biological Impact of Preschool Music Classes onProcessing Speech in Noise," *Developmental Cognitive Neuroscience* 6 (2013): 51–60.

[2] A. D. Patel, "Why Would Musical Training Benefit the Neural Encoding of Speech? The OPERA Hypothesis," *Frontiers in Psychology* 2 (2011): 142.

[3] M. Forgeard, G. Schlaug, A. Norton, C. Rosam, U. Iyengar, and E. Winner, "The Relation between Music and Phonological Processing in Normal-Reading Children and Children with Dyslex-

[51] E. Skoe, J. Krizman, and N. Kraus, "The Impoverished Brain: Disparities in Maternal Education Affect the Neural Response to Sound," *Journal of Neuroscience* 33, no. 44 (2013): 17221–17231.

[52] N. M. Russo, E. Skoe, B. Trommer, T. Nicol, S. Zecker, A. Bradlow, and N. Kraus, "Deficient Brainstem Encoding of Pitch in Children with Autism Spectrum Disorders," *Clinical Neurophysiology* 119, no. 8 (2008): 1720–1723.

[53] D. A. Abrams, C. J. Lynch, K. M. Cheng, J. Phillips, K. Supekar, S. Ryali, L. Q. Uddin, and V. Menon, "Underconnectivity between Voice-Selective Cortex and Reward Circuitry in Children with Autism," *Proceedings of the National Academy of Sciences of the United States of America* 110, no. 29 (2013): 12060–12065.

[54] C. Chevallier, G. Kohls, V. Troiani, E. S. Brodkin, and R. T. Schultz, "The Social Motivation Theory of Autism," *Trends in Cognitive Sciences* 16, no. 4 (2012): 231–239.

[55] M. Font-Alaminos, M. Cornella, J. Costa-Faidella, A. Hervás, S. Leung, I. Rueda, and C. Escera, "Increased Subcortical Neural Responses to Repeating Auditory Stimulation in Children with Autism Spectrum Disorder," *Biological Psychology* (in press).

[56] B. L. Maslen and J. R. Maslen, *Bob Books Series* (Scholastic: New York, 1976–).

[57] W. I. Serniclaes, S. Van Heghe, P. Mousty, R. Carr, and L. Sprenger-Charolles, "Allophonic Mode of Speech Perception in Dyslexia," *Journal of Experimental Child Psychology* 87, no. 4 (2004): 336–361.

[58] D. A. Treffert, "The Savant Syndrome: An Extraordinary Condition. A Synopsis: Past, Present, Future," *Philosophical Transactions of the Royal Society of London. Series B, Biological Sciences* 364, no. 1522 (2009): 1351–1357.

[59] E. L. Grigorenko, A. Klin, D. L. Pauls, R. Senft, C. Hooper, and F. Volkmar, "A Descriptive Study of Hyperlexia in a Clinically Referred Sample of Children with Developmental Delays," *Journal of Autism and Developmental Disorders* 32, no. 1 (2002): 3–12.

[60] J. M. Quinn and R. K. Wagner, "Gender Differences in Reading Impairment and in the Identification of Impaired Readers: Results from a Large-Scale Study of At-Risk Readers," *Journal of Learning Disabilities* 48, no. 4 (2015): 433–445; K. A. Flannery, J. Liederman, L. Daly, and J. Schultz, "Male Prevalence for Reading Disability Is Found in a Large Sample of Black and White Children Free from Ascertainment Bias," *Journal of the International Neuropsychological Society* 6, no. 4 (2000): 433–442.

[61] J. I Benichov, S. E. Benezra, D. Vallentin, E. Globerson, M. A. Long, and O. Tchernichovski, "The Forebrain Song System Mediates Predictive Call Timing in Female and Male Zebra Finches," *Current Biology* 26, no. 3 (2016): 309–318.

[62] C. Del Negro and J. M. Edeline, "Differences in Auditory and Physiological Properties of HVc Neurons between Reproductively Active Male and Female Canaries (*Serinus Canaria*)," *European Journal of Neuroscience* 14, no. 8 (2001): 1377–1389; M. D. Gall, T. S. Salameh, and J. R. Lucas, "Songbird Frequency Selectivity and Temporal Resolution Vary with Sex and Season," *Proceedings of the Royal Society B: Biological Sciences* 280, no. 1751 (2013): 20122296.

[63] J. A. Miranda, K. N. Shepard, S. K. McClintock, and R. C. Liu, "Adult Plasticity in the Subcortical Auditory Pathway of the Maternal Mouse," *PLoS One* 9, no. 7 (2014): e101630.

[64] J. Krizman, S. Bonacina, and N. Kraus, "Sex Differences in Subcortical Auditory Processing

ments of Children from Different Socioeconomic Backgrounds," *Child Development* 90, no. 4 (2019): 1303–1318.

[44] E. Hoff, "The Specificity of Environmental Influence: Socioeconomic Status Affects Early Vocabulary Development Via Maternal Speech," *Child Development* 74, no. 5 (2003): 1368–1378; E. Hoff-Ginsberg, "The Relation of Birth Order and Socioeconomic Status to Children's Language Experience and Language Development," *Applied Psycholinguistics* 19, no. 4 (1998): 603–629; J. Huttenlocher, H. Waterfall, M. Vasilyeva, J. Vevea, and L. V. Hedges, "Sources of Variability in Children's Language Growth," *Cognitive Psychology* 61, no. 4 (2010): 343–365; M. L. Rowe, "Child-Directed Speech: Relation to Socioeconomic Status, Knowledge of Child Development and Child Vocabulary Skill," *Journal of Child Language* 35, no. 1 (2008): 185–205; A. Fernald, V. A. Marchman, and A. Weisleder, "SES Differences in Language Processing Skill and Vocabulary Are Evident At 18 Months," *Developmental Science* 16, no. 2 (2013): 234–248.

[45] A. J. Tomarken, G. S. Dichter, J. Garber, and C. Simien, "Resting Frontal Brain Activity: Linkages to Maternal Depression and Socio-Economic Status Among Adolescents," *Biological Psychology* 67, no. 1–2 (2004): 77–102; R. D. Raizada, T. L. Richards, A. Meltzoff, and P. K. Kuhl, "Socioeconomic Status Predicts Hemispheric Specialisation of the Left Inferior Frontal Gyrus in Young Children," *NeuroImage* 40, no. 3 (2008): 1392–401; M. A. Sheridan, K. Sarsour, D. Jutte, M. D'Esposito, and W. T. Boyce, "The Impact of Social Disparity on Prefrontal Function in Childhood," *PLoS One* 7, no. 4 (2012): e35744.

[46] K. G. Noble, S. M. Houston, E. Kan, and E. R. Sowell, "Neural Correlates of Socioeconomic Status in the Developing Human Brain," *Developmental Science* 15, no. 4 (2012): 516–527; J. L. Hanson, A. Chandra, B. L. Wolfe, and S. D. Pollak, "Association between Income and the Hippocampus," *PLoS One* 6, no. 5 (2011): e18712; K. Jednoróg, I. Altarelli, K. Monzalvo, J. Fluss, J. Dubois, C. Billard, G. Dehaene-Lambertz, and F. Ramus, "The Influence of Socioeconomic Status on Children's Brain Structure," *PLOS ONE* 7, no. 8 (2012): e42486.

[47] J. Gilkerson, J. A. Richards, S. F. Warren, J. K. Montgomery, C. R. Greenwood, D. Kimbrough Oller, J. H. L. Hansen, and T. D. Paul, "Mapping the Early Language Environment Using All-Day Recordings and Automated Analysis," *American Journal of Speech-Language Pathology* 26, no. 2 (2017): 248–265; E. A. Cartmill, B. F. Armstrong III, L. R. Gleitman, S. Goldin-Meadow, T. N. Medina, and J. C. Trueswell, "Quality of Early Parent Input Predicts Child Vocabulary 3 Years Later," *Proceedings of the National Academy of Sciences of the United States of America* 110, no. 28 (2013): https://doi.org/10.1073/pnas.1309518110.

[48] J. Huttenlocher, H. Waterfall, M. Vasilyeva, J. Vevea, and L. V. Hedges, "Sources of Variability in Children's Language Growth," *Cognitive Psychology* 61, no. 4 (2010): 343–365; M. L. Rowe, "A Longitudinal Investigation of the Role of Quantity and Quality of Child-Directed Speech in Vocabulary Development," *Child Development* 83, no. 5 (2012): 1762–1774; J. F. Schwab, and C. Lew-Williams, "Language Learning, Socioeconomic Status, and Child-Directed Speech," *Wiley Interdisciplinary Reviews: Cognitive Science* 7, no. 4 (2016): 264–275.

[49] J. Gilkerson, and J. A. Richards. *The LENA Natural Language Study* (Boulder, CO: LENA Foundation, 2008).

[50] K. Wong, C. Thomas, and M. Boben, "Providence Talks: A Citywide Partnership to Address Early Childhood Language Development," Studies in Educational Evaluation (2020): 64.

Science 273, no. 5277 (1996): 971–973.

[32] C. King, C. M. Warrier, E. Hayes, and N. Kraus, "Deficits in Auditory Brainstem Encoding of Speech Sounds in Children with Learning Problems," *Neuroscience Letters* 319, no. (2002): 111–115; J. Cunningham, T. Nicol, S. G. Zecker, A. Bradlow, and N. Kraus, "Neurobiologic Responses to Speech in Noise in Children with Learning Problems: Deficits and Strategies for Improvement," *Clinical Neurophysiology* 112 (2001): 758–767.

[33] B. Wible, T. Nicol, and N. Kraus, "Correlation between Brainstem and Cortical Auditory Processes in Normal and Language-Impaired Children," *Brain* 128 (2005): 417–423; B. Wible, T. Nicol, and N. Kraus, "Atypical Brainstem Representation of Onset and Formant Structure of Speech Sounds in Children with Language-Based Learning Problems," *Biological Psychology* 67 (2004): 299–317.

[34] K. Banai, J. M. Hornickel, E. Skoe, T. Nicol, S. Zecker, and N. Kraus, "Reading and Subcortical Auditory Function," *Cerebral Cortex* 19, no. 11 (2009): 2699–2707.

[35] E. Skoe, T. Nicol, and N. Kraus, "Cross-Phaseogram: Objective Neural Index of Speech Sound Differentiation," *Journal of Neuroscience Methods* 196, no. 2 (2011): 308–317; T. White-Schwoch and N. Kraus, "Physiologic Discrimination of Stop Consonants Relates to Phonological Skills in Pre-Readers: a Biomarker For Subsequent Reading Ability?" *Frontiers in Human Neuroscience* 7 (2013): 899.

[36] G. A. Miller and P. E. Nicely, "An Analysis of Perceptual Confusions Among Some English Consonants," *Journal of the Acoustical Society of America* 27, no. 2 (1955): 338–52; J. Meyer, L. Dentel, and F. Meunier, "Speech Recognition in Natural Background Noise," *PLOS ONE* 8, no. 11 (2013): e79279.

[37] J. Hornickel and N. Kraus, "Unstable Representation of Sound: A Biological Marker of Dyslexia," *Journal of Neuroscience* 33, no. 8 (2013): 3500–3504.

[38] T. White-Schwoch, K. Woodruff Carr, E. C. Thompson, S. Anderson, T. Nicol, A. R. Bradlow, S. G. Zecker, and N. Kraus, "Auditory Processing in Noise: A Preschool Biomarker For Literacy," *PLoS Biology* 13, no. 7 (2015): e1002196.

[39] 三要素の値を微調整して最良の予測変数を得るのに必要な統計モデルを作成したのは、ブレインボルツのプロジェクト全体のシニア・データアナリストであり、その結果を報告した論文の筆頭著者であるトラヴィス・ホワイト＝シュウォックだ。

[40] T. White-Schwoch, K. Woodruff Carr, E. C. Thompson, S. Anderson, T. Nicol, A. R. Bradlow, S. G. Zecker, and N. Kraus, "Auditory Processing in Noise: A Preschool Biomarker for Literacy," *PLoS Biology* 13, no. 7 (2015): e1002196.

[41] J. Hornickel, S. Zecker, A. Bradlow, and N. Kraus, "Assistive Listening Devices Drive Neuroplasticity in Children with Dyslexia," *Proceedings of the National Academy of Sciences of the United States of America* 109, no. 41 (2012): 16731–1636.

[42] B. Hart and T. R. Risley, *Meaningful Differences in the Everyday Experience of Young American Children* (Baltimore: P. H. Brookes, 1995).

[43] J. Gilkerson, J. A. Richards, S. F. Warren, J. K. Montgomery, C. R. Greenwood, D. Kimbrough Oller, J. H. L. Hansen, and T. D. Paul, "Mapping the Early Language Environment Using All-Day Recordings and Automated Analysis," *American Journal of Speech-Language Pathology* 26, no. 2 (2017): 248–265; D. E. Sperry, L. L. Sperry, and P. J. Miller, "Reexamining the Verbal Environ-

[20] M. van Ingelghem, A. van Wieringen, J. Wouters, E. Vandenbussche, P. Onghena, and P. Ghesquiere, "Psychophysical Evidence for a General Temporal Processing Deficit in Children with Dyslexia," *Neuroreport* 12, no. 16 (2001): 3603–3637; M. J. Hautus, G. J. Setchell, K. E. Waldie, and I. J. Kirk, "Age-Related Improvements in Auditory Temporal Resolution in Reading-Impaired Children," Dyslexia 9, no. 1 (2003): 37–45; M. Sharma, S. C. Purdy, P. Newall, K. Wheldall, R. Beaman, and H. Dillon, "Electrophysiological and Behavioral Evidence of Auditory Processing Deficits in Children with Reading Disorder," Clinical *Neurophysiology* 117, no. 5 (2006): 1130–1144.

[21] S. Rosen and E. Manganari, "Is There a Relationship between Speech and Nonspeech Auditory Processing in Children with Dyslexia?" *Journal of Speech, Language, and Hearing Research* 44, no. 4 (2001): 720–736.

[22] P. Menell, K. I. McAnally, and J. F. Stein, "Psychophysical Sensitivity and Physiological Response to Amplitude Modulation in Adult Dyslexic Listeners," *Journal of Speech, Language, and Hearing Research* 42, no. 4 (1999): 797–803.

[23] B. Boets, M. Vandermosten, H. Poelmans, H. Luts, J. Wouters, and P. Ghesquiere, "Preschool Impairments in Auditory Processing and Speech Perception Uniquely Predict Future Reading Problems," *Research in Developmental Disabililties* 32, no. 2 (2011): 560–570; K. H. Corriveau, U. Goswami, and J. M. Thomson, "Auditory Processing and Early Literacy Skills in a Preschool and Kindergarten Population," *Journal of Learning Disabilities* 43, no. 4 (2010): 369–382.

[24] A. A. Benasich and P. Tallal, "Infant Discrimination of Rapid Auditory Cues Predicts Later Language Impairment," *Behavioural Brain Research* 136, no. 1 (2002): 31–49.

[25] M. M. Merzenich, W. M. Jenkins, P. Johnston, C. Schreiner, S. L. Miller, and P. Tallal, "Temporal Processing Deficits of Language-Learning Impaired Children Ameliorated by Training," *Science* 271, no. 5245 (1996): 77–81; P. Tallal, S. L. Miller, G. Bedi, X. Wang, S. S. Nagarajan, C. Schreiner, W. M. Jenkins, and M. M. Merzenich, "Language Comprehension in Language-Learning Impaired Children Improved with Acoustically Modified Speech," *Science* 271, No. 5245 (1996): 81–84.

[26] E. Temple, G. K. Deutsch, R. A. Poldrack, S. L. Miller, P. Tallal, M. M. Merzenich, and J. D. E. Gabrieli, "Neural Deficits in Children with Dyslexia Ameliorated by Behavioral Remediation: Evidence from Functional MRI," *Proceedings of the National Academy of Sciences of the United States of America* 100, no. 5 (2003): 2860–2855.

[27] A. A. Benasich, N. A. Choudhury, T. Realpe-Bonilla, and C. P. Roesler, "Plasticity in Developing Brain: Active Auditory Exposure Impacts Prelinguistic Acoustic Mapping," *Journal of Neuroscience* 34, no. 40 (2014): 13349–13363.

[28] P. Lieberman, R. H. Meskill, M. Chatillon, and H. Schupack, "Phonetic Speech Perception Deficits in Dyslexia," *Journal of Speech and Hearing Research* 28, no. 4 (1985): 480–486.

[29] N. Kraus, T. J. McGee, T. D. Carrell, S. G. Zecker, T. G. Nicol, and D. B. Koch, "Auditory Neurophysiologic Responses and Discrimination Deficits in Children with Learning Problems," *Science* 273, no. 5277 (1996): 971–973.

[30] P. Lieberman, R. H. Meskill, M. Chatillon, and H. Schupack, "Phonetic Speech Perception Deficits in Dyslexia," *Journal of Speech and Hearing Research* 28, no. 4 (1985): 480–486.

[31] N. Kraus, T. J. McGee, T. D. Carrell, S. G. Zecker, T. G. Nicol, and D. B. Koch, "Auditory Neurophysiologic Responses and Discrimination Deficits in Children with Learning Problems,"

ing in the Human Auditory Brainstem," *Neuron* 64 (2009): 311–319.

[11] H. M. Sigurdardottir, H. B. Danielsdottir, M. Gudmundsdottir, K. H. Hjartarson, E. A. Thorarinsdottir, and A. Kristjansson, "Problems with Visual Statistical Learning in Developmental Dyslexia," *Scientific Reports* 7, no. 1 (2017): 606; J. L. Evans, J. R. Saffran, and K. Robe-Torres, "Statistical Learning in Children with Specific Language Impairment," *Journal of Speech, Language, and Hearing Research* 52, no. 2 (2009): 321–335.

[12] C. M. Conway, D. B. Pisoni, E. M. Anaya, J. Karpicke, and S. C. Henning, "Implicit Sequence Learning in Deaf Children with Cochlear Implants," *Developmental Science* 14, no. 1 (2011): 69–82.

[13] A. A. Scott-Van Zeeland, K. McNealy, A. T. Wang, M. Sigman, S. Y. Bookheimer, and M. Dapretto, "No Neural Evidence of Statistical Learning During Exposure to Artificial Languages in Children with Autism Spectrum Disorders," *Biological Psychiatry* 68, no. 4 (2010): 345–351.

[14] K. McNealy, J. C. Mazziotta, and M. Dapretto, "Age and Experience Shape Developmental Changes in the Neural Basis of Language-Related Learning," *Developmental Science* 14, no. 6 (2011): 1261–1282; J. Bartolotti, V. Marian, S. R. Schroeder, and A. Shook, "Bilingualism and Inhibitory Control Influence Statistical Learning of Novel Word Forms," *Frontiers in Psychology* 2 (2011): 324; A. Shook, V. Marian, J. Bartolotti, and S. R. Schroeder, "Musical Experience Influences Statistical Learning of a Novel Language," *American Journal of Psychology* 126, no. 1 (2013): 95–104; P. Vasuki R. M., M. Sharma, R. Ibrahim, and J. Arciuli, "Statistical Learning and Auditory Processing in Children with Music Training: An ERP Study," *Clinical Neurophysiology* 128, no. 7 (2017): 1270–1281; D. Schön and C. François, "Musical Expertise and Statistical Learning of Musical and Linguistic Structures," *Frontiers in Psychology* 2 (2011): 167.

[15] L. Kishon-Rabin, O. Amir, Y. Vexler, and Y. Zaltz, "Pitch Discrimination: Are Professional Musicians Better Than Non-Musicians?" *Journal of Basic and Clinical Physiology and Pharmacology* 12, no. 2 (2001): 125–143; M. F. Spiegel and C. S. Watson, "Performance on Frequency-Discrimination Tasks by Musicians and Nonmusicians," *Journal of the Acoustical Society of America* 76, no. 6 (1984): 1690–1695.

[16] K. Banai and M. Ahissar, "Poor Frequency Discrimination Probes Dyslexics with Particularly Impaired Working Memory," *Audiology and Neurotology* 9, no. 6 (2004): 328–340; L. F. Halliday and D. V. Bishop, "Is Poor Frequency Modulation Detection Linked to Literacy Problems? A Comparison of Specific Reading Disability and Mild to Moderate Sensorineural Hearing Loss," *Brain and Language* 97, no. 2 (2006): 200–213; S. J. France, B. S. Rosner, P. C. Hansen, C. Calvin, J. B. Talcott, A. J. Richardson, and J. F. Stein, "Auditory Frequency Discrimination in Adult Developmental Dyslexics," *Perception and Psychophysics* 64, no. 2 (2002): 169–179.

[17] P. Helenius, K. Uutela, and R. Hari, "Auditory Stream Segregation in Dyslexic Adults," *Brain* 122, part 5 (1999): 907–913.

[18] J. B. Talcott, C. Witton, M. F. McLean, P. C. Hansen, A. Rees, G. G. Green, and J. F. Stein, "Dynamic Sensory Sensitivity and Children's Word Decoding Skills," *Proceedings of the National Academy of Sciences of the United States of America* 97, no. 6 (2000): 2952–2957.

[19] T. Baldeweg, A. Richardson, S. Watkins, C. Foale, and J. Gruzelier, "Impaired Auditory Frequency Discrimination in Dyslexia Detected with Mismatch Evoked Potentials," *Annals of Neurology* 45, no. 4 (1999): 495–503.

Therapy Sessions," *Frontiers in Psychology* 8 (2017): 1238.

[45] T. Gioia, *Healing Songs* (Durham, NC: Duke University Press, 2006).

[46] W. R Thompson, S. S. Yen, and J. Rubin, "Vibration Therapy: Clinical Applications in Bone," *Current Opinion in Endocrinology, Diabetes, and Obesity* 21, no. 6 (2014): 447–453.

[47] E. Muggenthaler, "The Felid Purr: A Healing Mechanism?" *Journal of the Acoustical Society of America* 110 (2001): 2666.

第7章 言語のルーツは音

[1] E. Paulesu, E. McCrory, F. Fazio, L. Menoncello, N. Brunswick, S. F. Cappa, M. Cotelli, et al., "A Cultural Effect on Brain Function," *Nature Neuroscience* 3, no. 1 (2000): 91–96.

[2] P. H. Seymour, M. Aro, and J. M. Erskine, "Foundation Literacy Acquisition in European Orthographies," *British Journal of Psychology* 94, part 2 (2003): 143–174; N. C. Ellis, M. Natsume, K. Stavropoulou, L. Hoxhallari, V. H. P. Daal, N. Polyzoe, M.-L. Tsipa, and M. Petalas, "The Effects of Orthographic Depth On Learning to Read Alphabetic, Syllabic, and Logographic Scripts," *Reading Research Quarterly* 39, no. 4 (2004): 438–468.

[3] J. C. Ziegler, C. Perry, A. Ma-Wyatt, D. Ladner, and G. Schulte-Körne, "Developmental Dyslexia in Different Languages: Language-Specific or Universal?" *Journal of Experimental Child Psychology* 86, no. 3 (2003): 169–193; E. Paulesu, J. F. Demonet, F. Fazio, E. McCrory, V. Chanoine, N. Brunswick, S. F. Cappa, et al., "Dyslexia: Cultural Diversity and Biological Unity," Science 291, no. 5511 (2001): 2165–2167.

[4] M. Wolf and C. J. Stoodley, *Proust and the Squid: The Story and Science of the Reading Brain* (New York: HarperCollins, 2007). [『プルーストとイカ――読書は脳をどのように変えるのか?』小松淳子訳、インターシフト、2008年]

[5] J. Stein, "The Magnocellular Theory of Developmental *Dyslexia*," Dyslexia 7, no. 1 (2001): 12–36; S. Singleton and S. Trotter, "Visual Stress in Adults with and without Dyslexia," *Journal of Research in Reading* 28, no. 3 (2005): 365–378; J. Stein, "The Current Status of the Magnocellular Theory of Developmental Dyslexia," *Neuropsychologia* 130 (2019): 66–77; S. M. Handler and W. M. Fierson, "Learning Disabilities, Dyslexia, and Vision," *Pediatrics* 127, no. 3 (2011): e818–856; P. Harries, R. Hall, N. Ray, and J. Stein, "Using Coloured Filters to Reduce the Symptoms of Visual Stress in Children with Reading Delay," *Scandinavian Journal of Occupational Therapy* 22, no. 2 (2015): 153–160.

[6] A. A. Benasich and R. H. Fitch, *Developmental Dyslexia: Early Precursors, Neurobehavioral Markers and Biological Substrates* (Baltimore: Paul H. Brookes, 2012).

[7] T. Teinonen, V. Fellman, R. Näätänen, P. Alku, and M. Huotilainen, "Statistical Language Learning in Neonates Revealed by Event-Related Brain Potentials," *BMC Neuroscience* 10 (2009): 21.

[8] T. Teinonen, V. Fellman, R. Näätänen, P. Alku, and M. Huotilainen, "Statistical Language Learning in Neonates Revealed by Event-Related Brain Potentials," *BMC Neuroscience* 10 (2009): 21; J. R. Saffran, R. N. Aslin, and E. L. Newport, "Statistical Learning by 8-Month-Old Infants," *Science* 274, no. 5294 (1996): 1926–1928.

[9] E. Skoe and N. Kraus, "Hearing It Again and Again: On-Line Subcortical Plasticity in Humans," *PLoS One* 5, no. 10 (2010): e13645.

[10] B. Chandrasekaran, J. Hornickel, E. Skoe, T. Nicol, and N. Kraus, "ContextDependent Encod-

Traumatic Brain Injury Rehabilitation," *Annals of the New York Academy of Sciences* 1169 (2009): 406–416.

[39] C. Nombela, L. E. Hughes, A. M. Owen, and J. A. Grahn, "Into the Groove: Can Rhythm Influence Parkinson's Disease?" *Neuroscience and Biobehavioral Reviews* 37, no. 10 Pt. 2 (2013): 2564–2570; M. J. de Dreu, A. S. van der Wilk, E. Poppe, G. Kwakkel, and E. E. van Wegen, "Rehabilitation, Exercise Therapy and Music in Patients with Parkinson's Disease: A Meta-Analysis of the Effects of Music-Based Movement Therapy on Walking Ability, Balance and Quality of Life," *Parkinsonism & Related Disorders* 18, Suppl. 1 (2012): S114–119; J. M. Hausdorff, J. Lowenthal, T. Herman, L. Gruendlinger, C. Peretz, and N. Giladi, "Rhythmic Auditory Stimulation Modulates Gait Variability in Parkinson's Disease," *European Journal of Neuroscience* 26, no. 8 (2007): 2369–2375.

[40] C. M. Tomaino, "Recovery of Fluent Speech Through a Musician's Use of Prelearned Song Repertoire: A Case Study," *Music and Medicine* 2, no. 2 (2010): 85–88; C. M. Tomaino, "Effective Music Therapy Techniques in the Treatment of Nonfluent Aphasia," *Annals of the New York Academy of Sciences* 1252, no. 1 (2012): 312–317; E. L. Stegemoller, T. R. Hurt, M. C. O'Connor, R. D. Camp, C. W. Green, J. C. Pattee, and E. K. Williams, "Experiences of Persons with Parkinson's Disease Engaged in Group Therapeutic Singing," *Journal of Music Therapy* 54, no. 4 (2018): 405–431; A. Raglio, O. Oasi, M. Gianotti, A. Rossi, K. Goulene, and M. StrambaBadiale, "Improvement of Spontaneous Language in Stroke Patients with Chronic Aphasia Treated with Music Therapy: A Randomized Controlled Trial," *International Journal of Neuroscience* 126, no. 3 (2016): 235–242; M. H. Thaut and G. C. McIntosh, "Neurologic Music Therapy in Stroke Rehabilitation," *Current Physical Medicine and Rehabilitation Reports* 2, no. 2 (2014): 106–113; C. M. Tomaino, "Clinical Applications of Music Therapy in Neurologic Rehabilitation," in *Music That Works*, R. B. Haas, pp. 211–20 (Austria: Springer-Verlag, 2009); J. P. Brady, "MetronomeConditioned Speech Retraining for Stuttering," *Behavior Therapy* 2, no. 2 (1971): 129–150.

[41] M. W. Hardy and A. B. Lagasse, "Rhythm, Movement, and Autism: Using Rhythmic Rehabilitation Research as a Model for Autism," *Frontiers in Integrative Neuroscience* 7 (2013): 19; A. B. Lagasse, "Effects of a Music Therapy Group Intervention on Enhancing Social Skills in Children with Autism," *Journal of Music Therapy* 51, no. 3 (2014): 250–275; A. B. Lagasse, "Social Outcomes in Children with Autism Spectrum Disorder: A Review of Music Therapy Outcomes," *Patient Related Outcome Measures* 8 (2017): 23–32.

[42] L. K. Cirelli, K. M. Einarson, and L. J. Trainor, "Interpersonal Synchrony Increases Prosocial Behavior in Infants," *Developmental Science* 17, no. 6 (2014): 1003–1011.

[43] S. Bonacina, J. Krizman, T. White-Schwoch, and N. Kraus, "Clapping in Time Parallels Literacy and Calls Upon Overlapping Neural Mechanisms in Early Readers," *Annals of the New York Academy of Sciences* 1423 (2018): 338–348; M. Ritter, K. A. Colson, and J. Park, "Reading Intervention Using Interactive Metronome in Children with Language and Reading Impairment: A Preliminary Investigation," *Communication Disorders Quarterly* 34, no. 2 (2012): 106–119; G. E. Taub, K. S. McGrew, and T. Z. Keith, "Improvements in Interval Time Tracking and Effects on Reading Achievement," *Psychology in the Schools* 44, no. 8 (2007): 849–963.

[44] F. S. Barrett, H. Robbins, D. Smooke, J. L. Brown, and R. R. Griffiths, "Qualitative and Quantitative Features of Music Reported to Support Peak Mystical Experiences During Psychedelic

del, C. D. Tremblay, S. Belleville, and I. Peretz, "The Impact of Musicianship on the Cortical Mechanisms Related to Separating Speech from Background Noise," *Journal of Cognitive Neuroscience* 27, no. 5 (2015): 1044–1059.

[24] A. D. Patel, J. R. Iversen, M. R. Bregman, and I. Schulz, "Experimental Evidence for Synchronization to a Musical Beat in a Nonhuman Animal," *Current Biology* 19, no. 10 (2009): 827–830.

[25] S. M. Wilson, A. P. Saygin, M. I. Sereno, and M. Iacoboni, "Listening to Speech Activates Motor Areas Involved in Speech Production," *Nature Neuroscience* 7, no. 7 (2004): 701–702; S. C. Herholz, E. B. Coffey, C. Pantev, and R. J. Zatorre, "Dissociation of Neural Networks for Predisposition and for Training-Related Plasticity in Auditory-Motor Learning," *Cerebral Cortex* 26, no. 7 (2016): 3125–3134.

[26] M. Bangert, T. Peschel, G. Schlaug, M. Rotte, D. Drescher, H. Hinrichs, H. J. Heinze, and E. Altenmuller, "Shared Networks for Auditory and Motor Processing in Professional Pianists: Evidence from Fmri Conjunction," *NeuroImage* 30, no. 3 (2006): 917–926.

[27] M. Larsson, S. R. Ekstrom, and P. Ranjbar, "Effects of Sounds of Locomotion on Speech Perception," *Noise and Health* 17, no. 77 (2015): 227–232.

[28] I. Winkler, G. P. Haden, O. Ladinig, I. Sziller, and H. Honing, "Newborn Infants Detect the Beat in Music," *Proceedings of the National Academy of Sciences of the United States of America* 106, no. 7 (2009): 2468–2471.

[29] J. Phillips-Silver and L. J. Trainor, "Feeling the Beat: Movement Influences Infant Rhythm Perception," *Science* 308, no. 5727 (2005): 1430.

[30] M. J. Hove and J. L. Risen, "It's All in the Timing: Interpersonal Synchrony Increases Affiliation," *Social Cognition* 27, no. 6 (2009): 949–961.

[31] S. Kirschner and M. Tomasello, "Joint Drumming: Social Context Facilitates Synchronization in Preschool Children," *Journal of Experimental Child Psychology* 102, no. 3 (2009): 299–314.

[32] L. K. Cirelli, K. M. Einarson, and L. J. Trainor, "Interpersonal Synchrony Increases Prosocial Behavior in Infants," *Developmental Science* 17, no. 6 (2014): 1003–1011.

[33] Y. Hou, B. Song, Y. Hu, Y. Pan, and Y. Hu, "The Averaged Inter-Brain Coherence between the Audience and a Violinist Predicts the Popularity of Violin Performance," *NeuroImage* 211 (2020): 116655.

[34] Musicians Without Borders, www.musicianswithoutborders.org.

[35] T. Gioia, *Healing Songs* (Durham, NC: Duke University Press, 2006).

[36] G. Reynolds, "Phys Ed: Does Music Make You Exercise Harder?" *New York Times*, August 25, 2010.

[37] H. A. Lim, "Effect of 'Developmental Speech and Language Training through Music' on Speech Production in Children with Autism Spectrum Disorders," *Journal of Music Therapy* 47, no. 1 (2010): 2–26.

[38] L. A. Nelson, M. Macdonald, C. Stall, and R. Pazdan, "Effects of Interactive Metronome Therapy on Cognitive Functioning After Blast-Related Brain Injury: A Randomized Controlled Pilot Trial," *Neuropsychology* 27, no. 6 (2013): 666–679; S. Hegde, "Music-Based Cognitive Remediation Therapy for Patients with Traumatic Brain Injury," *Frontiers in Neurology* 5 (2014): 34; M. H. Thaut, J. C. Gardiner, D. Holmberg, J. Horwitz, L. Kent, G. Andrews, B. Donelan, and G. R. McIntosh, "Neurologic Music Therapy Improves Executive Function and Emotional Adjustment in

search 195, no. 2 (2008): 215–222.

[17] J. M. Thomson and U. Goswami, "Rhythmic Processing in Children with Developmental Dyslexia: Auditory and Motor Rhythms Link to Reading and Spelling," *Journal of Physiology* 102, no. 1–3 (2008): 120–129; P. Wolff, "Timing Precision and Rhythm in Developmental Dyslexia," *Reading and Writing* 15 (2002): 179–206; J. Thomson, B. Fryer, J. Maltby, and U. Goswami, "Auditory and Motor Rhythm Awareness in Adults with Dyslexia," *Journal of Research in Reading* 29 (2006): 334–348; K. H. Corriveau and U. Goswami, "Rhythmic Motor Entrainment in Children with Speech and Language Impairments: Tapping to the Beat," *Cortex* 45, no. 1 (2009): 119–130; A. T. Tierney and N. Kraus, "The Ability to Tap to a Beat Relates to Cognitive, Linguistic, and Perceptual Skills," *Brain and Language* 124, no. 3 (2013): 225–231; C. S. Moritz, S. Yampolsky, G. Papadelis, J. Thomson, and M. Wolf, "Links between Early Rhythm Skills, Musical Training, and Phonological Awareness," *Reading and Writing* 26 (2013): 739–769.

[18] P. Wolff, "Timing Precision and Rhythm in Developmental Dyslexia," *Reading and Writing* 15 (2002): 179–206.

[19] A. T. Tierney and N. Kraus, "The Ability to Tap to a Beat Relates to Cognitive, Linguistic, and Perceptual Skills," *Brain and Language* 124, no. 3 (2013): 225–231.

[20] K. Woodruff Carr, T. White-Schwoch, A. T. Tierney, D. L. Strait, and N. Kraus, "Beat Synchronization Predicts Neural Speech Encoding and Reading Readiness in Preschoolers," *Proceedings of the National Academy of Sciences of the United States of America* 111, no. 40 (2014): 14559–14564; S. Bonacina, J. Krizman, T. White-Schwoch, T. Nicol, and N. Kraus, "Distinct Rhythmic Abilities Align with Phonological Awareness and Rapid Naming in School-age Children," *Cognitive Processing* 21 (2020): 575–581; S. Bonacina, J. Krizman, T. White-Schwoch, and N. Kraus, "Clapping in Time Parallels Literacy and Calls upon Overlapping Neural Mechanisms in Early Readers," *Annals of the New York Academy of Sciences* 1423 (2018): 338–348.

[21] K. J. Kohler, "Rhythm in Speech and Language: A New Research Paradigm," *Phonetica* 66, no. 1–2 (2009): 29–45.

[22] J. Slater, N. Kraus, K. W. Carr, A. Tierney, A. Azem, and R. Ashley, "Speech-inNoise Perception Is Linked to Rhythm Production Skills in Adult Percussionists and Non-Musicians," *Language, Cognition and Neuroscience* 33, no. 6 (2018): 710–717.

[23] N. Kraus and T. White-Schwoch, "Neurobiology of Everyday Communication: What Have We Learned from Music?" *Neuroscientist* 23, no. 3 (2017): 287–298; A. Parbery-Clark, E. Skoe, C. Lam, and N. Kraus, "Musician Enhancement for Speechin-Noise," *Ear and Hearing* 30, no. 6 (2009): 653–661; A. Parbery-Clark, D. L. Strait, S. Anderson, E. Hittner, and N. Kraus, "Musical Experience and the Aging Auditory System: Implications for Cognitive Abilities and Hearing Speech in Noise," *PLoS One* 6, no. 5 (2011): e18082; A. Parbery-Clark, A. Tierney, D. Strait, and N. Kraus, "Musicians Have Fine-Tuned Neural Distinction of Speech Syllables," *Neuroscience* 219 (2012): 111–119; B. R. Zendel and C. Alain, "Musicians Experience Less Age-Related Decline in Central Auditory Processing," *Psychology and Aging* 27, no. 2 (2012): 410–417; D. L. Strait, A. Parbery-Clark, E. Hittner, and N. Kraus, "Musical Training During Early Childhood Enhances the Neural Encoding of Speech in Noise," *Brain and Language* 123, no. 3 (2012): 191–201; J. Swaminathan, C. R. Mason, T. M. Streeter, V. Best, G. Kidd Jr., and A. D. Patel, "Musical Training, Individual Differences and the Cocktail Party Problem," *Scientific Reports* 5 (2015): 11628; B. R. Zen-

[3] T. Gioia, *Work Songs* (Durham, NC: Duke University Press, 2006).

[4] H. Pham, "West Africa Ghana, Post Office," YouTube, June 22, 2011, https://www.youtube.com/watch?v=c3fctmixsKE.

[5] M. Aminian, *The Woven Sounds* (documentary film). 2019.

[6] S. Brown and J. Jordania, "Universals in the World's Musics," *Psychology of Music* 41, no. 2 (2011): 229–248.

[7] S. Dehaene, *Consciousness and the Brain: Deciphering How the Brain Codes Our Thoughts* (New York: Viking, 2014). [『意識と脳——思考はいかにコード化されるか』高橋洋訳、紀伊國屋書店、2015年]

[8] S. A. Kotz, A. Ravignani, and W. T. Fitch, "The Evolution of Rhythm Processing," *Trends in Cognitive Science* 22, no. 10 (2018): 896–910.

[9] A. Tierney and N. Kraus, "Neural Entrainment to the Rhythmic Structure of Music," *Journal of Cognitive Neuroscience* 27, no. 2 (2015): 400–408.

[10] I. J. Moon, S. Kang, N. Boichenko, S. H. Hong, and K. M. Lee, "Meter Enhances the Subcortical Processing of Speech Sounds at a Strong Beat," *Scientific Reports* 10, no. 1 (2020): 15973.

[11] W. Fries and A. A. Swihart, "Disturbance of Rhythm Sense Following Right Hemisphere Damage," *Neuropsychologia* 28, no. 12 (1990): 1317–1323; M. Di Pietro, M. Laganaro, B. Leemann, and A. Schnider, "Receptive Amusia: Temporal Auditory Processing Deficit in a Professional Musician Following a Left Temporo-Parietal Lesion," *Neuropsychologia* 42, no. 7 (2004): 868–877; I. Peretz, "Processing of Local and Global Musical Information by Unilateral Brain-Damaged Patients," *Brain* 113, no. 4 (1990): 1185–1205; C. Liégeois-Chauvel, I. Peretz, M. Babai, V. Laguitton, and P. Chauvel, "Contribution of Different Cortical Areas in the Temporal Lobes to Music Processing," *Brain* 121, no. 10 (1998): 1853–1867.

[12] A. Tierney and N. Kraus, "Evidence for Multiple Rhythmic Skills," *PLoS One* 10, no. 9 (2015): e0136645; S. Bonacina, J. Krizman, T. White-Schwoch, T. Nicol, and N. Kraus, "How Rhythmic Skills Relate and Develop in School-Age Children," *Global Pediatric Health* 6 (2019): 2333794X19852045.

[13] A. Tierney, T. White-Schwoch, J. MacLean, and N. Kraus, "Individual Differences in Rhythm Skills: Links with Neural Consistency and Linguistic Ability," *Journal of Cognitive Neuroscience* 29, no. 5 (2017): 855–868; J. M. Thomson and U. Goswami, "Rhythmic Processing in Children with Developmental Dyslexia: Auditory and Motor Rhythms Link to Reading and Spelling," *Journal of Physiology* 102, no. 1–3 (2008): 120–129; S. Bonacina, J. Krizman, T. White-Schwoch, and N. Kraus, "Clapping in Time Parallels Literacy and Calls Upon Overlapping Neural Mechanisms in Early Readers," *Annals of the New York Academy of Sciences* 1423 (2018): 338–348.

[14] J. Slater, N. Kraus, K. W. Carr, A. Tierney, A. Azem, and R. Ashley, "Speech-inNoise Perception Is Linked to Rhythm Production Skills in Adult Percussionists and Non-Musicians," *Language, Cognition and Neuroscience* 33, no. 6 (2018): 710–717.

[15] A. Tierney and N. Kraus, "Getting Back on the Beat: Links between AuditoryMotor Integration and Precise Auditory Processing at Fast Time Scales," *European Journal of Neuroscience* 43, no. 6 (2016): 782–791.

[16] A. A. Benasich, Z. Gou, N. Choudhury, and K. D. Harris, "Early Cognitive and Language Skills Are Linked to Resting Frontal Gamma Power across the First 3 Years," *Behavioural Brain Re-*

[**58**] W. Groß, U. Linden W, and T. Ostermann, "Effects of Music Therapy in the Treatment of Children with Delayed Speech Development—Results of a Pilot Study," *BMC Complementary and Alternative Medicine* 10 (2010): 39; M. Ritter, K. A. Colson, and J. Park, "Reading Intervention Using Interactive Metronome in Children with Language and Reading Impairment: A Preliminary Investigation," *Communication Disorders Quarterly* 34, no. 2 (2012): 106–119; G. E. Taub, K. S. McGrew, and T. Z. Keith, "Improvements in Interval Time Tracking and Effects on Reading Achievement," *Psychology in the Schools* 44, no. 8 (2007): 849–863.

[**59**] C. Nombela, L. E. Hughes, A. M. Owen and J. A. Grahn, "Into the Groove: Can Rhythm Influence Parkinson's Disease?" *Neuroscience & Biobehavorial Reviews* 37, no. 10, pt. 2 (2013): 2564–2570; M. J. de Dreu, A. S. van der Wilk, E. Poppe, G. Kwakkel, and E. E. van Wegen, "Rehabilitation, Exercise Therapy and Music in Patients with Parkinson's Disease: A Meta-Analysis of the Effects of Music-Based Movement Therapy on Walking Ability, Balance and Quality of Life," *Parkinsonism & Related Disorders* 18 Suppl 1 (2012): S114–119; J. M. Hausdorff, J. Lowenthal, T. Herman, L. Gruendlinger, C. Peretz, and N. Giladi, "Rhythmic Auditory Stimulation Modulates Gait Variability in Parkinson's Disease," *European Journal of Neuroscience* 26, no. 8 (2007): 2369–2375; R. S. Calabro, A. Naro, S. Filoni, M. Pullia, L. Billeri, P. Tomasello, S. Portaro, G. Di Lorenzo, C. Tomaino, and P. Bramanti, "Walking to Your Right Music: A Randomized Controlled Trial on the Novel Use of Treadmill Plus Music in Parkinson's Disease," *Journal of Neuroengineering and Rehabilitation* 16, no. 1 (2019): 68.

[**60**] A. Raglio, O. Oasi, M. Gianotti, A. Rossi, K. Goulene, and M. Stramba-Badiale, "Improvement of Spontaneous Language in Stroke Patients with Chronic Aphasia Treated with Music Therapy: A Randomized Controlled Trial," *Internal Journal of Neuroscience* 126, no. 3 (2016): 235–242; M. H. Thaut and G. C. McIntosh, "Neurologic Music Therapy in Stroke Rehabilitation," *Current Physical Medicine and Rehabilitation Reports* 2, no. 2 (2014): 106–113; J. P. Brady, "Metronome-Conditioned Speech Retraining for Stuttering," *Behavior Therapy* 2, no. 2 (1971): 129–150.

[**61**] C. M. Tomaino, "Recovery of Fluent Speech through a Musician's Use of Prelearned Song Repertoire: A Case Study," *Music and Medicine* 2, no. (2010): 85–88; C. M. Tomaino, "Effective Music Therapy Techniques in the Treatment of Nonfluent Aphasia," *Annals of the New York Academy of Sciences* 1252, no. 1 (2012): 312–317; E. L. Stegemoller, T. R. Hurt, M. C. O'Connor, R. D. Camp, C. W. Green, J. C. Pattee, and E. K. Williams, "Experiences of Persons with Parkinson's Disease Engaged in Group Therapeutic Singing," *Journal of Music Therapy* 54, no. 4 (2018): 405–431.

[**62**] A. Good, K. Gordon, B. C. Papsin, G. Nespoli, T. Hopyan, I. Peretz, and F. A. Russo, "Benefits of Music Training for Perception of Emotional Speech Prosody in Deaf Children with Cochlear Implants," *Ear and Hearing* 38, no. 4 (2017): 455–464; C. Y. Lo, V. Looi, W. F. Thompson, and C. M. McMahon, "Music Training for Children With Sensorineural Hearing Loss Improves Speech-in-Noise Perception," *Journal of Speech, Language, and Hearing Research* 63, no. 6 (2020): 1990–2015.

第6章　頭の中のリズム、頭の外のリズム

[**1**] N. L. Wallin, B. Merker, and S. Brown, *The Origins of Music* (Cambridge, MA: MIT Press, 2000). [『音楽の起源　上』山本聡訳、人間と歴史社、2013年]

[**2**] A. B. Lord, *The Singer of Tales* (Cambridge, MA: Harvard University Press, 1960).

[47] J. Collier, "Musician Explains One Concept in 5 Levels of Difficulty," *Wired*, YouTube video, January 8, 2018, https://www.youtube.com/watch?v=eRkgK4jfi6M.
[48] T. Gioia, *Healing Songs* (Durham, NC: Duke University Press, 2006).
[49] S. Bodeck, C. Lappe, and S. Evers, "Tic-Reducing Effects of Music in Patients with Tourette's Syndrome: Self-Reported and Objective Analysis," *Journal of the Neurological Sciences* 352, no. 1–2 (2015): 41–47.
[50] O. Sacks, *Musicophilia: Tales of Music and the Brain* (New York: Alfred A. Knopf, 2007).［『音楽嗜好症（ミュージコフィリア）――脳神経科医と音楽に憑かれた人々』大田直子訳、ハヤカワ文庫、2014年］
[51] T. Gioia, *Healing Songs* (Durham, NC: Duke University Press, 2006).
[52] C. M. Tomaino, "Clinical Applications of Music Therapy in Neurologic Rehabilitation," in *Music That Works*, ed. R. B. Haas and V. Brandes (Austria: SpringerVerlag, 2009), 211–220.
[53] S. Hegde, "Music-Based Cognitive Remediation Therapy for Patients with Traumatic Brain Injury," *Frontiers in Neurology* 5 (2014): 34; M. H. Thaut, J. C. Gardiner, D. Holmberg, J. Horwitz, L. Kent, G. Andrews, B. Donelan, and G. R. McIntosh, "Neurologic Music Therapy Improves Executive Function and Emotional Adjustment in Traumatic Brain Injury Rehabilitation," *Annals of the New York Academy of Sciences* 1169 (2009): 406–416.
[54] K. Bergmann, "The Sound of Trauma: Music Therapy in a Post-War Environment," *Australian Journal of Music Therapy* 13 (2012): 3–16; M. Bensimon, D. Amir, and Y. Wolf, "Drumming Through Trauma: Music Therapy with Post-Traumatic Soldiers," *Arts in Psychotherapy* 35, no. 1 (2008): 34–48; S. Garrido, F. A. Baker, J. W. Davidson, G. Moore, and S. Wasserman, "Music and Trauma: The Relationship between Music, Personality, and Coping Style," *Frontiers in Psychology* 6 (2015): 977; J. Loewy and K. Stewart, "Music Therapy to Help Traumatized Children and Caretakers," in *Mass Trauma and Violence*, ed. N. B. Webb, 191–215 (New York: Guilford Press, 2004); J. V. Loewy and A. F. Hara, *Caring for the Caregiver: The Use of Music Therapy in Grief and Trauma* (The American Music Therapy Association, 2002); J. Orth, L. Doorschodt, J. Verburgt, and B. Drožđek, "Sounds of Trauma: An Introduction to Methodology in Music Therapy with Traumatized Refugees in Clinical and Outpatient Settings," in *Broken Spirits: The Treatment of Traumatized Asylum Seekers, Refugees, War, and Torture Victims*, ed. J. Willson and B. Drožđek, 443–80 (New York: Brunner-Routledge, 2004).
[55] S. L. Robb, D. S. Burns, K. A. Stegenga, P. R. Haut, P. O. Monahan, J. Meza, T. E. Stump, et al., "Randomized Clinical Trial of Therapeutic Music Video Intervention for Resilience Outcomes in Adolescents/Young Adults Undergoing Hematopoietic Stem Cell Transplant," *Cancer* 120, no. 6 (2014): 909–917.
[56] C. M. Tomaino, "Meeting the Complex Needs of Individuals with Dementia through Music Therapy," *Music and Medicine* 5, no. 4 (2013): 234–241.
[57] M. W. Hardy and A. B. Lagasse, "Rhythm, Movement, and Autism: Using Rhythmic Rehabilitation Research As a Model for Autism," *Frontiers in Integrative Neuroscience* 7 (2013): 19; A. B. LaGasse, "Effects of a Music Therapy Group Intervention on Enhancing Social Skills in Children with Autism," *Journal of Music Therapy* 51, no. 3 (2014): 250–275; A. B. LaGasse, "Social Outcomes in Children with Autism Spectrum Disorder: A Review of Music Therapy Outcomes," *Patient Related Outcome Measures* 8 (2017): 23–32.

"Tone Language Speakers and Musicians Share Enhanced Perceptual and Cognitive Abilities for Musical Pitch: Evidence for Bidirectionality between the Domains of Language and Music," *PLOS ONE* 8, no. 4 (2013): E60676.

[42] A. T. Tierney, T. R. Bergeson-Dana, and D. B. Pisoni, "Effects of Early Musical Experience on Auditory Sequence Memory," *Empirical Musicology Review* 3, no. 4 (2007): 178–186; Y. Lee, M. Lu, and H. Ko, "Effects of Skill Training on Working Memory Capacity," *Learning and Instruction* 17, no. 3 (2007): 336–344.

[43] J. Zuk, C. Benjamin, A. Kenyon, and N. Gaab, "Behavioral and Neural Correlates of Executive Functioning in Musicians and Non-Musicians," *PLOS ONE* 9, no. 6 (2014): E99868; L. Moradzadeh, G. Blumenthal, and M. Wiseheart, "Musical Training, Bilingualism, and Executive Function: A Closer Look at Task Switching and Dual-Task Performance," *Cognitive Sciences* 39, no. 5 (2015): 992–1020; A. C. Jaschke, H. Honing, and E. J. A. Scherder, "Longitudinal Analysis of Music Education on Executive Functions in Primary School Children," *Frontiers in Neuroscience* (2018): 12; E. Bialystok and A. M. Depape, "Musical Expertise, Bilingualism, and Executive Functioning," *Journal of Experimental Psychology: Human Perception and Performance* 35, no. 2 (2009): 565–574; D. Strait, N. Kraus, A. Parbery-Clark, and R. Ashley, "Musical Experience Shapes Top-Down Auditory Mechanisms: Evidence from Masking and Auditory Attention Performance," *Hearing Research* 261 (2010): 22–29; K. K. Clayton, J. Swaminathan, A. Yazdanbakhsh, J. Zuk, A. D. Patel, and G. Kidd Jr., "Executive Function, Visual Attention and the Cocktail Party Problem in Musicians and Non-Musicians," *PLoS One* 11, no. 7 (2016): E0157638; A. J. Oxenham, B. J. Fligor, C. R. Mason and G. Kidd, "Informational Masking and Musical Training," *Journal of the Acoustical Society of America* 114, no. 3 (2003): 1543–1549.

[44] K. J. Pallesen, E. Brattico, C. J. Bailey, A. Korvenoja, J. Koivisto, A. Gjedde, and S. Carlson, "Cognitive Control in Auditory Working Memory Is Enhanced in Musicians," *PLOS ONE* 5, no. 6 (2010): e11120; J. Zuk, C. Benjamin, A. Kenyon, and N. Gaab, "Behavioral and Neural Correlates of Executive Functioning in Musicians and Non-Musicians," *PLOS ONE* 9, no. 6 (2014): e99868; K. Schulze, K. Mueller, and S. Koelsch, "Neural Correlates of Strategy Use During Auditory Working Memory in Musicians and Non-Musicians," *European Journal of Neuroscience* 33, no. 1 (2011): 189–196; K. Schulze, S. Zysset, K. Mueller, A. D. Friederici, and S. Koelsch, "Neuroarchitecture of Verbal and Tonal Working Memory in Nonmusicians and Musicians," *Human Brain Mapping* 32, no. 5 (2011): 771–783.

[45] D. L. Strait, K. Chan, R. Ashley, and N. Kraus, "Specialization Among the Specialized: Auditory Brainstem Function Is Tuned in to Timbre," *Cortex* 48 (2012): 360–362; N. Kraus, D. Strait, and A. Parbery-Clark, "Cognitive Factors Shape Brain Networks for Auditory Skills: Spotlight on Auditory Working Memory," *Annals of the New York Academy of Sciences* 1252 (2012): 100–107; D. L. Strait, J. Hornickel, and N. Kraus, "Subcortical Processing of Speech Regularities Underlies Reading and Music Aptitude in Children," *Behavioral and Brain Functions* 7, no. 1 (2011): 44; D. L. Strait, S. O'Connell, A. Parbery-Clark, and N. Kraus, "Musicians' Enhanced Neural Differentiation of Speech Sounds Arises Early in Life: Developmental Evidence from Ages 3 to 30," *Cerebral Cortex* (2013): https:doi.org/10.1093/cercor/bht103.

[46] C. J. Limband and A. R. Braun, "Neural Substrates of Spontaneous Musical Performance: An FMRI Study of Jazz Improvisation," *PLOS ONE* 3, no. 2 (2008): e1679.

es of the United States of America 98, no. 20 (2001): 11818–11823.

[35] V. N. Salimpoor, M. Benovoy, K. Larcher, A. Dagher, and R. J. Zatorre, "Anatomically Distinct Dopamine Release During Anticipation and Experience of Peak Emotion to Music," *Nature Neuroscience* 14, no. 2 (2011): 257–256.

[36] V. N. Salimpoor, I. van den Bosch, N. Kovacevic, A. R. McIntosh, A. Dagher, and R. J. Zatorre, "Interactions between the Nucleus Accumbens and Auditory Cortices Predict Music Reward Value," *Science* 340, no. 6129 (2013): 216–219.

[37] E. Mas-Herrero, R. J. Zatorre, A. Rodriguez-Fornells, and J. Marco-Pallares, "Dissociation between Musical and Monetary Reward Responses in Specific Musical Anhedonia," *Current Biology* 24, no. 6 (2014): 699–704.

[38] N. Martinez-Molina, E. Mas-Herrero, A. Rodriguez-Fornells, R. J. Zatorre, and J. Marco-Pallares, "Neural correlates of specific musical anhedonia," *Proceedings of the National Academy of Sciences of the United States of America* 113, no. 46 (2016): E7337–345.

[39] D. Strait, E. Skoe, N. Kraus, and R. Ashley, "Musical Experience and Neural Efficiency: Effects of Training on Subcortical Processing of Vocal Expressions of Emotion," *European Journal of Neuroscience* 29 (2009): 661–668.

[40] A. S. Chan, Y. C. Ho, and M. C. Cheung, "Music Training Improves Verbal Memory," *Nature* 396, no. 6707 (1998): 128; Y. C. Ho, M. C. Cheung, and A. S. Chan, "Music Training Improves Verbal but Not Visual Memory: Cross-Sectional and Longitudinal Explorations in Children," *Neuropsychology* 17, no. 3 (2003): 439–450; L. S. Jakobson, S. T. Lewycky, A. R. Kilgour, and B. M. Stoesz, "Memory for Verbal and Visual Material in Highly Trained Musicians," *Music Perception* 26, no. 1 (2008): 41–55; A. T. Tierney, T. R. Bergeson-Dana, and D. B. Pisoni, "Effects of Early Musical Experience on Auditory Sequence Memory," *Empirical Musicology Revirew* 3, no. 4 (2008): 178–186; S. Brandler and T. H. Rammsayer, "Differences in Mental Abilities between Musicians and Non-Musicians," *Psychology of Music* 31, no. 2 (2003): 123–138; M. S. Franklin, K. S. Moore, K. Rattray, and J. Moher, "The Effects of Musical Training on Verbal Memory," *Psychology of Music* 36, no. 3 (2008): 353–365.

[41] D. L. Strait, A. Parbery-Clark, S. O'Connell, and N. Kraus, "Biological Impact of Preschool Music Classes on Processing Speech in Noise," *Developmental Cognitive Neuroscience* 6 (2013): 51–60; A. Parbery-Clark, E. Skoe, and N. Kraus, "Musical Experience Limits the Degradative Effects of Background Noise on the Neural Processing of Sound," *Journal of Neuroscience* 29, no. 45 (2009): 14100–14107; A. Parbery-Clark, D. L. Strait, S. Anderson, E. Hittner, and N. Kraus, "Musical Experience and the Aging Auditory System: Implications for Cognitive Abilities and Hearing Speech in Noise," *PLOS ONE* 6, no. 5 (2011): E18082l; K. J. Pallesen, E. Brattico, C. J. Bailey, A. Korvenoja, J. Koivisto, A. Gjedde, and S. Carlson, "Cognitive Control in Auditory Working Memory Is Enhanced in Musicians," *PLOS ONE* 5, no. 6 (2010): E11120; D. Strait, S. O'Connell, A. Parbery-Clark, and N. Kraus, "Musicians' Enhanced Neural Differentiation of Speech Sounds Arises Early in Life: Developmental Evidence from Ages Three to Thirty," *Cerebral Cortex* 24, no. 9 (2014): 2512–2521; E. M. George and D. Coch, "Music Training and Working Memory: An ERP Study," *Neuropsychologia* 49, no. 5 (2011): 1083–1094; S. B. Nutley, F. Darki, and T. Klingberg. "Music Practice Is Associated with Development of Working Memory During Childhood and Adolescence," *Frontiers in Human Neuroscience* (2014); G. M. Bidelman, S. Hutka, and S. Moreno,

Human Brain Mapping 30, no. 1 (2009): 267–275.

[22] D. L. Strait, K. Chan, R. Ashley, and N. Kraus, "Specialization among the Specialized: Auditory Brainstem Function Is Tuned in to Timbre," *Cortex* 48 (2012): 360–362.

[23] T. F. Münte, C. Kohlmetz, W. Nager, and E. Altenmüller, "Superior Auditory Spatial Tuning in Conductors," *Nature* 409, no. 6820 (2001): 580.

[24] N. Matthews, L. Welch, and E. Festa, "Superior Visual Timing Sensitivity in Auditory but Not Visual World Class Drum Corps Experts," *eNeuro* 5, no. 6 (2018).

[25] G. Musacchia, M. Sams, E. Skoe, and N. Kraus, "Musicians Have Enhanced Subcortical Auditory and Audiovisual Processing of Speech and Music," *Proceedings of the National Academy of Sciences of the United States of America* 104, no. 40 (2007): 15894–15898.

[26] J. L. Chen, V. B. Penhune, and R. J. Zatorre, "Listening to Musical Rhythms Recruits Motor Regions of the Brain," *Cerebral Cortex* 18, no. 12 (2008): 2844–54; A. Lahav, E. Saltzman, and G. Schlaug, "Action Representation of Sound: Audiomotor Recognition Network while Listening to Newly Acquired Actions," *Journal of Neuroscience* 27, no. 2 (2007): 308–314.

[27] F. J. Langheim, J. H. Callicott, V. S. Mattay, J. H. Duyn, and D. R. Weinberger, "Cortical Systems Associated with Covert Music Rehearsal," *Neuroimage* 16, no. 4 (2002): 901–908; A. R. Halpern and R. J. Zatorre, "When That Tune Runs through Your Head: A PET Investigation of Auditory Imagery for Familiar Melodies," *Cerebral Cortex* 9, no. 7 (1999): 697–704.

[28] K. Amunts, G. Schlaug, A. Schleicher, H. Steinmetz, A. Dabringhaus, P. E. Roland, and K. Zilles, "Asymmetry in the Human Motor Cortex and Handedness," *Neuroimage* 4, no. 3 part 1 (1996): 216–222; L. E. White, G. Lucas, A. Richards, and D. Purves, "Cerebral Asymmetry and Handedness," *Nature* 368, no. 6468 (1994): 197–198.

[29] C. Gaser and G. Schlaug, "Gray Matter Differences between Musicians and Nonmusicians," *Annals of the New York Academy of Sciences* 999 (2003): 514–517.

[30] T. Elbert, C. Pantev, C. Wienbruch, B. Rockstroh, and E. Taub, "Increased Cortical Representation of the Fingers of the Left Hand in String Players," *Science* 270, no. 5234 (1995): 305–307.

[31] H. Corrigall and E. G. Schellenberg, "Music: The Language of Emotion," in *Handbook of Psychology of Emotions*, ed. C. Mohiyeddini, M. Eyesenck, and S. Bauer (Hauppauge, NY: Nova Science Publishers, 2013), 299–326.

[32] M. Iwanaga and Y. Moroki, "Subjective and Physiological Responses to Music Stimuli Controlled over Activity and Preference," *Journal of Music Therapy* 36, no. 1 (1999): 26–38; L.-O. Lundqvist, F. Carlsson, P. Hilmersson, and P. N. Juslin, "Emotional Responses to Music: Experience, Expression, and Physiology," *Psychology of Music* 37, no. 1 (2009): 61–90; R. A. McFarland, "Relationship of Skin Temperature Changes to the Emotions Accompanying Music," *Biofeedback and Self-Regulation* 10 (1985): 255–267; C. L. Krumhansl, "An Exploratory Study of Musical Emotions and Psychophysiology," *Canadian Journal of Experimental Psychology* 51, no. 4 (1997): 336–353.

[33] H. Corrigall and E. G. Schellenberg, "Music: The Language of Emotion," in *Handbook of Psychology of Emotions*, ed. C. Mohiyeddini, M. Eyesenck, and S. Bauer (Hauppauge, NY: Nova Science Publishers, 2013), 299–326.

[34] A. J. Blood and R. J. Zatorre, "Intensely Pleasurable Responses to Music Correlate with Activity in Brain Regions Implicated in Reward and Emotion," *Proceedings of the National Academy of Scienc-*

[15] N. Kraus and T. White-Schwoch, "Unraveling the Biology of Auditory Learning: A Cognitive-Sensorimotor-Reward Framework," *Trends in Cognitive Sciences* 19 (2015): 642–654.

[16] M. Tervaniemi, L. Janhunen, S. Kruck, V. Putkinen, and M. Huotilainen, "Auditory Profiles of Classical, Jazz, and Rock Musicians: Genre-Specific Sensitivity to Musical Sound Features," *Frontiers in Psychology* 6 (2015): 1900.

[17] M. Tervaniemi, M. Rytkonen, E. Schroger, R. J. Ilmoniemi, and R. Naatanen, "Superior Formation of Cortical Memory Traces for Melodic Patterns in Musicians," *Learning and Memory* 8, no. 5 (2001): 295–300.

[18] E. Brattico, K. J. Pallesen, O. Varyagina, C. Bailey, I. Anourova, M. Jarvenpaa, T. Eerola, and M. Tervaniemi, "Neural Discrimination of Nonprototypical Chords in Music Experts and Laymen: An MEG Study," *Journal of Cognitive Neuroscience* 21, no. 11 (2009): 2230–2244; S. Leino, E. Brattico, M. Tervaniemi, and P. Vuust. "Representation of Harmony Rules in the Human Brain: Further Evidence from EventRelated Potentials," *Brain Research* 1142 (2007): 169–177; P. Virtala, M. Huotilainen, E. Partanen, and M. Tervaniemi, "Musicianship Facilitates the Processing of Western Music Chords—an ERP and Behavioral Study," *Neuropsychologia* 61 (2014): 247–258; W. De Baene, A. Vandierendonck, M. Leman, A. Widmann, and M. Tervaniemi, "Roughness Perception in Sounds: Behavioral and ERP Evidence," *Biological Psychology* 67, no. 3 (2004): 319–330; M. Tervaniemi, V. Just, S. Koelsch, A. Widmann, and E. Schroger, "Pitch Discrimination Accuracy in Musicians vs Nonmusicians: An Event-Related Potential and Behavioral Study," *Experimental Brain Research* 161, no. 1 (2005): 1–10; M. Tervaniemi, E. Huotilainen, E. Brattico, R. J. Ilmoniemi, K. Reinikainen, and K. Alho, "Event-Related Potentials to Expectancy Violation in Musical Context," *Musicae Scientiae* 7, no. 2 (2003): 241–261; A. Caclin, E. Brattico, B. K. Smith, M. Ternaviemi, M.-H. Giard, and S. McAdams, "Electrophysiological Correlates of Musical Timbre Perception," *Journal of the Acoustical Society of America* 112, no. 5 (2002): 2240; M. Tervaniemi, A. Castaneda, M. Knoll, and M. Uther, "Sound Processing in Amateur Musicians and Nonmusicians: Event-Related Potential and Behavioral Indices," *Neuroreport* 17, no. 11 (2006): 1225–1258.

[19] A. Parbery-Clark, S. Anderson, E. Hittner, and N. Kraus, "Musical Experience Strengthens the Neural Representation of Sounds Important for Communication in Middle-Aged Adults," *Frontiers in Aging Neuroscience* 4, no. 30 (2012): 1–12; N. Kraus and B. Chandrasekaran, "Music Training for the Development of Auditory Skills," *Nature Reviews Neuroscience* 11 (2010): 599–605; N. Kraus and T. White-Schwoch, "Neurobiology of Everyday Communication: What Have We Learned from Music? " *Neuroscientist* 23, no. 3 (2017): 287–298; D. L. Strait, A. Parbery-Clark, E. Hittner, and N Kraus, "Musical Training During Early Childhood Enhances the Neural Encoding of Speech in Noise," *Brain and Language* 123, no. 3 (2012): 191–201; D. L. Strait, A. Parbery-Clark, S. O'Connell, and N. Kraus, "Biological Impact of Preschool Music Classes on Processing Speech in Noise," *Developmental Cognitive Neuroscience* 6 (2013): 51–60; A. Parbery-Clark, E. Skoe, and N. Kraus, "Musical Experience Limits the Degradative Effects of Background Noise on the Neural Processing of Sound," *Journal of Neuroscience* 29, no. 45 (2009): 14100–14107.

[20] C. Pantev, L. E. Roberts, M. Schulz, A. Engelien, and B. Ross, "Timbre-Specific Enhancement of Auditory Cortical Representations in Musicians," *Neuroreport* 12, no. 1 (2001): 169–174.

[21] E. H. Margulis, L. M. Mlsna, A. K. Uppunda, T. B. Parrish, and P. C. M. Wong, "Selective Neurophysiologic Responses to Music in Instrumentalists with Different Listening Biographies,"

[2] J. Brandt, *The Grape Cure* (New York: The Order of Harmony, 1928).

[3] S. Auerbach, "Zur Lokalisation des musicalischen Talentes im Gehirn unad am Schädel," *Archives of Anatomy and Physiology* (1906): 197–230.

[4] P. Schneider, M. Scherg, H. G. Dosch, H. J. Specht, A. Gutschalk, and A. Rupp, "Morphology of Heschl's Gyrus Reflects Enhanced Activation in the Auditory Cortex of Musicians," *Nature Neuroscience* 5, no. 7 (2002): 688–694.

[5] T. Elbert, C. Pantev, C. Wienbruch, B. Rockstroh, and E. Taub, "Increased Cortical Representation of the Fingers of the Left Hand in String Players," *Science* 270, no. 5234 (1995): 305–307.

[6] G. Schlaug, "The Brain of Musicians: A Model for Functional and Structural Adaptation," *Annals of the New York Academy of Sciences* 930 (2001): 281–299.

[7] D. J. Lee, Y. Chen, and G. Schlaug, "Corpus Callosum: Musician and Gender Effects," *Neuroreport* 14, no. 2 (2003): 205–209; G. Schlaug, L. Jäncke, Y. X. Huang, J. F. Staiger, and H. Steinmetz, "Increased Corpus-Callosum Size in Musicians," *Neuropsychologia* 33, no. 8 (1995): 1047.

[8] S. Hutchinson, L. H. L. Lee, N. Gaab, and G. Schlaug, "Cerebellar Volume of Musicians," *Cerebral Cortex* 13, no. 9 (2003): 943–949.

[9] F. Bouhali, V. Mongelli, M. Thiebaut, and L. Cohen, "Reading Music and Words: The Anatomical Connectivity of Musicians' Visual Cortex," *Neuroimage* 212 (2020): 116666.

[10] S. L. Bengtsson, Z. Nagy, S. Skare, L. Forsman, H. Forssberg, and F. Ullen, "Extensive Piano Practicing Has Regionally Specific Effects on White Matter Development," *Nature Neuroscience* 8, no. 9 (2005): 1148–1150.

[11] C. Pantev, R. Oostenveld, A. Engelien, B. Ross, L. E. Roberts, and M. Hoke, "Increased Auditory Cortical Representation in Musicians," *Nature* 392, no. 6678 (1998): 811–814; A. Shahin, L. E. Roberts, and L. J. Trainor, "Enhancement of Auditory Cortical Development by Musical Experience in Children," *Neuroreport* 15, no. 12 (2004): 1917–21; A. J. Shahin, L. E. Roberts, W. Chau, L. J. Trainor, and L. M. Miller, "Music Training Leads to the Development of Timbre-Specific Gamma Band Activity," *Neuroimage* 41, no. 1 (2008): 113–122; A. Shahin, D. J. Bosnyak, L. J. Trainor, and L. E. Roberts, "Enhancement of Neuroplastic P2 and N1c Auditory Evoked Potentials in Musicians," *Journal of Neuroscience* 23, no. 13 (1998): 5545–5552.

[12] S. Koelsch, E. Schroger, and M. Tervaniemi, "Superior Pre-Attentive Auditory Processing in Musicians," *Neuroreport* 10, no. 6 (1999): 1309–1313; E. Brattico, K. J. Pallesen, O. Varyagina, C. Bailey, I. Anourova, M. Jarvenpaa, T. Eerola, and M. Tervaniemi, "Neural Discrimination of Nonprototypical Chords in Music Experts and Laymen: An MEG Study," *Journal of Cognitive Neuroscience* 21, no. 11 (2009): 2230–2244.

[13] P. Virtala, M. Huotilainen, E. Lilja, J. Ojala, and M. Tervaniemi, "Distortion and Western Music Chord Processing: An ERP Study of Musicians and Nonmusicians," *Music Perception* 35, no. 3 (2018): 315–331.

[14] A. Parbery-Clark, S. Anderson, E. Hittner, and N. Kraus, "Musical Experience Strengthens the Neural Representation of Sounds Important for Communication in Middle-Aged Adults," *Frontiers in Aging Neuroscience* 4, no. 30 (2012): 1–12; N. Kraus and B. Chandrasekaran, "Music Training for the Development of Auditory Skills," *Nature Reviews Neuroscience* 11 (2010): 599–605; N. Kraus and T. White-Schwoch, "Neurobiology of Everyday Communication: What Have We Learned from Music?" *Neuroscientist* 23, no. 3 (2017): 287–298.

Event-Related Potentials," *Electroencephalography and Clinical Neurophysiology* 62, no. 6 (1985): 437–448.

[6] J. Allen, N. Kraus, and A. R. Bradlow, "Neural Representation of Consciously Imperceptible Speech-Sound Differences," *Perception and Psychophysics* 62 (2000): 1383–1393.

[7] K. Tremblay, N. Kraus, and T. McGee, "The Time Course of Auditory Perceptual Learning: Neurophysiological Changes During Speech-Sound Training," *Neuroreport* 9, no. 16 (1998): 3557–3560.

[8] T. McGee, N. Kraus, and T. Nicol, "Is It Really a Mismatch Negativity? An Assessment of Methods for Determining Response Validity in Individual Subjects," *Electroencephalography and Clinical Neurophysiology* 104, no. 4 (1997): 359–368.

[9] F. G. Worden and J. T. Marsh, "Frequency-Following (Microphonic-Like) Neural Responses Evoked by Sound," *Electroencephalography and Clinical Neurophysiology* 25, no. 1 (1968): 42–52.

[10] G. C. Galbraith, P. W. Arbagey, R. Branski, N. Comerci, and P. M. Rector, "Intelligible Speech Encoded in the Human Brain Stem Frequency-Following Response," *Neuroreport* 6, no. 17 (1995): 2363–2367; G. C. Galbraith, S. P. Jhaveri, and J. Kuo, "Speech-Evoked Brainstem Frequency-Following Responses During Verbal Transformations Due to Word Repetition," *Electroencephalography and Clinical Neurophysiology* 102, no. 1 (1997): 46–53; G. C. Galbraith, S. M. Bhuta, A. K. Choate, J. M. Kitahara, and T. A. Mullen, "Brain Stem Frequency-Following Response to Dichotic Vowels During Attention," *Neuroreport* 9, no. 8 (1998): 1889–1893.

[11] A. Krishnan, Y. S. Xu, J. Gandour, and P. Cariani, "Encoding of Pitch in the Human Brainstem Is Sensitive to Language Experience," *Brain Research. Cognitive Brain Research* 25, no. 1 (2005): 161–168.

[12] E. Skoe and N. Kraus, "Auditory Brainstem Response to Complex Sounds: A Tutorial," *Ear and Hearing* 31, no. 3 (2010): 302–24; J. Krizman and N. Kraus, "Analyzing the FFR: A Tutorial for Decoding the Richness of Auditory Function," *Hearing Research* 382 (2019): 107779; N. Kraus & T. Nicol "The Power of Sound for Brain Health," Nature Human Behaviour 1 (2017): 700-702.

[13] J. Feldman, "The Neural Binding Problem(s)," *Cognitive Neurodynamics* 7, no. 1 (2013): 1–11.

[14] I. McGilchrist, *The Master and His Emissary* (New Haven: Yale University Press, 2009).

[15] J. Panksepp, *Affective Neuroscience: The Foundations of Human and Animal Emotions* (New York: Oxford University Press, 1998).

[16] E. Coffey, T. Nicol, T. White-Schwoch, B. Chandrasekaran, J. Krizman, E. Skoe, R. Zatorre, and N. Kraus, "Evolving Perspectives on the Sources of the FrequencyFollowing Response," *Nature Communications* 10 (2019): 5036; L. Selinger, K. Zarnowiec, M. Via, I. C. Clemente, and C. Escera, "Involvement of the Serotonin Transporter Gene in Accurate Subcortical Speech Encoding," *Journal of Neuroscience* 36, no. 42 (2016): 10782–10790.

[17] N. Kraus and T. White-Schwoch, "Unraveling the Biology of Auditory Learning: A Cognitive-Sensorimotor-Reward Framework," *Trends in Cognitive Sciences* 19 (2015): 642–654.

第5章 音楽はジャックポット――感覚・思考・運動・感情の大当たり

[1] E. A. Spitzka, "A Study of the Brains of Six Eminent Scientists and Scholars Belonging to the American Anthropometric Society, Together with a Description of the Skull of Professor E. D. Cope," *Transactions of the American Philosophical Society* 21, no. 4 (1907): 175–308.

[38] S. J. Slee and S. V. David, "Rapid Task-Related Plasticity of Spectrotemporal Receptive Fields in the Auditory Midbrain," *Journal of Neuroscience* 35, no. 38 (2015): 13090–13102.

[39] P. H. Delano, D. Elgueda, C. M. Hamame, and L. Robles, "Selective Attention to Visual Stimuli Reduces Cochlear Sensitivity in Chinchillas," *Journal of Neuroscience* 27, no. 15 (2007): 4146–4153.

[40] N. Mesgarani and E. F. Chang, "Selective Cortical Representation of Attended Speaker in Multi-Talker Speech Perception," *Nature* 485, no. 7397 (2012): 233–236; J. Krizman, A. Tierney, T. Nicol, and N. Kraus, "Attention Induces a Processing Tradeoff between Midbrain and Cortex," in *Association for Research in Otolaryngology* PS 428 (2017): 277.

[41] N. M. Weinberger, A. A. Miasnikov, and J. C. Chen, "The Level of Cholinergic Nucleus Basalis Activation Controls the Specificity of Auditory Associative Memory," *Neurobiology of Learning and Memory* 86 (2006): 270–285.

[42] H. H. Webster, U. K. Hanisch, R. W. Dykes, and D. Biesold, "Basal Forebrain Lesions with or without Reserpine Injection Inhibit Cortical Reorganization in rat Hindpaw Primary Somatosensory Cortex Following Sciatic Nerve Section," *Somatosensory & Motor Research* 8 (1991): 327–346.

[43] M. P. Kilgard and M. M. Merzenich, "Cortical Map Reorganization Enabled by Nucleus Basalis Activity," *Science* 279 (1998): 1714–1718.

[44] W. Guo, B. Robert, and D. B. Polley, "The Cholinergic Basal Forebrain Links Auditory Stimuli with Delayed Reinforcement to Support Learning," *Neuron* 103, no. 6 (2019): P1164–1177.E6.

[45] S. Corkin, "Acquisition of Motor Skill After Bilateral Medial Temporal-Lobe Excision," *Neuropsychologia* 6, no. 3 (1968): 255–265.

[46] J. R. Saffran, R. N. Aslin, and E. L. Newport, "Statistical Learning by 8-Month-Old Infants," *Science* 274, no. 5294 (1996): 1926–1928; E. Partanen, T. Kujala, R. Näätänen, A. Liitola, A. Sambeth, and M. Huotilainen, "Learning-Induced Neural Plasticity of Speech Processing Before Birth," *Proceedings of the National Academy of Sciences* 110, no. 37 (2013): 15145–15150.

[47] J. Fritz, S. Shamma, M. Elhilali, and D. Klein, "Rapid Task-Related Plasticity of Spectrotemporal Receptive Fields in Primary Auditory Cortex," *Nature Neuroscience* 6, no. 11 (2003): 1216–1223.

[48] N. Kraus and T. White-Schwoch, "Unraveling the Biology of Auditory Learning: A Cognitive-Sensorimotor-Reward Framework," *Trends in Cognitive Sciences* 19 (2015): 642–654.

第4章 聴く脳——探究

[1] I. Fried, K. A. MacDonald, and C. L. Wilson, "Single Neuron Activity in Human Hippocampus and Amygdala During Recognition of Faces and Objects," *Neuron* 18, no. 5 (1997): 753–765.

[2] J. B. Meixner and J. P. Rosenfeld, "Detecting Knowledge of Incidentally Acquired, Real-World Memories Using a P300-Based Concealed-Information Test," *Psychological Science* 25, no. 11 (2014): 1994–2005; J. B. Meixner and J. P. Rosenfeld, "A Mock Terrorism Application of the P300-Based Concealed Information Test," *Psychophysiology* 48, no. 2 (2011): 149–154.

[3] R. Näätänen, *Attention and Brain Function* (Hillsdale, NJ: Erlbaum, 1992).

[4] R. Näätänen, A. W. Gaillard, and S. Mäntysalo, "Early Selective-Attention Effect on Evoked Potential Reinterpreted," *Acta Psychologica* 42, no. 4 (1978): 313–329.

[5] M. Sams, P. Paavilainen, K. Alho, and R. Näätänen, "Auditory Frequency Discrimination and

the Human Auditory System," *Journal of the Acoustical Society of America* 64, no. 5 (1978): 1386–1991.

[26] M. C. Liberman, "The Olivocochlear Efferent Bundle and Susceptibility of the Inner Ear to Acoustic Injury," *Journal of Neurophysiology* 65, no. 1 (1991): 123–132.

[27] X. Perrot, P. Ryvlin, J. Isnard, M. Guenot, H. Catenoix, C. Fischer, F. Mauguiere, and L. Collet, "Evidence for Corticofugal Modulation of Peripheral Auditor Activity in Humans," *Cerebral Cortex* 16, no. 7 (2006)): 941–948; S. Khalfa, R. Bougeard, N. Morand, E. Veuillet, J. Isnard, M. Guenot, P. Ryvlin, C. Fischer, and L. Collet, "Evidence of Peripheral Auditory Activity Modulation by the Auditory Cortex in Humans," *Neuroscience* 104, no. 2 (2001): 347–358.

[28] P. Froehlich, L. Collet, and A. Morgon, "Transiently Evoked Otoacoustic Emission Amplitudes Change with Changes of Directed Attention," *Physiology and Behavior* 53, no. 4 (1993): 679–682; C. Meric and L. Collet, "Differential Effects of Visual Attention on Spontaneous and Evoked Otoacoustic Emissions," *International Journal of Psychophysiology* 17, no. 3 (1994): 281–289; S. Srinivasan, A. Keil, K. Stratis, K. L. Woodruff Carr, and D. W. Smith, "Effects of Cross-Modal Selective Attention on the Sensory Periphery: Cochlear Sensitivity Is Altered by Selective Attention," *Neuroscience* 223 (2012): 325–332.

[29] X. Perrot, C. Micheyl, S. Khalfa, and L. Collet, "Stronger Bilateral Efferent Influences on Cochlear Biomechanical Activity in Musicians Than in Non-Musicians," *Neuroscience Letters* 262, no. 3 (1999): 167–170; C. Micheyl, S. Khalfa, X. Perrot, and L. Collet, "Difference in Cochlear Efferent Activity between Musicians and NonMusicians," *Neuroreport* 8, no. 4 (1997): 1047–50; S. M. Brashears, T. G. Morlet, C. I. Berlin, and L. J. Hood, "Olivocochlear Efferent Suppression in Classical Musicians," *Journal of the American Academy of Audiology* 14, no. 6 (2003): 314–324.

[30] V. Marian, T. Q. Lam, S. Hayakawa, and S. Dhar, "Spontaneous Otoacoustic Emissions Reveal an Efficient Auditory Efferent Network,"*Journal of Speech, Language, and Hearing Research* 61, no. 11 (2018): 2827–2832.

[31] M. E. Goldberg and R. H. Wurtz, "Activity of Superior Colliculus in Behaving Monkey 2. Effect of Attention on Neuronal Responses," *Journal of Neurophysiology* 35, no. 4 (1972): 560–574.

[32] C. G. Kentros, N. T. Agnihotri, S. Streater, R. D. Hawkins, and E. R. Kandel, "Increased Attention to Spatial Context Increases Both Place Field Stability and Spatial Memory," *Neuron* 42, no. 2 (2004): 283–295.

[33] E. R. Kandel, *In Search of Memory: The Emergence of a New Science of Mind* (New York: W. W. Norton, 2006).

[34] Quoted in Matt Richtel, "Outdoors and Out of Reach, Studying the Brain," *New York Times*, August 15, 2010, https://www.nytimes.com/2010/08/16/technology/16brain.html.

[35] J. Fritz, S. Shamma, M. Elhilali, and D. Klein, "Rapid Task-Related Plasticity of Spectrotemporal Receptive Fields in Primary Auditory Cortex," *Nature Neuroscience* 6, no. 11 (2003): 1216–1223.

[36] J. B. Fritz, M. Elhilali, and S. A. Shamma, "Differential Dynamic Plasticity of A1 Receptive Fields during Multiple Spectral Tasks," *Journal of Neuroscience* 25, no. 33 (2005): 7623–7635.

[37] J. Fritz, M. Elhilali, and S. Shamma, "Active Listening: Task-Dependent Plasticity of Spectrotemporal Receptive Fields in Primary Auditory Cortex," *Hearing Research* 206, no. 1–2 (2005): 159–176.

Kubo, "Sign Language 'Heard' in the Auditory Cortex," *Nature* 397, no. 6715 (1999): 116.

[9] E. I. Knudsen, G. G. Blasdel, and M. Konishi, "Sound Localization by the Barn Owl (Tyto-Alba) Measured with the Search Coil Technique," *Journal of Comparative Physiology* 133, no. 1 (1979): 1–11.

[10] G. Ashida, "Barn Owl and Sound Localization," *Acoustical Science and Technology* 36, no. 4 (2015): 275–285.

[11] E. I. Knudsen, "Instructed Learning in the Auditory Localization Pathway of the Barn Owl," *Nature* 417, no. 6886 (2002): 322–328.

[12] M. S. Brainard and E. I. Knudsen, "Sensitive Periods for Visual Calibration of the Auditory Space Map in the Barn Owl Optic Tectum," *Journal of Neuroscience* 18, no. 10 (1998): 3929–3942.

[13] B. A. Linkenhoker and E. I. Knudsen, "Incremental Training Increases the Plasticity of the Auditory Space Map in Adult Barn Owls," *Nature* 419, no. 6904 (2002): 293–296.

[14] M. S. Brainard and E. I. Knudsen, "Sensitive Periods for Visual Calibration of the Auditory Space Map in the Barn Owl Optic Tectum," *Journal of Neuroscience* 18, no. 10 (1998): 3929–3942.

[15] J. Fritz, S. Shamma, M. Elhilali, and D. Klein, "Rapid Task-Related Plasticity of Spectrotemporal Receptive Fields in Primary Auditory Cortex," *Nature Neuroscience* 6, no. 11 (2004): 1216–1223; M. Ahissar and S. Hochstein, "The Reverse Hierarchy Theory of Visual Perceptual Learning," Trends in Cognitive Sciences 8, no. 10 (2003): 457–464.

[16] O. Kacelnik, F. R. Nodal, C. H. Parsons, and A. J. King, "Training-Induced Plasticity of Auditory Localization in Adult Mammals," *PloS Biology* 4, no. 4 (2006): e71.

[17] V. M. Bajo, F. R. Nodal, D. R. Moore, and A. J. King, "The Descending Corticocollicular Pathway Mediates Learning-Induced Auditory Plasticity," *Nature Neuroscience* 13, no. 2 (2010): 253–260.

[18] A. H. Teich, P.M. McCabe, C. C. Gentile, L. S. Schneiderman, R. W. Winters, D. R. Liskowsky, and N. Schneiderman, "Auditory Cortex Lesions Prevent the Extinction of Pavlovian Differential Heart Rate Conditioning to Tonal Stimuli in Rabbits," *Brain Research* 480, nos. 1–2 (1989): 210–218.

[19] X. F. Ma and N. Suga, "Plasticity of Bat's Central Auditory System Evoked by Focal Electric Stimulation of Auditory and/or Somatosensory Cortices," *Journal of Neurophysiology* 85, no. 3 (2001): 1078–1087.

[20] Y. Zhang, N. Suga, and J. Yan, "Corticofugal Modulation of Frequency Processing in Bat Auditory System," *Nature* 387, no. 6636 (1997): 900–903.

[21] N. Suga and X. F. Ma, "Multiparametric Corticofugal Modulation and Plasticity in the Auditory System," *Nature Reviews Neuroscience* 4, no. 10 (2003): 783–794.

[22] F. Luo, Q. Wang, A. Kashani, and J. Yan, "Corticofugal Modulation of Initial Sound Processing in the Brain," *Journal of Neuroscience* 28, no. 45 (2008): 11615–11621.

[23] M. V. Popescu and D. B. Polley, "Monaural Deprivation Disrupts Development of Binaural Selectivity in Auditory Midbrain and Cortex," *Neuron* 65, no. 5 (2010): 718–731.

[24] P. Dallos, B. Evans, and R. Hallworth, "Nature of the Motor Element in Electrokinetic Shape Changes of Cochlear Outer Hair Cells," *Nature* 350, no. 6314 (1991): 155–157.

[25] P. J. Dallos, "On Generation of Odd-Fractional Subharmonics," *Journal of the Acoustical Society of America* 40, no. 6 (1966): 1381–1391; D. T. Kemp, "Stimulated Acoustic Emissions from within

［42］ B. J. Marlin, M. Mitre, J. A. D'Amour, M. V. Chao, and R. C. Froemke, "Oxytocin Enables Maternal Behaviour by Balancing Cortical Inhibition," *Nature* (2015), https:doi.org/10.1038/nature14402.

第3章 学習――頭の外の信号が頭の中の信号に変わるとき

［1］ W. Penfield and E. Boldrey, "Somatic Motor and Sensory Representation in the Cerebral Cortex of Man as Studied by Electrical Stimulation," *Brain* 60 (1937): 389–443; J. L. Hampson, C. R. Harrison, and C. N. Woolsey, "Somatotopic Localization in the Cerebellum," *Federation Proceedings* 5, no. 1 (1946): 41.

［2］ M. M. Merzenich, J. H. Kaas, J. Wall, R. J. Nelson, M. Sur, and D. Felleman, "Topographic Reorganization of Somatosensory Cortical Areas 3b and 1 in Adult Monkeys Following Restricted Deafferentation," *Neuroscience* 8, no. 1 (1983): 33–55.

［3］ M. M. Merzenich, P. L. Knight, and G. L. Roth, "Representation of Cochlea Within Primary Auditory Cortex in the Cat," *Journal of Neurophysiology* 38, no. 2 (1975): 231–249.

［4］ C. A. Atencio, D. T. Blake, F. Strata, S. W. Cheung, M. M. Merzenich, and C. E. Schreiner, "Frequency-Modulation Encoding in the Primary Auditory Cortex of the Awake Owl Monkey," *Journal of Neurophysiology* 98, no. 4 (2007): 2182–2195; G. H. Recanzone, C. E. Schreiner, M. L. Sutter, R. E. Beitel, and M. M. Merzenich, "Functional Organization of Spectral Receptive Fields in the Primary Auditory Cortex of the Owl Monkey," *Journal of Comparative Neurology* 415, no. 4 (1999): 460–481.

［5］ G. H. Recanzone, C. E. Schreiner, and M. M. Merzenich, "Plasticity in the Frequency Representation of Primary Auditory Cortex Following Discrimination Training in Adult Owl Monkeys," *Journal of Neuroscience* 13, no. 1 (1993): 87–103; M. M. Merzenich, P. L. Knight, and G. L. Roth, "Representation of Cochlea Within Primary Auditory Cortex in the Cat," *Journal of Neurophysiology* 38, no. 2 (1975): 231–234; J. S. Bakin and N. M. Weinberger, "Classical Conditioning Induces Cs-Specific Receptive-Field Plasticity in the Auditory Cortex of the Guinea Pig," *Brain Research* 536, no. 1–2 (1990): 271–286; K. M. Bieszczad, A. A. Miasnikov, and N. M. Weinberger, "Remodeling Sensory Cortical Maps Implants Specific Behavioral Memory," *Neuroscience* 246 (2013): 40–51; M. Brown, D. R. Irvine, and V. N. Park, "Perceptual Learning on an Auditory Frequency Discrimination Task by Cats: Association with Changes in Primary Auditory Cortex," *Cerebral Cortex* 14, no. 9 (2004): 952–965; J. M. Edeline, and N. M. Weinberger. "Receptive Field Plasticity in the Auditory Cortex During Frequency Discrimination Training: Selective Retuning Independent of Task Difficulty," *Behavioral Neuroscience* 107, no. 1 (1993): 82–103; G. A. Elias, K. M. Bieszczad, and N. M. Weinberger, "Learning Strategy Refinement Reverses Early Sensory Cortical Map Expansion but Not Behavior: Support for a Theory of Directed Cortical Substrates of Learning and Memory," *Neurobiology of Learning and Memory* 126 (2015): 39–55.

［6］ B. Röder, O. Stock, S. Bien, H. Neville, and F. Rösler, "Speech Processing Activates Visual Cortex in Congenitally Blind Humans," *European Journal of Neuroscience* 16, no. 5 (2002): 930–936.

［7］ N. Sadato, A. Pascual-Leone, J. Grafman, V. Ibanez, M. P. Deiber, G. Dold, and M. Hallett, "Activation of the Primary Visual Cortex by Braille Reading in Blind Subjects," *Nature* 380, no. 6574 (1996): 526–528.

［8］ H. Nishimura, K. Hashikawa, K. Doi, T. Iwaki, Y. Watanabe, H. Kusuoka, T. Nishimura, and T.

(1976): 746–748.
[33] J. A. Grahn and M. Brett, "Rhythm and Beat Perception in Motor Areas of the Brain," *Journal of Cognitive Neuroscience* 19, no. 5 (2007): 893–906.
[34] A. Lahav, E. Saltzman, and G. Schlaug, "Action Representation of Sound: Audiomotor Recognition Network While Listening to Newly Acquired Actions," *Journal of Neuroscience* 27, no. 2 (2007): 308–314; J. Haueisen and T. R. Knosche, "Involuntary Motor Activity in Pianists Evoked by Music Perception," *Journal of Cognitive Neuroscience* 13, no. 6 (2001): 786–792.
[35] B. Haslinger, P. Erhard, E. Altenmuller, U. Schroeder, H. Boecker, and A. O. Ceballos-Baumann, "Transmodal Sensorimotor Networks during Action Observation in Professional Pianists," *Journal of Cognitive Neuroscience* 17, no. 2 (2005): 282–293; G. A. Calvert, E. T. Bullmore, M. J. Brammer, R. Campbell, S. C. Williams, P. K. McGuire, P. W. Woodruff, S. D. Iversen, and A. S. David, "Activation of Auditory Cortex During Silent Lipreading," Science 276, no. 5312 (1997): 593–696.
[36] B. W. Vines, C. L. Krumhansl, M. M. Wanderley, D. J. Levitin, "Cross-modal Interactions in the Perception of Musical Performance," *Cognition* 101, no. 1 (2006): 80–103; C. Chapados, D. J. Levitin, "Cross-modal Interactions in the Experience of Musical Performances: Physiological Correlates," *Cognition* 108, no. 3 (2008): 639–651; B. W. Vines, C. L. Krumhansl, M. M. Wanderley, I. M. Dalca, and D. J. Levitin, "Music to My Eyes: Cross-modal Interactions in the Perception of Emotions in Musical Performance," *Cognition* 118, no. 2 (2011): 157–170.
[37] E. Kohler, C. Keysers, M. A. Umilta, L. Fogassi, V. Gallese, and G. Rizzolatti, "Hearing Sounds, Understanding Actions: Action Representation in Mirror Neurons," *Science* 297, no. 5582 (2002): 846–848; V. Gallese, L. Fadiga, L. Fogassi, and G. Rizzolatti, "Action Recognition in the Premotor Cortex," *Brain* 119, no. 2 (1996): 593–609.
[38] L. M. Oberman, E. M. Hubbard, J. P. McCleery, E. L. Altschuler, V. S. Ramachandran, and J. A. Pineda, "EEG Evidence for Mirror Neuron Dysfunction in Autism Spectrum Disorders," *Brain Research: Cognitive Brain Research* 24, no. 2 (2005): 190–198; G. Hickok, *The Myth of Mirror Neurons: The Real Neuroscience of Communication and Cognition* (New York: W. W. Norton, 2014).
[39] S. Montgomery, *The Soul of an Octopus: A Surprising Exploration into the Wonder of Consciousness* (New York: Atria Books, 2015). [『愛しのオクトパス――海の賢者が誘う意識と生命の神秘の世界』小林由香利訳、亜紀書房、2017年]
[40] J. Panksepp, *Affective Neuroscience: The Foundations of Human and Animal Emotions* (New York: Oxford University Press, 1998).
[41] L. Selinger, K. Zarnowiec, M. Via, I. C. Clemente, and C. Escera, "Involvement of the Serotonin Transporter Gene in Accurate Subcortical Speech Encoding," *Journal of Neuroscience* 36, no. 42 (2016): 10782–10790; L. M. Hurley and G. D. Pollak, "Serotonin Differentially Modulates Responses to Tones and Frequency-Modulated Sweeps in the Inferior Colliculus," *Journal of Neuroscience* 19, no. 18 (1999): 8071–8082; L. M. Hurley and G. D. Pollak, "Serotonin Effects on Frequency Tuning of Inferior Colliculus Neurons," *Journal of Neurophysiology* 85, no. 2 (2001): 828–842; J. A. Schmitt, M. Wingen, J. G. Ramaekers, E A. Evers, and W. J. Riedel, "Serotonin and Human Cognitive Performance," *Current Pharmaceutical Design* 12, no. 20 (2006): 2473–2486; A. G. Fischer and M. Ullsperger, "An Update on the Role of Serotonin and Its Interplay with Dopamine for Reward," *Frontiers in Human Neuroscience* 11 (2017): 484.

[16] R. C. deCharms, D. T. Blake, and M. M. Merzenich, "Optimizing Sound Features for Cortical Neurons," *Science* 280, no. 5368 (1998): 1439–1443.

[17] A. S. Bregman, *Auditory Scene Analysis: The Perceptual Organization of Sound* (Cambridge, MA: MIT Press, 1990).

[18] L. J. Hood, C. I. Berlin, and P. Allen, "Cortical Deafness: A Longitudinal Study," *Journal of the American Academy of Audiology* 5, no. 5 (1994): 330–342.

[19] G. Vallortigara, L. J. Rogers, and A. Bisazza, "Possible Evolutionary Origins of Cognitive Brain Lateralization," *Brain Research Reviews* 30, no. 2 (1999): 164–175.

[20] R. J. Zatorre, A. C. Evans, E. Meyer, and A. Gjedde, "Lateralization of Phonetic and Pitch Discrimination in Speech Processing," *Science* 256, no. 5058 (1992): 846–849; M. J. Tramo, G. D. Shah, and L. D. Braida, "Functional Role of Auditory Cortex in Frequency Processing and Pitch Perception," *Journal of Neurophysiology* 87, no. 1 (2002): 122–139.

[21] I. McGilchrist, *The Master and His Emissary: The Divided Brain and the Making of the Western World* (New Haven: Yale University Press, 2009).

[22] N. Kraus and T. Nicol, "Brainstem Origins for Cortical 'What' and 'Where' Pathways in the Auditory System," *Trends in Neurosciences* 28 (2005): 176–181.

[23] A. Starr, T. W. Picton, W. Sininger, L. J. Hood, and C. I. Berlin, "Auditory Neuropathy," *Brain* 119, no. 3 (1996): 741–753; N. Kraus, Ö. Özdamar, L. Stein, and N. Reed, "Absent Auditory Brain Stem Response: Peripheral Hearing Loss or Brain Stem Dysfunction?" *Laryngoscope* 94: (1984): 400–406.

[24] M. N. Wallace, R. G. Rutkowski, and A. R. Palmer, "Identification and Localisation of Auditory Areas in Guinea Pig Cortex," *Experimental Brain Research* 132, no. 4 (2000): 445–456.

[25] N. Kraus and T. White-Schwoch, "Unraveling the Biology of Auditory Learning: A Cognitive-Sensorimotor-Reward Framework," *Trends in Cognitive Sciences* 19 (2015): 642–654; N. M. Weinberger, "The Medial Geniculate, Not the Amygdala, as the Root of Auditory Fear Conditioning," *Hearing Research* 274, no. 1–2 (2001): 61–74; E. Hennevin, C. Maho, and B. Hars, "Neuronal Plasticity Induced by Fear Conditioning Is Expressed During Paradoxical Sleep: Evidence from Simultaneous Recordings in the Lateral Amygdala and the Medial Geniculate in Rats," *Behavorial Neuroscience* 112, no. 4 (2008): 839–862.

[26] E. D. Jarvis, "Learned Birdsong and the Neurobiology of Human Language," *Annals of the New York Academy of Sciences* 1016 (2004): 749–777.

[27] M. H. Giard, L. Collet, P. Bouchet, and J. Pernier, "Auditory Selective Attention in the Human Cochlea," *Brain Research* 633, no. 1–2 (1994): 353–356.

[28] M. Ahissar and S. Hochstein, "The Reverse Hierarchy Theory of Visual Perceptual Learning," *Trends in Cognitive Sciences* 8, no. 10 (2004): 457–464.

[29] M. Schutz and S. Lipscomb, "Hearing Gestures, Seeing Music: Vision Influences Perceived Tone Duration," *Perception* 36, no. 6 (2007): 888–897.

[30] R. Gillespie, "Rating of Violin and Viola Vibrato Performance in Audio-Only and Audiovisual Presentations," *Journal of Research in Music Education* 45, no. 2 (1997): 212–220.

[31] H. Saldaña and L. D. Rosenblum, "Visual Influences on Auditory Pluck and Bow Judgments," *Perception and Psychophysics* 54, no. 3 (1993): 406–416.

[32] H. McGurk and J. MacDonald, "Hearing Lips and Seeing Voices," *Nature* 264, no. 5588

Organization," in *The Mammalian Auditory Pathway: Neuroanatomy*, ed. D. B. Webster, A. N. Popper, and R. R. Fay, Springer Handbook of Auditory Research (Springer-Verlag, 1992), 66–119.

[6] R. D. Frisina, R. L. Smith, and S. C. Chamberlain, "Encoding of Amplitude Modulation in the Gerbil Cochlear Nucleus: I. A Hierarchy of Enhancement," *Hearing Research* 44, no. 2–3 (1990): 99–122.

[7] T. C. T. Yin, "Neural Mechanisms of Encoding Binaural Localization Cues in the Auditory Brainstem," in *Integrative Functions in the Mammalian Auditory Pathway*, ed. D. Oertel, R. R. Fay, and A. N. Popper, Springer Handbook of Auditory Research (New York: Springer, 2002).

[8] C. E. Schreiner and G. Langner, "Periodicity Coding in the Inferior Colliculus of the Cat. II. Topographical Organization," *Journal of Neurophysiology* 60, no. 6 (1988): 1823–1840; G. Langner, M. Albert, and T. Briede, "Temporal and Spatial Coding of Periodicity Information in the Inferior Colliculus of Awake Chinchilla (*Chinchilla laniger*)," *Hearing Research* 168, no. 1–2 (2002): 110–130.

[9] G. M. Shepherd, *Neurogastronomy: How the Brain Creates Flavor and Why It Matters*(New York: Columbia University Press, 2012).［『美味しさの脳科学——においが味わいを決めている』小松淳子訳、インターシフト、2014年］

[10] G. H. Recanzone, D. C. Guard, M. L. Phan, and T. K. Su, "Correlation between the Activity of Single Auditory Cortical Neurons and Sound-Localization Behavior in the Macaque Monkey," *Journal of Neurophysiology* 83, no. 5 (2000): 2723–2739; J. C. Middlebrooks and J. D. Pettigrew, "Functional Classes of Neurons in Primary Auditory Cortex of the Cat Distinguished by Sensitivity to Sound Location," *Journal of Neuroscience* 1, no. 1 (1981): 107–120.

[11] L. Feng and X. Wang, "Harmonic Template Neurons in Primate Auditory Cortex Underlying Complex Sound Processing," *Proceedings of the National Academy of Sciences of the United States of America* 114, no. 5 (2017): E840–848.

[12] Y. I. Fishman, I. O. Volkov, M. D. Noh, P. C. Garell, H. Bakken, J. C. Arezzo, M. A. Howard, and M. Steinschneider, "Consonance and Dissonance of Musical Chords: Neural Correlates in Auditory Cortex of Monkeys and Humans," *Journal of Neurophysiology* 86, no. 6 (2001): 2761–2788; M. J. Tramo, J. J. Bharucha, and E. E. Musiek, "Music Perception and Cognition Following Bilateral Lesions of Auditory Cortex," *Journal of Cognitive Neuroscience* 2, no. 3 (1990): 195–212; I. Peretz, A. J. Blood, V. Penhune, and R. Zatorre, "Cortical Deafness to Dissonance," *Brain* 124, no. 5 (2001): 928–940.

[13] A. Bieser and P. Muller-Preuss, "Auditory Responsive Cortex in the Squirrel Monkey: Neural Responses to Amplitude-Modulated Sounds," *Experimental Brain Research* 108, no. 2 (1996): 273–284; H. Schulze and G. Langner, "Periodicity Coding in the Primary Auditory Cortex of the Mongolian Gerbil (Meriones Unguiculatus): Two Different Coding Strategies for Pitch and Rhythm?" *Journal of Comparative Physiology A: Neuroethology, Sensory, Neural, and Behavioral Physiology* 181, no. 6 (1997): 651–663.

[14] C. T. Engineer, C. A. Perez, Y. H. Chen, R. S. Carraway, A. C. Reed, J. A. Shetake, V. Jakkamsetti, K. Q. Chang, and M. P. Kilgard, "Cortical Activity Patterns Predict Speech Discrimination Ability," *Nature Neuroscience* 11, no. 5 (2008): 603–608.

[15] P. Heil and D. R. Irvine, "First-Spike Timing of Auditory-Nerve Fibers and Comparison with Auditory Cortex," *Journal of Neurophysiology* 78, no. 5 (1997): 2438–2454.

原注

序章　サウンドマインド

[1] E. H. Lenneberg, *Biological Foundations of Language* (New York: Wiley, 1967). [『言語の生物学的基礎』佐藤方哉・神尾昭雄訳、大修館書店、1974年]

[2] D. Harris, P. Dallos, and N. Kraus, "Forward and Simultaneous Tonal Suppression [of Single-Fiber Responses in the Chinchilla Auditory Nerve," *Journal of the Acoustical Society of America* 60 (1976): S81.

[3] N. Kraus and J. F. Disterhoft, "Response Plasticity of Single Neurons in Rabbit Auditory Association Cortex during Tone-Signalled Learning," *Brain Research* 246, no. 2 (1982): 205–215.

[4] A. W. Scott, N. M. Bressler, S. Ffolkes, J. S. Wittenborn and J. Jorkasky, "Public Attitudes about Eye and Vision Health," *JAMA Ophthalmology* 134, no. 10 (2016): 1111–1118.

[5] F. R. Lin and M. Albert, "Hearing Loss and Dementia—Who Is Listening?" *Aging & Mental Health* 18, no.6 (2014): 671–673.

[6] A. Krishnan, Y. S. Xu, J. Gandour, and P. Cariani, "Encoding of Pitch in the Human Brainstem Is Sensitive to Language Experience," *Cognitive Brain Research* 25, no.1 (2005): 161–168.

第1章　頭の外の信号

[1] T. D. Hanley, J. C. Snidecor, and R. L. Ringel, "Some Acoustic Differences among Languages," *Phonetica* 14 (1966): 97–107; A. B. Andrianopoulos, K. N. Darrow, and J. Chen, "Multimodal Standardization of Voice among Four Multicultural Populations: Fundamental Frequency and Spectral Characteristics," *Journal of Voice* 15, no.2 (2001): 194–219.

[2] S. A. Xue, R. Neeley, F. Hagstrom, and J. Hao, "Speaking F0 Characteristics of Elderly Euro-American and African-American Speakers: Building a Clinical Comparative Platform," *Clinical Linguistics & Phonetics* 15, no.3 (2001): 245–252.

[3] B. Lee and D. V. L. Sidtis, "The Bilingual Voice: Vocal Characteristics when Speaking Two Languages across Speech Tasks," *Speech, Language and Hearing* 20, no.3 (2017): 174–185.

第2章　頭の中の信号

[1] R. Wallace, *Hearing Beethoven: A Story of Musical Loss and Discovery* (Chicago: The University of Chicago Press, 2018).

[2] J. Cunningham, T. Nicol, C. D. King, S. G. Zecker, and N. Kraus, "Effects of Noise and Cue Enhancement on Neural Responses to Speech in Auditory Midbrain, Thalamus and Cortex," *Hearing Research* 169 (2002): 97–111.

[3] E. M. Ostapoff, J. J. Feng, and D. K. Morest, "A Physiological and Structural Study of Neuron Types in the Cochlear Nucleus. II. Neuron Types and Their Structural Correlation with Response Properties," *Journal of Comparative Neurology* 346, no. 1 (1994): 19–42.

[4] J. J. Feng, S. Kuwada, E. M. Ostapoff, R. Batra, and D. K. Morest, "A Physiological and Structural Study of Neuron Types in the Cochlear Nucleus. I. Intracellular Responses to Acoustic Stimulation and Current Injection," *Journal of Comparative Neurology* 346, no. 1 (1994): 1–18.

[5] Source for figure 2.5: N. B. Cant, "The Cochlear Nucleus: Neuronal Types and Their Synaptic

ヤ行

ラ行

ワ行

ハ行

マ行

タ行

ナ行

サ行

索引

英文字

ア行

カ行

速度によって話し声の基本周波数*が変化し、声のピッチ*も変化する（男性では低く、女性では高い）。

スペクトル *Spectrum* 本書では、音や脳の信号を構成する周波数*を可視化したものを示す。スペクトログラムは、時間とともに変化する周波数を可視化したもので、声紋とも呼ばれる。

スペクトルの形状 *Spectral shape* 音色*の知覚にかかわる、音の倍音*のエネルギーパターンを示す。スペクトルの形状に、どの子音や母音が話されたか、どの楽器が演奏されたかが表れる。

大脳辺縁系 *Limbic system* 大脳の奥深くに位置する、情動や動機付け、感情（喜びなど）を司る脳のネットワーク。

中脳 *Midbrain* 脳幹に含まれる脳領域。聴覚系では中脳は、感覚・運動・認知・報酬系が交差するところにあるハブで、サウンドマインドを覗き見るのにとりわけ役立つ。

聴覚過敏 *Hyperacusis* 小さい（あるいは適度な大きさの）音が、不快に大きく知覚される症状。

トノトピー（周波数局在） *Tonotopy* 聴覚伝導路のニューロンが、対応する周波数の高低順に規則正しく配列されていること。

倍音 *Harmonics* 基本周波数*に対して、その整数倍の周波数を持つ音（整数次倍音）。たとえば150ヘルツの基本周波数を持つ音の倍音は300、450、600……ヘルツとなる。

ピッチ *Pitch* 音の周波数*によって知覚される音の高低。通常は、高い周波数の音はピッチが高く、低い周波数の音はピッチが低く聞こえる。

変換 *Transduce* 何かを別の形に変えること。本書で使われているように、音の空気圧の波は蝸牛によって電気に変えられる。

ミスマッチ陰性電位（MMN） *Mismatch negativity* 継続する音パターンにおける変化（たとえば、草がかさかさと音を立てている場所で、ヘビが動いたときに生じるような変化）に対する神経生理学*的反応。

音嫌悪症《ミソフォニア》 *Misophonia* 咀嚼する音や、時計がカチカチという音など特定の音によって、極度に心がかき乱される症状。

結びつけ問題 *Binding problem* さまざまな感覚系からの入力が、どのように結びつけられて整理され、一つの統合した対象を形作るのか、という神経科学における未解決問題。

網様体賦活系《もうようたいふかつけい》 *Reticular activating system* 脳幹にある網様体から大脳皮質に至る、覚醒と注意の水準を調整する系。

有毛細胞 *Hair cell* 内耳の蝸牛にある細胞で、空気の振動（音）によってリンパ液が揺れると動く。この動きによって電気信号が生まれ、音から電気への変換*が完成する。

抑制 *Inhibition* ニューロンの発火を自発的な発火レベルより低く抑えるプロセス。例として聴覚系では、入ってくる音に対応するニューロンの発火を際立たせるために、その音に近接する周波数に対応するニューロンの発火が抑えられる。

ワーキングメモリー *Working memory* 作業記憶とも言う。一時的に利用したり操作したりできる記憶。聞いた五つの単語を機械的に繰り返すエコイックメモリー（聴覚的短期記憶）とは異なり、アルファベット順に並べ替える作業を加えたうえで繰り返すことができる。

用語一覧

＊印を付した語は、用語一覧内に立項がある。
また各項目の説明は著者による表現で、一部、厳密な学術的定義とは異なるものもある。

FMスイープ *FM sweep* 時間にともなう周波数*の直線的な変化（スイープ）を指す言葉。たとえば、楽器をグリッサンドして弾く音や、サイレンの音。周波数のスイープは話し言葉の、とりわけ子音に重要な要素だ。子音の音響エネルギーが集中する周波数帯域（フォルマント）は、低い周波数から高い周波数、またはその逆へとスイープする。

位相固定 *Phaselocking* 位相同期とも言う。周期的な聴覚信号に対して、周期内の特定タイミング（位相）でニューロンが発火する現象。

遠心性 *Efferent* 中心点《ノード》から離れる（たとえば、脳から末端器官への）動き。聴覚系では、皮質から視床へ、中脳*から蝸牛へと向かう神経信号が該当する。

音色《おんしょく》 *Timbre* ねいろとも読む。スペクトルの形状*などによって変わる音の質。オーボエとトロンボーンは同じ高さの音を演奏していても異なる音色を持つ。楽器の音を聞き分けるのと同じように、「ah」や「oo」などの話し声の音の聞き分けにも音色が関与する。

音素 *Phoneme* 話し言葉の音の、ごく小さな単位。音素は文字と一対一対応ではない。たとえば、英語にある44個の音素の一つ/f/は、fact、phone、half、laughなどの単語に見出される。

基本周波数 *Fundamental frequency* 音の信号に含まれる周波数成分の中で、最も低い周波数。倍音*で構成される音では、基本周波数がピッチ*の知覚にかかわる。

求心性 *Afferent* 中心点《ノード》に向かう（たとえば、末端器官から脳への）動き。聴覚系では蝸牛から中脳*と視床を通って聴覚皮質へと進む。

耳音響放射《じおんきょうほうしゃ》（OAE） *Otoacoustic emission* 入力された音に対し、耳から発せられる音で、これを利用して、外有毛細胞*の働きと、外有毛細胞に対する遠心性*の支配を評価できる。

周波数 *Frequency* 音波などの周期的変化（振動）が一秒間に繰り返される回数。単位はヘルツ、またはサイクル毎秒。

周波数対応反応（FFR） *Frequency following response* 音を聞いているときに頭皮電極で記録される、神経生理学*的反応。ピッチ*、時間、音色*といった多くの音要素を脳がどう処理するかを反映する。

神経可塑性 *Neural plasticity* 脳のニューロンが学習によって応答性を変化させる性質。バイオリニストの左指に対応する体性感覚地図と運動地図の拡大は典型的な例。

神経教育学 *Neuroeducation* 教育神経科学としても知られている。子供たちの学業成績を最大限に向上させる教育的な指導方法への、科学に基づいたアプローチ。

神経生理学 *Neurophysiology* 神経系の機能を研究する学問分野。

神経同期 *Neural synchrony* 音の信号に対し、特定のタイミングで脳内の複数のニューロンが一緒に発火すること。〔本書内では、二人以上の神経活動の同期を指す意味では用いられていない〕

振幅変調（AM） *Amplitude modulation* 音の振幅の緩やかな変動（警報音のような、大きい‐小さい‐大きい‐小さい）。声帯が開閉するときの振動は、音を振幅変調する。変調

［著者］ニーナ・クラウス　Nina Kraus, Ph.D.
神経科学者。ノースウェスタン大学コミュニケーション科学・障害学部教授。ピアニストの母の影響で幼少期から音楽に親しむ。成人の神経系が学習後に再編成される可能性を最初に示した研究者の一人。30年にわたり音処理の生物学的基礎についての先駆的な研究を行ない、世界で上位1％とされるResearch.com ベストサイエンティストの神経科学分野にランクインしている。

［解説］柏野牧夫（かしの・まきお）
日本電信電話株式会社コミュニケーション科学基礎研究所 柏野多様脳特別研究室長。NTTフェロー。人間の認知や行動の多様性について、脳・身体・環境の相互作用の観点から研究。2016年に「多様な環境での柔軟な知覚を支える人間の聴覚機構の研究」で文部科学大臣表彰 科学技術賞（研究部門）を受賞。著書に『空耳の科学——だまされる耳、聞き分ける脳』（ヤマハミュージックメディア）、『音のイリュージョン——知覚を生み出す脳の戦略』（岩波書店）ほかがある。

［訳者］伊藤陽子（いとう・ようこ）
翻訳家。東京女子大学文理学部心理学科卒。翻訳を柴田裕之氏に師事。共訳書にリフキン『スマート・ジャパンへの提言——日本は限界費用ゼロ社会へ備えよ』（NHK出版）がある。

音《おと》と脳《のう》——あなたの身体《からだ》・思考《しこう》・感情《かんじょう》を動かす聴覚《ちょうかく》

2024年3月13日　第1刷発行
2024年7月17日　第3刷発行

発行所　株式会社紀伊國屋書店
東京都新宿区新宿3-17-7

出版部（編集）　03（6910）0508
ホールセール部（営業）　03（6910）0519
〒153-8504　東京都目黒区下目黒3-7-10

デザイン　松田行正＋杉本聖士
校正協力　鷗来堂
印刷・製本　シナノパブリッシングプレス

ISBN 978-4-314-01203-4　C0040 Printed in Japan

定価は外装に表示してあります